W0067114

Hans Pfeiffer

Die Sprache der Toten

Hans Pfeiffer

DIE SPRACHE DER TOTEN

Die Gerichtsmedizin
im Dienste der Wahrheit
Ein Bericht

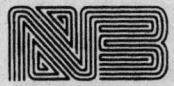

Verlag Das Neue Berlin

Für Professor Kurt Herold
als Dank für Anregung und Hilfe

Inhalt

EINLEITUNG

Dr. Bell und Sherlock Holmes

„Mr. Holmes", sagte Assistent Watson zu seinem Meister, der gerade die a-Saite seiner Violine stimmte, „da ist ein Herr gekommen."

„Ein Kunde?" fragte Holmes gelassen.

Watson nickte. „Er wartet im Salon."

Holmes wickelte sorgfältig die Geige in ein seidenes Tuch und legte sie in den Holzkasten, der einem Sarg ähnelte. Dann begab er sich zu seinem Besucher.

Auf der Diele stockte sein Schritt. Am Haken des Garderobenständers hing der Hut des Fremden: ein schwarzer, oben gerundeter Hut – eine Melone. Der Meister betrachtete ihn versonnen. „Nun, Watson, was sagt uns dieser Hut?"

Watson starrte auf die Melone. Die Melone sagte nichts, Watson sagte auch nichts.

„Sie sagt uns", sprach Holmes in seinem belehrend-geduldigen Ton, „daß der Mann, dem sie gehört, intelligent ist, ausgesprochen intelligent. Man sieht auch sofort, daß es ihm in den letzten drei Jahren gut ging, obwohl er jetzt eine schlechte Zeit hat."

Der Privatdetektiv betrachtet Watson, als ob dieser die Melone sei. Watson zuckte hilflos mit den Schultern. Holmes fuhr fort: „Der Mann traf Vorsorge für schlechte Zeiten, jetzt jedoch weniger als früher, was auf einen moralischen Rückgang schließen läßt. Seine finanzielle Lage hat sich verschlechtert. Nun, warum wohl?"

Watson wußte, daß er Holmes niemals auf solche rhetorische Fragen antworten durfte.

„Weil er der Trunksucht verfallen ist, Watson. Und darum liebt ihn seine Frau nicht mehr. Aber anscheinend hat er seine Selbstachtung noch nicht ganz verloren."

„Im Gegensatz zu mir", murmelte Watson beschämt.

„Der Mann, dem die Melone gehört, führt eine sitzende Lebensweise, treibt keinerlei Sport, ist etwa fünfundvierzig Jahre alt, hat angegrautes Haar und war vor drei Tagen beim Frisör."

Wer erwartet, daß Watson sich jetzt wunderte, kennt die Spielregeln nicht. Watson wunderte sich kein bißchen. Denn Watson erinnerte sich an den letzten Kunden vor einer Woche. Sherlock Holmes hatte den ihm völlig unbekannten Mann mit den Worten begrüßt: „Ich kenne Sie nicht, ich weiß nicht, wie Sie heißen, aber ich weiß, daß Sie Junggeselle, Rechtsanwalt, Freimaurer und Asthmatiker sind."

Selbstverständlich bestätigten die verblüfften Herren stets die verblüffenden Diagnosen des Meisterdetektivs.

Schöpfer dieser unsterblichen Detektivgestalt war der schottische Arzt Dr. Conan Doyle. 1887 erschien seine erste Sherlock-Holmes-Geschichte „Eine Studie in Scharlachrot".

Conan Doyle gestand später in seiner Autobiographie, daß er Sherlock Holmes nicht einfach erfunden, sondern nach einem bestimmten Menschen gestaltet habe: nach Dr. Joe Bell. Conan Doyle war Dr. Bells persönlicher Sekretär gewesen.

„An ihn dachte ich", schrieb er in seiner Lebensgeschichte, „an sein Adlerprofil, an seinen unheimlichen Tick, dem winzigsten Detail nachzujagen. Als Detektiv hätte Bell sicher dieses faszinierende, doch unsystematische Geschäft zugunsten exakterer Wissenschaft aktiviert. Ich habe mich darum bemüht, diese Wirkung zu erzielen. Wenn es im wirklichen Leben möglich war, warum sollte ich es dann nicht im Roman glaubhaft machen können?"

Mag der Ruhm des legendären Dr. Bell als Arzt auch fast vergessen sein – er lebt fort in der Gestalt des Detektivs Sherlock Holmes.

Dr. Bell war Chirurg und hielt Vorlesungen an der Medizinischen Fakultät der Universität Edinburgh. Er soll die Fähigkeit gehabt haben, nach einem kurzen Blick auf das Äußere seiner Patienten erstaunliche Einzelheiten und Eigenheiten erkennen zu können – nicht nur Krankheiten, auch Herkommen, Beruf, Lebensgewohnheiten und Charakter. Was damals vielen wie eine fast übernatürliche Gabe erschien, war in Wirklichkeit nichts anderes als die Kunst, sorgfältig zu beobachten und aus den Beobachtungen die richtigen Schlüsse zu ziehen.

Einmal fragte Bell einen Patienten, ob ihm der Spaziergang über den Golfplatz im Süden der Stadt gut bekommen sei. Der Mann starrte Bell verwundert an. Der Arzt erklärte ihm seine Frage: „An regnerischen Tagen wie heute bleibt roter Lehm an den Schuhen hängen. Diesen roten Lehm gibt es nur auf dem Golfplatz in der südlichen Vorstadt."

Natürlich nutzen präzise Beobachtungen und logische Schlußfolgerungen nichts, wenn ihnen kein exaktes Wissen zugrunde liegt. Deshalb sagte ein Landsmann Bells, der berühmte schottische Gerichtsmediziner Professor Sidney Smith, ein weitreichendes sicheres Wissen des Detektivs müßte Beobachtungsgabe und Logik ergänzen. Aber auch diese drei Fähigkeiten, meinte Sidney Smith, genügten nicht. Der Detektiv brauche noch die Gabe konstruktiver Phantasie: „Sie hilft, solange sie unter der ständigen strengen Kontrolle des Intellekts steht, immer dann weiter, wenn keine Fakten mehr zu beobachten, keine Folgerungen mehr zu ziehen sind."

Conan Doyle hatte recht, als er sagte, Dr. Bell hätten seine naturwissenschaftlichen Kenntnisse auch dann besonderen Nutzen gebracht, wenn er Detektiv geworden wäre. Der Kriminalschriftsteller Doyle wies damit auf die Notwendigkeit hin, daß ein Kriminalist naturwissenschaftlich gebildet sein müsse. Das war für die damalige Zeit eine bedeutsame Forderung.

Heute, da sich die Naturwissenschaft immer mehr spezialisiert, kann man natürlich keine detaillierten naturwissenschaftlichen Kenntnisse vom Kriminalisten verlangen. Der Kriminalist bedient sich der Hilfe von Spezialisten, die er von Fall zu Fall heranzieht.

Zu diesen Spezialisten gehört auch der Gerichtsmediziner.

Zur Zeit Conan Doyles war die Gerichtsmedizin noch nicht überall als selbständige Wissenschaft anerkannt. In England zum Beispiel besaß sie keine eigenen Arbeits- und Forschungsstätten. Aber um die Jahrhundertwende begann die Gerichtsmedizin sich endgültig als Helfer der Kriminalistik durchzusetzen. Sie konnte und mußte neue Positionen erobern und ausbauen, weil in den vollentwickelten kapitalistischen Ländern die Verbrechen rasch zunahmen.

Bereits in der Mitte des vorigen Jahrhunderts hatte Friedrich Engels in seiner Untersuchung über die Kriminalität Englands festgestellt, die meisten Verbrechen seien Verbrechen gegen das Eigentum, das heißt gegen das kapitalistische Privateigentum. Er wies das an vielen Beispielen nach und zeigte, daß in den wenigen Jahrzehnten der kapitalistischen Industrialisierung die Verbrechen um das Siebenfache gestiegen waren.

Die Kriminalstatistiken geben dies nur undeutlich wieder. Zwar erscheinen auch dort Eigentumsvergehen wie Diebstahl, Raub, Unterschlagung. Aber bei Totschlag oder Mord verschleiert sich der Tatbestand des Eigentumsverbrechens, und die gängigen Motivierungen wie Eifersucht, Haß, Rache verwischen die gesellschaftlichen Wurzeln der Verbrechen vollends. Nicht nur der Raubmord, auch der Mord ist ein Mittel, sich in Besitz von Geld zu bringen.

Wenn Engels das Verbrechen als eine Reaktion der Besitzlosen auf den „sozialen Mord" in der kapitalistischen Gesellschaft betrachtete, so bedeutet das natürlich nicht, das Verbrechen habe nur diese eine objektive gesellschaftliche Seite.

Marx und Engels wiesen darauf hin, daß der Mensch unter den Bedingungen der kapitalistischen Produktion auch moralisch und psychisch verkrüpple, daß das allumfassende Gesetz der Konkurrenz die Menschen egoistisch, kalt und fühllos mache. So erklärten Marx und Engels das Verbrechen als die erste, bewußtloseste, roheste und unfruchtbarste Form der Empörung gegen unmenschliche Zustände. Da es aber nur eine individuelle Empörung bleibt, erweist sich die gesellschaftliche Ordnung, gegen die das Individuum revoltiert, als stärker. Der Verbrecher vernichtet nicht die Gesellschaft, sondern sich selbst, indem er durch die Gesellschaft vernichtet wird.

Das Verbrechen als Form der Empörung in der bürgerlichen Gesellschaft steht somit nicht außerhalb des Klassenkampfes: Als Angriff auf das Privateigentum löst es die Verteidigung des Privateigentums aus, das heißt die Verbrechensverfolgung, ausgeübt vom Staat als Vollzugsorgan der besitzenden Klasse. Marx kennzeichnete die bürgerliche Kriminaljustiz als ein Mittel, „das Auge auszureißen, wenn das Auge Ärgernis gibt", und er sagte: „Die ... Jurisprudenz ... findet in der Lähmung, im Paralysieren der menschlichen

Kräfte das Gegengewicht gegen die störenden Äußerungen dieser Kräfte."

Diese kurze Betrachtung war notwendig. Denn wenn wir hier darüber sprechen, wie sich die Naturwissenschaften – und in unserem Falle die Medizin – in den Dienst der Verbrechensverfolgung stellten, so muß man dabei stets auch die gesellschaftlichen Bedingungen des Verbrechens und der Verbrechensverfolgung berücksichtigen.

Das Verbrechen im Kapitalismus entspringt den in dieser Gesellschaftsordnung unlösbaren Widersprüchen in den Produktionsverhältnissen, und es ist demnach mehr oder weniger klassenbedingt; aber daß sich die Verbrechensverfolgung technisch vervollkommnet, hängt ab von der Entwicklung der Produktivkräfte und ist als solche überwiegend klassenindifferent. Sie wird jedoch nicht nur vom Stand der Produktivkraft Wissenschaft bestimmt. Marx wies darauf hin, daß auch der Verbrecher seinerseits einen Einfluß auf die Produktivkraft ausübt.

In seinen „Theorien zum Mehrwert" sprach Marx davon, daß man bis ins Detail die Einwirkungen des Verbrechens auf die Entwicklung der Produktivkraft nachweisen könne. „Wären Schlösser je zu ihrer Vollkommenheit gediehen, wenn es keine Diebe gäbe? Wäre die Fabrikation von Banknoten zu ihrer gegenwärtigen Vollendung gediehen, gäbe es keine Falschmünzer? Hätte das Mikroskop seinen Weg in die gewöhnliche kommerzielle Sphäre gefunden ... ohne Betrug im Handel? Verdankt die praktische Chemie nicht ebensoviel der Warenfälschung und dem Bestreben, sie aufzudecken, wie dem ehrlichen Produktionseifer? Das Verbrechen, durch die stets neuen Mittel des Angriffs auf das Eigentum, ruft stets neue Verteidigungsmittel ins Leben ..."

Sechzig Jahre später illustrierte Ingenieur Nelken, ein Sachverständiger des Berliner Polizeipräsidiums, in einem Vortrag über „Kriminalistik und Technik" diese grundlegende Marxsche Analyse, wenn er sagte: „Zwischen der fortschreitenden Technik und dem technisch fortgeschrittenen Verbrechertum herrschen wechselvolle Beziehungen. Beide Begriffe sind untrennbar miteinander verbunden, trotzdem sie einem ständigen Wechsel unterworfen sind, einem Auf- und Abwogen von Überlegenheit und Unterlegenheit, in dem es

11

nur zu kurzen Momenten des Stillstands kommt. Hat die Technik einen Schritt vorwärts getan, so kann sie sich ihres Sieges nicht lange erfreuen, denn auch der Verbrecher lernt hinzu, macht oft seinerseits einen Schritt vorwärts und liefert uns so immer wieder den Beweis, daß auch er rastlos arbeitet und sich die neuesten Fortschritte der Technik zu eigen macht."

So stellten seit der Jahrhundertwende Polizei- und Justizapparat der kapitalistisch am weitesten entwickelten Länder Technik und Naturwissenschaften in immer breiterem Umfang in ihren Dienst. Die Kriminalistik schuf sich eine technisch-naturwissenschaftliche Basis.

Chemie und Toxikologie vervollkommneten die Giftnachweise im menschlichen Körper, die im 19. Jahrhundert durch James Marsh und Orfila entwickelt worden waren.

Anatomie und Anthropologie, im letzten Drittel des vergangenen Jahrhunderts durch neue Entdeckungen bereichert, ließen sich für die Identifizierung von Verbrechern und die Rekonstruktion unkenntlicher Toter verwenden. 1882 erschien Bertillons Werk über Methoden, die Identität einer Person durch Messen von körperlichen Merkmalen festzustellen.

Zehn Jahre später veröffentlichte Sir Galton sein System des Fingerabdruckverfahrens. Bereits im selben Jahr wurde in Argentinien der erste Mörder durch einen Fingerabdruck überführt. 1901 übernahm Scotland Yard die Daktyloskopie, 1903 benutzte Dr. Heindl sie zum erstenmal in Deutschland zur Aufklärung eines Falles.

Bedeutende Hilfe kam der Kriminalistik von der Physik. Den Tatort zu fotografieren, Bilder vom Opfer aufzunehmen ist heute selbstverständlich. Aber die Kriminalistik übernahm z. B. die Fotografie wie auch andere technische Errungenschaften nur zögernd, im Verlauf vieler Jahrzehnte. 1837 hatten der Chemiker J. N. Niepce und der Maler L. J. Daguerre entdeckt, daß man mit Hilfe von Licht einfache Bilder herstellen konnte. 1839 wurde ihre Entdeckung in der Öffentlichkeit bekannt. Aber es bedurfte noch mehr als eines halben Jahrhunderts, bis sich die Fotografie in der Kriminalistik durchgesetzt hatte.

1864 veröffentlichte der Berliner Justizrat Odebrecht seine Schrift: „Die Benutzung der Photografie für das Verfahren in Strafsachen", nachdem in Frankreich erste Erfahrungen bei der Daguerreotypie gemacht worden waren und Paris 1841 ein erstes „Verbrecheralbum" angelegt hatte, das bereits hunderttausend Verbrecherfotos enthielt.

1867 wurde bei einem Doppelmord in Lausanne zum erstenmal der Tatort fotografiert. 1865 wurden in den deutschen Landeshauptstädten die ersten Verbrecheralben angelegt, 1867 folgten Rußland und 1870 England diesem Beispiel. 1877 konnte zum erstenmal Menschenblut mikrofotografisch nachgewiesen werden. 1891 ordnete ein preußischer Erlaß das Fotografieren unbekannter Toter zur Identifizierung an. 1899 führte der Berliner Arzt Dr. Lewinson die Röntgenfotografie in die Kriminalistik ein. 1903 erkannte das Reichsgericht grundsätzlich die Beweiskraft der Tatortfotografie an.

Welche großen Erfolge aber neben Chemie, Biologie und Physik die Gerichtsmedizin in den letzten hundert Jahren errang, das soll in diesem Buch an einer Reihe von Fällen berichtet werden. Was sich also in der gesellschaftlichen Wirklichkeit abzuzeichnen begann – die enge Verbindung zwischen Kriminalistik und naturwissenschaftlich-technischen Methoden –, fand in der Gestalt jenes Sherlock Holmes seine literarische Vorahnung und Abbildung. Vielleicht erklärt das auch, warum Conan Doyles Detektiv zum berühmtesten literarischen Kriminalisten wurde: nicht deshalb, weil er der erste Detektiv in der Literatur gewesen wäre. Vor ihm gab es andere, nicht minder erfolgreiche, wie beispielsweise E. A. Poes Privatdetektiv Dupin. Aber Conan Doyle eröffnete mit seinem Sherlock Holmes ein neues Zeitalter der Kriminalliteratur, die den Fortschritt in Wissenschaft und Technik zur Kenntnis nimmt und das Mikroskop an die Stelle genialer Intution setzt. Denn Sherlock Holmes besitzt – im Gegensatz zu Poes Detektiv Dupin – chemische, physikalische, medizinische Kenntnisse, und er wendet sie an.

Der Kriminalist betrachtet einen Fall nach verschiedenen, nach allen Seiten. Der Spezialist, also auch der Gerichtsmediziner, soll sich zu bestimmten Einzelheiten äußern, die in sein Fachgebiet fallen. Er hilft der Polizei und dem Gericht mit seinen anatomischen, klinischen, naturwissenschaftlichen Kenntnissen. G. Hansen verweist darauf, daß der Gerichtsmediziner ein spezialisierter Mediziner sein muß, denn „die im Rechtsfall auftauchenden medizinischen Fragestellungen müssen nach Gesichtspunkten erörtert werden, die der allgemeinen Heilkunde fremd sind. Allgemeines und umfassendes medizinisches, speziell pathologisch-anatomisches Wissen ist und bleibt die Grundlage des Faches, aber die Anwendung für forensische Zwecke muß besonders gelehrt und gelernt werden."

Das alles wurde erst möglich, seitdem die Gerichtsmedizin als eine selbständige Disziplin Anerkennung gefunden hatte.

Man würde der Rolle des Gerichtsmediziners nicht gerecht, wollte man sagen, er stünde mit seiner Tätigkeit nur im Dienste der Polizei. Als Sachverständiger macht er vor Gericht seine Aussage. Aber seine Beweise dienen nicht der einen oder der anderen Seite, also weder der Anklage noch der Verteidigung allein. Der Arzt als Sachverständiger vor Gericht, so sagt G. Hansen, müsse sich davor hüten, „in die Rolle des Anklägers oder des Verteidigers zu fallen. Er soll zwar alle Momente berücksichtigen, belastende und entlastende, aber nicht zur Schuldfrage Stellung nehmen. Seine Aufgabe besteht in der objektiven wissenschaftlichen Darstellung und Erörterung von Tatsachen, im Ziehen von wissenschaftlich fundierten Schlüssen."

Als naturwissenschaftlicher Sachverständiger ist der Gerichtsmediziner deshalb eine Stütze der Wahrheit, des Rechts und der Gerechtigkeit.

1. KAPITEL

Probleme der Identifizierung

Ein unbekannter Toter wird aufgefunden. Oder nur noch der Rest dessen, was einst ein Mensch war: ein Schädel, ein paar Knochen. Wird sich jemals feststellen lassen, wer dieser Mensch gewesen ist?

Man muß es erfahren. Denn oft weist der Ermordete den Weg zum Mörder.

Welche Probleme sich für die Gerichtsmediziner bei der Identifizierung unkenntlich gemachter oder unbekannter Toter ergeben, wird jetzt erzählt. Die hier dargestellten Fälle dienen dazu, einige der wichtigsten Methoden gerichtsmedizinischer Identifizierung sowohl in ihrer historischen Entwicklung als auch in ihrem heute erreichten Stand darzustellen:

die Identifizierung durch das Skelett oder einzelne Knochen, durch das Gebiß, nach dem Schädelbau, nach Fingerabdruck und Blutgruppe.

Der 3-Knochen-Fall

Das Frühlicht läßt den Mond über dem ägyptischen Fellachendorf verblassen. Noch liegt Stille auf den Hütten, der Schlaf zu dieser Stunde ist tief.

Da bellt ein Hund. Er muß die Schritte gehört haben, obwohl der Mann, der soeben seine Hütte verlassen hat, sich bemüht, lautlos durch den Sand zu gehen. Der Mann bleibt stehen und blickt sich um. Das Heulen des Hundes ist verstummt. Rasch geht der Mann weiter, zwischen den Hütten hindurch, dem Ausgang des Dorfes entgegen. In der Hand trägt er einen Sack, unter dem Arm einen zusammengerollten Strick. Jetzt liegt das Dorf hinter ihm. Vor ihm dehnt sich unendlich die Wüste. Der Mann wendet sich seitwärts, es ist nicht mehr weit bis zu dem alten Ziehbrunnen am Rande der Siedlung. Das Gemäuer des Brunnens bröckelt schon. Die Quelle ist seit Jahren versiegt, der Brunnen wird nicht mehr benützt.

Vor der Öffnung des Schachtes kniet der Mann nieder. Den Strick bindet er an der Winde fest, das andere Ende des Seils wirft er in die Tiefe hinab. Nachdem er eine Fackel aus dem Sack geholt und sie entzündet hat, steigt er auf den Mauerrand und läßt sich langsam am Strick hinuntergleiten.

Der Brunnen ist tief. Das Zwielicht wird zur Dämmerung und schließlich zum Dunkel. Die Flamme der Fackel brennt unruhig in der stickigen Luft.

Noch ist der Mann nicht auf dem Grund des Brunnens angekommen, aber schon jetzt spürt er den Geruch, vor dem er sich so gefürchtet hat. Sein Körper verkrampft sich, er wagt nicht, sich weiter hinabzulassen. Als er dann endlich den Boden erreicht, breitet es sich wie eisige Kälte auf seiner Kopfhaut aus. Die Beine knicken zusammen, er glaubt ersticken zu müssen. Mühsam rafft er sich auf und beginnt den Boden abzuleuchten. Er braucht nicht lange zu suchen: Was da zwischen den Steinen liegt, war einst ein Mensch. Jetzt ist es ein fast blankes Skelett.

Der Atem des Mannes wird flacher. Während er das zerfallene Gebein in den Sack stopft, wird ihm wieder übel. Er muß sich ausruhen, bevor er, den Sack auf dem Rücken festgebunden, den Aufstieg beginnt. Es dauert endlos. Er fürchtet, nie mehr nach oben zu kommen.

Als er dann mit zerschundenen Händen aus dem Brunnen kriecht, bleibt er erschöpft liegen.

Da sieht er die Sonne aufgehen. Er erhebt sich und schleppt seine Last zum Nil hinunter, öffnet den Sack und wirft die Knochen ins Wasser. Sie versinken.

Der Weg zurück ist leicht. Wieder bellt der Hund. Aber als der Mann in seine Hütte tritt, denkt er: Niemand hat mich gesehen. Und wenn, wie man erzählt, der Brunnen jetzt wieder in Betrieb genommen werden soll, wird man dort unten nichts mehr finden.

Einige Wochen später wird der Mann verhaftet. Er wird angeklagt, seine Tochter ermordet und die Leiche beseitigt zu haben. Er kann nicht begreifen, wie man ihm auf die Spur gekommen ist, wo er doch alle Spuren vernichtet hatte.

Doch das war ein Irrtum. In seiner Angst und in der flackernden Finsternis hatte er drei Knochen übersehen, die zwischen dem Geröll auf dem Grunde des Brunnens liegengeblieben waren. Diese drei Knochen wurden ihm zum Verhängnis. Sie waren, als man den Brunnen wiederherrichtete, gefunden und an das Gerichtsmedizinische Institut in Kairo geschickt worden.

Der britische Gerichtsmediziner Dr. Sidney Smith, der damals in Kairo arbeitete, hatte sie untersucht und die Identität feststellen können. In seinem Bericht hieß es: „Die Knochen stammen von einer jungen Frau zwischen dreiundzwanzig und fünfundzwanzig Jahren. Sie war klein und schlank. Vermutlich hatte sie mindestens eine Schwangerschaft. Ihr linkes Bein war kürzer als das rechte, so daß sie hinkte. Als Kind hatte sie sicher Kinderlähmung. Sie wurde durch einen Gewehrschuß mit selbstangefertigter Munition verletzt, und zwar wurde der Schuß aus knapp drei Meter Entfernung von unten nach schräg oben abgegeben. Sie starb ungefähr sieben bis zehn Tage nach der Verwundung, vermutlich an einer durch den Schuß ausgelösten infektiösen Bauchfellentzündung."

Das waren sehr präzise Angaben. Die Polizei konnte nun nach einer Vermißten suchen, auf die diese Personenbeschreibung zutraf. Sehr schnell stellte man fest, daß aus dem Dorfe nahe am Brunnen eine junge Frau verschwunden war. Sie war vierundzwanzig Jahre alt, hinkte, hatte ein Kind zur Welt gebracht und bis zu ihrem Verschwinden bei ihrem Vater gewohnt.

Der Vater wurde vernommen. Er verwickelte sich bei seinen Aussagen in Widersprüche und legte schließlich ein Geständnis ab. Allerdings hatte er seine Tochter nicht ermordet, sondern aus Fahrlässigkeit getötet. Beim Reinigen seines Gewehres hatte sich ein Schuß gelöst und seine Tochter, die vor ihm stand, schwer verletzt. Eine Woche danach starb sie. Einen Arzt hatte der Vater nicht zu holen gewagt, aus Angst, wegen unerlaubten Waffenbesitzes bestraft zu werden.

Ohne die Fähigkeit des Gerichtsmediziners Dr. Sidney Smith, aus drei einzelnen Knochen des Skeletts den ganzen Menschen zu rekonstruieren und so viele charakteristische Merkmale zu finden, daß er identifiziert werden konnte, wäre der Tod der jungen Frau niemals aufgeklärt worden.

Wenn man jene Personenbeschreibung liest, die Dr. Smith anhand von nur drei Knochen zu geben vermochte, glaubt man fast, hier sei der legendäre Sherlock Holmes am Werk gewesen. Aber Sidney Smith betont, daß ein solches Untersuchungsergebnis durchaus nicht auf genialer Intuition beruhe.

Sein Befund bestätigte jene vier Tugenden, die nach Meinung Dr. Sidney Smiths den Gerichtsmediziner auszeichnen sollten: Beobachtungsgabe, Logik, umfassendes Wissen und konstruktive Phantasie. Lassen wir ihn selbst berichten, auf welchen Wegen er zur Identifizierung der Toten gekommen war.

„Die Skeletteile bestanden aus den beiden Beckenknochen und dem Kreuzbein. Zusammengesetzt bildeten sie ein komplettes Becken, das heißt den Teil des Skeletts, von dem sich am leichtesten das Geschlecht ablesen läßt. In diesem Fall war es eindeutig weiblich.

Nun stellte die Bestimmung von Körperbau und Größe keine Schwierigkeit mehr dar. Da die Knochen klein und leicht waren, mußte die Frau klein und zierlich gewesen sein. Normalerweise wächst der Kamm der Frau im Alter von zweiundzwanzig bis fünfundzwanzig Jahren zusammen. Da hier die Verwachsung noch nicht ganz abgeschlossen war, konnte ich das Alter der Frau mit einiger Genauigkeit schätzen.

An den Knochen hingen winzige Gewebespuren, deren Zustand verriet, daß sie mindestens drei Monate tot war. Die Auskehlungen in den Knochen deuteten darauf hin, daß sie mindestens einmal in anderen Umständen war. Das Hinken läßt sich leicht erklären: Der rechte Hüftknochen war größer und schwerer als der linke, der rechte Oberschenkelkopf größer. Das bedeutete, daß der rechte Hüftknochen lange Zeit das Hauptgewicht des Körpers tragen mußte, woraus wiederum hervorging, daß sie seit ihrer Kindheit oder frühen Jugend das linke Bein nachzog. Die Ursache war wohl Kinderlähmung.

Ich wußte, daß auf die Frau geschossen worden war, denn in ihrem rechten Hüftknochen steckte eine Blei- oder Schrotkugel. Aus ihrer ungleichmäßigen Form schloß ich, daß sie der Mann selbst hergestellt hatte. In einem anderen Teil desselben Knochens fand sich eine längliche vertiefte Verletzung und eine dreieckige Fraktur. Diese Verletzungen rührten vermutlich von ähnlichen Geschossen her. Wenn das stimmte, war die Mordwaffe wahrscheinlich ein Gewehr.

Der Abstand zwischen den Verletzungen zeigte die Streuung an, und hieraus folgerte ich, daß der Schuß aus knapp drei Meter Entfernung abgegeben wurde. Die vertiefte Verletzung ließ außerdem auf Schußwinkel und -richtung schließen und gab einen Anhaltspunkt dafür, daß die Frau nicht unmittelbar, nachdem der Schuß sie traf, gestorben war. Die Ränder der Verletzung wiesen eine ganze Reihe von Knochenerosionen auf, ein charakteristisches Zeichen für Eiterung. Das Ausmaß der Erosion erlaubte den Schluß, daß die Vitalfunktionen noch sieben Tage nach der Verletzung fortgedauert hatten.

Schließlich sah ich an der Lage der Verletzungen, daß mindestens ein Schuß den Unterleib durchdrungen hatte. Diese Tatsache sowie der augenscheinliche Beweis einer Infektion ließen auf infektiöse Bauchfellentzündung als wahrscheinliche Todesursache schließen."

Dieser 3-Knochen-Fall von Kairo zu Beginn der zwanziger Jahre ist ein Musterbeispiel für die erfolgreiche Identifizierung eines unbekannten Toten durch die Gerichtsmedizin. Hier ging es darum, aus Einzelteilen des menschlichen Körpers Rückschlüsse auf den gesamten Körperbau, auf Alter, Gewicht, Geschlecht und besondere Merkmale zu ziehen, um möglichst viele Anhaltspunkte zur Person zu finden.

Schon im Altertum kannte man die Gesetzmäßigkeit, daß die Struktur des Ganzen sich in seinen einzelnen Teilen wiederholt und, umgekehrt, daß die einzelnen Teile Auskunft über die Form des Ganzen geben. Das Wesen offenbart sich in der Erscheinung, die Erscheinung ist der Ausdruck des Wesens.

So wird man in der Regel von einem feingliedrigen Knochenbau auch auf einen zarten oder schmächtigen Körper schließen können. Die Knochen, die Dr. Smith zu untersuchen hatte, waren klein und leicht. Man hätte sie, schrieb er, fast für Kinderknochen halten können, wenn man nicht aus dem Grad der Verwachsung des Beckenkamms das wirkliche Alter erkannt hätte.

Zur Zeit, als Sidney Smith diesen Fall bearbeitete, konnte er sich bereits auf ein annähernd gesichertes Wissen über den Zusammenhang zwischen der Länge einzelner Knochen und der Größe des gesamten Körpers stützen. Im Jahre 1889 hatte der französische Arzt Etienne Rollet, bereits von der Zielstellung gerichtsmedizinischer Identifizierung ausgehend, seine Studien über diese Zusammenhänge veröffentlicht. Seine Schrift beschäftigte sich mit Erfahrungen, die er bei der Untersuchung von hundert Toten gewonnen hatte. Rollet war bereits in der Lage, genaue Tabellen über das Verhältnis zwischen „langen" Knochen (Oberarmknochen, Oberschenkelknochen, Schien- und Wadenbein) und Körpergröße zu geben.

Dem Lyoner Gerichtsmediziner Professor Lacassagne war im selben Jahr der damals sensationelle Beweis gelungen, aus Skelettresten einen Toten dadurch zu identifizieren, daß er dessen Größe auf den Zentimeter genau angeben konnte. Er hatte sich dabei auf die Erfahrungen Etienne Rollets gestützt, mit dem er seit Jahren eng zusammenarbeitete.

Heute gibt es ein umfangreiches und gesichertes Wissen über den Zusammenhang zwischen menschlichem Knochenbau und Gesamtorganismus. Seit 1885 haben Anatomen und Anthropologen diesen Zusammenhang von Knochen- und Körperbau immer wieder an Tausenden und aber Tausenden von Einzelfällen untersucht und mit statistischen Methoden Tabellen zusammengestellt, die es den Untersuchenden erlauben, aus der Länge eines einzelnen Knochens die gesamte Körpergröße zu errechnen.

Die Grenzen der Genauigkeit sind heute allerdings noch immer umstritten. Individuelle Besonderheiten und Abweichungen von der Regel können die Genauigkeit der Schätzung beeinträchtigen. Gerichtsmediziner nehmen deshalb solche Behauptungen, wie sie der amerikanische Anthropologe Krogman aufstellte, mit Vorsicht auf. Krogmann will in der Lage sein, aus der Beschaffenheit der Knochenkerne eines Skeletts in den ersten beiden Lebensjahrzehnten das Lebensalter so genau anzugeben, daß sich eine Ungenauigkeit von höchstens einem Jahr ergibt. In den späteren Lebensjahren könne aus dem Grad des Verschlusses der Schädelnähte das Alter bis auf eine mögliche Differenz von fünf Jahren geschätzt werden. Der Zustand der Schambeinfuge jedoch erlaube es hinwiederum, vom zweiten bis fünften Lebensjahrzehnt das Lebensalter mit einer möglichen Differenz von höchstens zwei Jahren zu erkennen. Weitere Hinweise auf das Lebensalter können die Verknöcherung des Kehlkopfes, der Rippenknorpel und der Zustand des Gebisses geben.

Auch die Bestimmung des Geschlechts, sagt Krogmann, sei am vollständigen Skelett des Erwachsenen sicher möglich, am Schädel zu 90 Prozent, am Becken sogar zu 95 Prozent, an den langen Röhrenknochen etwa zu 80 Prozent.

Besonders geeignet für die Errechnung der Körpergröße seien die langen Beinknochen. Die Fehlergrenze bewege sich hier zwischen drei und fünf Zentimetern.

So bietet das menschliche Skelett, günstigstenfalls als Ganzes, in manchen Fällen aber auch als Bruchstück, dem anthropologisch erfahrenen Gerichtsmediziner die Möglichkeit, entscheidende Hinweise zur Person eines unbekannten Toten zu geben oder die Identität festzustellen. Bekanntlich brachte die Entdeckung vom Zusammenhang zwischen Knochenbau und Erscheinungsbild eines Menschen die Polizei im vergangenen Jahrhundert einen großen Schritt voran.

Alphonse Bertillon, ein Büroangestellter bei der Pariser Sicherheitspolizei, wurde jahrelang damit beschäftigt, Signalements von Verbrechern zu kopieren. Bald merkte er, wie unzureichend und unsicher diese Signalements waren. Der Verbrecher konnte ja seine Haare färben, sich den Bart abrasieren, das Körpergewicht konnte sich ändern. Das einzig Unveränderliche, so fand Bertillon, der sich aus Liebhaberei medizinische und anatomische Kenntnisse angeeignet hatte, war der menschliche Knochenbau. Diese Tatsache benutzte er zur Begründung seines Systems, der Anthropometrie, die später nach ihm auch als Bertillonage bezeichnet wurde.

So wurde nun jeder Verbrecher, den die Polizei registrierte, im Stehen und im Sitzen genau gemessen. Dann stellte man die Entfernung zwischen den Fingerspitzen der ausgebreiteten Arme fest, die Länge und Breite des Kopfes, der Nase und des rechten Ohres, des linken Fußes, des linken Mittel- und Zeigefingers und des linken Armes vom Ellbogen bis zur Spitze des Mittelfingers.

1882 führte die Pariser Sûreté dieses System ein. Der Erfolg der Bertillonage sprach sich herum, und die Polizei vieler anderer Länder übernahm die Anthropometrie. Verbunden mit der Fotografie, für deren systematische Anwendung bei der Registrierung von Verbrechern Bertillon ebenfalls große Verdienste hat, wurde damit eine exakte naturwissenschaftliche Methode zur Wiedererkennung von Verbrechern geschaffen. Aber bald schon stellten sich die Unzulänglichkeiten dieser Methode heraus. Man entdeckte, daß die Knochenmaße des einzelnen Menschen nicht so individuell waren, um alle Irrtümer ausschließen zu können. Man stieß in mehreren Fällen auf Menschen mit einem völlig gleichen „Knochenbild".

Natürlich wurde die „Bertillonage" damit nicht widerlegt, aber sie verlor ihren Ruf als universale Methode. Erst die Daktyloskopie, die Identifizierung nach Fingerabdrücken, gab der Polizei eine solche universale Methode in die Hand.

Der Fall des „rettenden Engels"

Paris im März 1946.

Dieser Vormittag ist trüb und regnerisch. In dem kleinen Büroraum neben dem Schwurgerichtssaal sitzt der Gerichtsarzt Dr. Paul. Er wartet darauf, in den Zeugenstand geholt zu werden.

Dr. Paul blickt hinaus, durch das blinde Fenster. Der feine Sprühregen legt einen Schleier über Dinge und Menschen. Alles ist weit weg.

So weit weg wie die Ereignisse vor einem Jahr, als der Fall für mich begann, denkt Dr. Paul.

Mechanisch blättert er in seinem Gutachten. Aber kein Satz, kein Wort vermag seine Augen festzuhalten. Der Bericht ist das Ergebnis monatelanger gewissenhafter Untersuchungen, und Dr. Paul könnte jede Zeile, jede Zahl auswendig hersagen. Er steht auf und tritt ans Fenster. Hatte es damals nicht auch so geregnet, überlegt er, an jenem Märztag 1945, als ich in die Rue Lesueur geholt wurde, in diese Pariser Vorortvilla, aus deren Schornstein schwarzer, scheußlich stinkender Qualm emporstieg? – Als ich die Villa betrat, ständen Feuerwehrleute und Polizisten herum, verstört und ratlos. Jemand nahm mich beim Arm. Es war Kommissar Massu. Er führte mich in den Keller hinunter.

„Was ist eigentlich los?" fragte ich.

„Im Heizraum werden Sie es schon sehen", antwortete Massu.

Als wir den Heizraum betraten, schlug mir unerträgliche Hitze entgegen. Der eine der beiden Kessel glühte. Und dann sah ich es: Der Keller schien eine Vorratskammer zu sein. Aber nicht die Speisekammer eines Bauern, voller Speckseiten und geräuchertem Fleisch. Hier lagen zerstückelte Menschen, mumienhaft ausgedörrt, aufgestapelt vor dem Kessel und an den Kellerwänden.

Ich war vieles gewohnt. Aber hier glaubte ich im Vorraum zur Hölle zu sein. Ich stand da und rührte mich nicht, bis ich Massus heisere Stimme hörte: „Nun, Doktor?"

Ich wandte mich um. Erst jetzt sah ich, wie blaß Massus Gesicht war, fast grünlich. Er mußte meinen Blick bemerkt haben. „Sie sehen auch nicht viel anders aus, Doktor", murmelte er.

Ich trat zur Wand und beugte mich nieder.

„Lassen Sie das doch", sagte der Kommissar, „heben Sie sich die Untersuchung für später auf. Na, was ist denn noch? Kommen Sie."

Langsam richtete ich mich auf. „Haben Sie sich mal angesehen, wie die Zerstückelung vorgenommen wurde?" Er nickte.

„Sie denken auch an die Funde in der Seine?"

„Es ist dieselbe Methode."

Massu erwiderte nichts. Und ich hatte nichts zu erklären. Denn er wußte genauso wie ich, was das bedeutete. Beide hatten wir jahrelang vergeblich an der Aufklärung jener scheußlichen Verbrechen gearbeitet, deren Spuren uns die Seine so reichlich geliefert hatte.

Das war 1942 gewesen. In jenem Sommer wurden mir Woche um Woche Pakete ins Gerichtsmedizinische Institut gebracht. Sie enthielten menschliche Köpfe, Gliedmaßen, manchmal auch einen ganzen Rumpf. Die Pakete hatten in der Seine getrieben und waren dann aufgefischt worden. Aber auch auf den Wiesen oder in den Wäldern entlang des Stroms hatten Spaziergänger, spielende Kinder oder Liebespärchen diese schrecklichen Funde gemacht.

Gewiß, eine zerstückelte Leiche wurde immer wieder einmal entdeckt. Aber damals waren wir von solchen Entdeckungen förmlich überschwemmt worden.

Mit einem Assistenten hatte ich alle diese Funde genau untersucht, registriert und systematisch geordnet. Selten genug gelang es uns, die vielen verstreut aufgefundenen Teile wieder zu einem ganzen Körper zusammenzufügen.

Eines hatten alle Funde gemeinsam: Die Toten waren von jemandem zerlegt worden, der etwas von Anatomie verstand. Die Methode, wie die Gliedmaßen vom Rumpf abgetrennt worden waren, entsprach der eines geschickten Chirurgen.

Aber diese Entdeckung hatte der Polizei wenig geholfen. Jedenfalls war es ihr trotz systematischer Arbeit nicht gelungen, den Mörder zu finden, obwohl alles darauf hindeutete, daß es ein Arzt sein mußte und dadurch der Bereich der Nachforschungen schon erheblich eingeengt werden konnte. Der Mörder hinterließ weiterhin seine Pakete. Jedoch im nächsten Frühjahr, also 1943, hörten die Funde plötzlich auf. Es gab keine neuen Spuren mehr.

Die Polizei kapitulierte. Der Fall kam zu den Akten.

Vielleicht, so nahm man an, war der Mörder selbst gestorben. Oder hatte er aus irgendeinem Grund seine verbrecherische Tätigkeit aufgegeben? Ich allerdings hielt es für möglich, daß er eine neue Methode entdeckt hatte, die ihm erlaubte, die Leichenteile unauffälliger als bisher verschwinden zu lassen. Wie dem auch gewesen sein mochte – wir alle waren uns damals darüber klar, daß unsere Chance von Anfang an viel zu gering gewesen war, um den Fall aufzuklären. Die Schwierigkeiten hatten bereits begonnen, als wir die Toten zu identifizieren versuchten. Dazu brauchten wir die Hilfe der Polizei. Wir mußten ja wissen, welche Menschen vermißt wurden und wie sie aussahen. Aber hier schon ließ uns die Polizei im Stich. Sie mußte versagen, weil sie keinen Überblick über die in Paris Vermißten besaß. Paris war von faschistischen Truppen besetzt. Gestapo und SS verschleppten oder mordeten täglich Dutzende von Menschen. Männer tauchten in der Widerstandsbewegung unter. Geiseln wurden erschossen. Juden deportiert.

Wie sollte in diesem Chaos eine auf pedantischer Kleinarbeit beruhende kriminalistische Aufklärung möglich sein?

Die Erinnerung an unsern Mißerfolg war es, die mich in diesem Augenblick, als ich im Kellerkrematorium stand, mit Massu verband.

Ich deutete auf die Wand. „Wenn hier wirklich die Hand desselben Mörders am Werke gewesen sein sollte, dann hatte er damals also tatsächlich ein neues Verfahren entwickelt, um seine Opfer unauffällig zu beseitigen."

„Hier haben Sie sein neues Verfahren. Er hat sie verbrannt, nachdem er sie fürs Verbrennen präpariert hatte. Kommen Sie, Doktor, ich will Ihnen noch etwas zeigen."

Massu führte mich hinaus, in ein Seitengebäude. Das war früher ein Stall gewesen. Jetzt befand sich im Boden eine tiefe Grube. Ich brauchte nicht erst hinunterzusehen, um zu erfahren, was darin war. Ich roch es: Chlorkalk.

Massu wies auf einen Haufen neben der Grube. Mit Kalk vermischt, lagen dort mehrere Schädel, Knochen, Gliedmaßen und Knäuel von Menschenhaaren.

„Dort unten finden Sie noch mehr", murmelte Massu.

Als wir den Stall verließen, sagte ich: „Er hat die Toten im Kalk ausgedörrt, um sie besser verbrennen zu können. Das ist ja eine ganze Mordfabrik."

„Wie viele Menschen mag er hier umgebracht haben?"

„Haben Sie schon eine Spur, Kommissar?"

„Die Villa gehört einem gewissen Doktor Marcel Petiot."

Massu beobachtete mich, als er hinzufügte: „Er ist Arzt."

„Sie sagen mir nichts Neues", erwiderte ich gereizt. „Hat er schon ein Geständnis abgelegt?"

„Er ist verschwunden, als die Polizisten eintrafen."

„Verschwunden? Vor den Augen der Polizei?"

Massu schluckte. Dann sagte er: „Nachbarn beschwerten sich über den stinkenden Qualm. Irgend etwas stimmte da nicht. Jedenfalls kamen ein paar Leute vom Revier, und Petiot selbst öffnete ihnen. Während sie in den Keller hinuntergingen, machte er sich davon."

„Suchen Sie Ihren Doktor Petiot, ich halte mich an seine Opfer."

Und ich hielt mich an die Opfer. Nach langwierigen Untersuchungen gab es keinen Zweifel mehr: Petiot hatte nachweislich mindestens siebenundzwanzig Menschen ermordet. Wahrscheinlich aber waren es noch viel mehr.

Und auch das Motiv hatte der Prozeß in seinem bisherigen Verlauf klar erkennen lassen: hemmungslose Geldgier.

Dr. Petiot hatte ursprünglich Rauschgifthandel betrieben, um sich zusätzlich Geld zu verschaffen. Wurde ihm ein Kunde unbequem, oder fürchtete er, von ihm erpreßt zu werden, so ermordete er ihn. Später aber hatte er ein weit einträglicheres und weniger gefährliches Geschäft als den Rauschgifthandel entdeckt, ein Geschäft, das nur unter den schrecklichen Zuständen der Nazibesetzung möglich war, ja diese mit ihren Greueltaten und rechtlosen Verhältnissen geradezu voraussetzte.

Wenn Petiot erfuhr, daß jüdische Familien, um der Deportation zu entgehen, ins Ausland flüchten wollten, stellte er sich ihnen als „rettender Engel" zur Verfügung. Er versprach ihnen Pässe und Visa nach Südamerika und bot sich an, sie sicher auf ein neutrales Schiff zu bringen; er stehe mit Schmugglern in Verbindung.

Petiot riet den Flüchtlingen, rasch und unauffällig ihren Besitz zu veräußern und möglichst in Devisen und Wertgegenständen anzulegen. Danach bestellte er seine Opfer in die Villa in der Rue Lesueur. Er hatte das Haus inzwischen zu einer Mordfabrik umgebaut, Chlorkalkgruben angelegt und eine verschließbare dreieckige Todeszelle eingerichtet. Unter dem Vorwand, sie gegen Tropenkrankheiten zu impfen, injizierte Petiot seinen Opfern Gift. Meist benutzte er dazu Phenol, das er in die Adern spritzte. Auf diese Art ermordeten KZ-Ärzte Tausende von Häftlingen.

Dr. Paul hört, wie die Tür geöffnet wird. Er wendet sich um. Der Gerichtsdiener ist gekommen, um ihn in den Gerichtssaal zu holen.

Der große Raum des Schwurgerichts ist überfüllt. Im Vorbeigehen streift Dr. Pauls Blick die Saalwand. Hier stehen, bis an die Decke gestapelt, die Koffer der Ermordeten. Eine vier Meter hohe Mauer aus Koffern. Der letzte, ganz oben, trägt die mit Kreide geschriebene Nummer 76.

Und immer wieder die Blitzlichter der Fotografen. Die Zwischenrufe der Zuschauer. Und das mokante Lächeln auf dem Gesicht des Mörders.

Sachlich und kühl beginnt Dr. Paul seinen Bericht. Die furchtbaren Verbrechen Petiots scheinen sich in diesem Augenblick zu verflüchtigen. Die Verwandlung des Furchtbaren in wissenschaftliche Abstraktion macht es anfangs unmöglich, das Grauenhafte zu erfassen. Dr. Paul liest: „Einwandfrei wurden an Einzelheiten ein Sternum, ein Thorax, fünf Humeri, drei Radii, eine Ulna, zwei Mandibulae, drei Femora, sieben Tibiae, sechs Fibulae erkannt ..."

Und niemand fragt in diesem Augenblick, was sich hinter den lateinischen Namen im einzelnen tatsächlich verbirgt, wem die sieben Schienbeine gehörten, wem die drei Oberschenkel, wem das Brustbein und welche Gedanken und welche Gefühle die Menschen bewegt hatten, deren Oberarmknochen gefunden worden waren. Es

28

nützt auch nichts, daß die Zahlen nun anwachsen und sich aufblähen. Dr. Paul spricht von mehr als hundert Kilo einzelner, vom Feuer völlig ausgeglühter Knochen und von mehreren Kilo Menschenhaar. Das Unvorstellbare wird trotzdem nicht anschaulicher.

Der Gerichtspräsident fragt, ob es sich wirklich um menschliche Knochen handle. Dr. Paul erwidert: „Ausschließlich um menschliche. Das läßt sich vom gerichtsmedizinischen Untersuchungsergebnis mit Bestimmtheit sagen."

Eine weitere Frage des Gerichtspräsidenten, ob es eine Möglichkeit gebe, die Opfer zu identifizieren, verneint Dr. Paul. Der Täter habe alles unternommen, um seine Opfer noch vor ihrer Verbrennung unkenntlich zu machen. Wahrscheinlich stammten die Überreste von fünf Männern und fünf Frauen. Der größte der Männer müsse ein Meter achtzig, die kleinste der Frauen etwa ein Meter fünfzig groß gewesen sein.

„Läßt sich aus den Überresten die Todesursache feststellen?"

„Mit Sicherheit läßt sich nur sagen: Wir fanden keine Anzeichen für eine Knochenfraktur oder einen Schädelbruch. Alle Brüche traten erst nach dem Tode ein. Wir fanden auch keinerlei Projektile. Der Tod kann also zum Beispiel durch Erdrosselung, Gas oder Gift eingetreten sein."

Dann geht Dr. Paul auf die Bestimmung der Todeszeit ein. Auch diese festzustellen ist kaum möglich, da der Kalk sämtliche Leichenflora zerstört und die Verwesung verzögert hat. Dann verläßt Dr. Paul den Zeugenstand, um anderen Kollegen – Giftsachverständigen, Naturwissenschaftlern, Psychiatern – Platz zu machen. Noch einmal fällt sein Blick auf den Kofferberg. Dr. Paul hat das Gefühl, als könne der Berg jeden Augenblick einstürzen.

Es ist das gleiche Gefühl, das ihn während der Arbeit der letzten Monate begleitete: vor einem Wust von Problemen zu stehen, die ihn unter sich zu begraben drohten. Der Fall des Dr. Petiot, der sich seinen Opfern als „rettender Engel" genähert und sie dann ermordet hatte, zeigt in geradezu klassischer Weise, wie schwierig die Identifizierung weitgehend zerstörter Leichen ist. Nun deutet nicht jede verstümmelte Leiche auf ein Verbrechen hin. Ein Leichnam kann durch äußere Einwirkungen zertrennt werden, zum Beispiel durch eine Explosion, einen Unfall, einen Flugzeugabsturz. Ertrunkene sind manchmal durch eine Schiffsschraube wie auseinandergeschnitten. Der Kopf eines Selbstmörders, der sich von einem Zug überfahren ließ, kann mitgeschleift und kilometerweit vom Rumpf entfernt aufgefunden werden.

Schließt die Obduktion jedoch alle natürlichen Ursachen und äußeren Einwirkungen aus, so handelt es sich um eine kriminelle Leichenzerstückelung, daß heißt eine Verstümmelung aus verbrecherischen Motiven. Denn der Täter glaubt, er könne eine zerstückelte Leiche besser beseitigen. Im Falle des Dr. Petiot sollte anfänglich die Zerstückelung den Transport in kleinen Paketen erleichtern.

Daneben gibt es aber auch eine kriminelle Leichenzerstückelung, die nicht Folge, sondern Ziel eines verbrecherischen Angriffs auf das Leben eines Menschen ist. Sie findet sich bei Affektverbrechern, die ihre Tat in blinder Wut begehen. Die Zerstückelung des Opfers ist sozusagen Bestandteil der Tat selbst. Zorn oder Rachsucht des Mörders finden ihre Befriedigung darin, daß er sein Opfer verstümmelt oder möglichst vollständig zerstört.

Stevenson berichtet in seiner Erzählung „Dr. Jekyll und Mr. Hyde", daß dieser Hyde seine Opfer in sinnloser Wut zertrampelte. Der Kriminalpsychologe Professor v. Hentig weist an einer Reihe von Verbrechen nach, wie pathologische Mordlust in der Zerstörung und Verstümmelung des Opfers gipfelt.

Auch bei Sexualverbrechen gehört die Zerstückelung oder Verunstaltung des Opfers mit zur Tat, ist ihr wesentlicher Bestandteil oder ausschließliches Ziel.

In einem anderen Fall, der noch zu schildern sein wird, hat der Mörder die Leichen seiner Opfer deshalb verstümmelt, um charakteristische Merkmale wie Narben und Warzen zu beseitigen, damit die Identifizierung zu erschweren und von sich selbst als Täter abzulenken.

Wenn also der Gerichtsmediziner unkenntliche Tote oder einzelne Leichenteile identifizieren muß, steht er vor Aufgaben unterschiedlicher Schwierigkeit. Die Schwierigkeiten sind um so größer, je kleiner und partikulärer die zur Verfügung stehenden Körperteile sind. Natürlich muß bei jeder Identifizierung einzelner Körperteile zuerst einmal festgestellt werden, ob es sich überhaupt um Überreste eines Menschen handelt.

So berichtet der Washingtoner Anthropologe Dr. Stewart, es komme in Nordamerika zuweilen vor, daß einer Polizeistelle Knochen vorgelegt würden, die man für Knochen menschlicher Herkunft halte. Tatsächlich seien es jedoch Tatzenknochen von Bären. Eine solche Verwechslung sei möglich, weil zwischen Bärenpfotenresten und menschlichen Handknochen eine gewisse Ähnlichkeit bestehe. Erst eine anatomische Untersuchung könne den Sachverhalt klären.

Wo aber eine vergleichend-anatomische Untersuchung nicht ausreicht, wendet der Gerichtsmediziner andere Verfahren an. Er stellt zum Beispiel Knochenschliffe her. Schneller und sicherer aber ist die Uhlenhuthsche Eiweißpräzipitinreaktion. Sie gestattet nicht nur den Nachweis, ob es sich um einen tierischen oder menschlichen Knochen handelt, sondern ist auch in der Lage, bei tierischen Knochen die Gattung und Art des betreffenden Tieres anzugeben.

Über die Möglichkeiten, aus Skeletteilen Geschlecht, Alter und Körpergröße festzustellen, ist schon gesprochen worden. Ein weiteres Hilfsmittel, unkenntliche Tote zu identifizieren, ist die sogenannte Leichentoilette. Sie dient dazu, das durch Verwesung oder Verletzungen entstellte Gesicht eines Toten möglichst natürlich wiederherzurichten. Im Fall des Dr. Petiot war die gerichtsmedizinische Identifizierung der Toten deshalb so schwierig, weil Kalk und Feuer ihre Knochen weitgehend zerstört hatten.

Es gab einige Mörder, die eine noch vollständigere Vernichtung ihrer Opfer zu erreichen trachteten. So versuchte sich der 1948 in England zum Tode verurteilte Massenmörder John Haigh in der vollkommenen Beseitigung der neun von ihm getöteten Menschen. Er warf die Leichen in Fässer, die er mit konzentrierter Schwefelsäure gefüllt hatte. Achtmal war es ihm gelungen, die Leichen so weit aufzulösen, daß er keine Entdeckung zu fürchten brauchte. Beim neunten Mord hatte er sich durch einen Zufall verdächtig gemacht. Er wurde verhaftet. Wiederum hatte die Schwefelsäure ihr zerstörerisches Werk fast vollendet. Aber die Gerichtsmediziner konnten in der Flüssigkeit noch Knochen- und Fettreste menschlicher Herkunft finden.

Ein ähnlicher Fall trug sich auf Hawaii zu. Im September 1958 wurde am Meeresufer bei Pearl Harbor ein Plastikbeutel entdeckt, der auf der Meeresoberfläche schwamm. Er enthielt, wie Gerichtsmediziner feststellten, die stark zersetzten Reste einer Leiche, nämlich Knochen und Gewebe in halbflüssigem Zustand. Die gerichtsmedizinische Untersuchung ergab, daß es sich dabei um eine Kinderleiche handelte, die man mit einer starken Lauge zu zerstören versuchte.

Die Polizei stieß auf eine Familie, die ihr zweijähriges Kind als vermißt gemeldet hatte. Nachbarn sagten aus, das Kind wäre ständig von seinem Stiefvater mißhandelt worden. Dieser gab schließlich zu, daß das Kind nach einer solchen Mißhandlung verstorben sei. Er habe die Leiche in konzentrierte Lauge gelegt, die Überreste dann in einen Plastikbeutel geschüttet und ins Meer geworfen.

Die Fälle des Säure- und des Laugenmörders zeigen, vor welche Schwierigkeiten der Gerichtsmediziner bei der Identifizierung gestellt werden kann. Um so größer ist dann aber auch der Triumph wissenschaftlicher Untersuchungsarbeit, wenn selbst solche scheinbar unlösbaren Fälle doch aufgeklärt werden können. Das soll noch an einem der berühmtesten und merkwürdigsten Identifizierungsfälle in der Geschichte der Gerichtsmedizin gezeigt werden. Er begann an einem Apriltag des Jahres 1935 in der australischen Stadt Coogee.

An diesem Vormittag befanden sich viele Menschen in dem städtischen Seefisch-Aquarium. Vor einem riesigen Glasbehälter staute sich die Menge. Eine Mischung von Neugier und Schauder ließ die Besucher gerade auf dieses Aquarium starren. Ein zwölf Meter langer Hai, von seinen Betrachtern nur durch eine Glaswand getrennt, tobte im Wasser umher.

„Wir haben ihn schon eine ganze Woche hier", sagte der Aufseher. „Fischer haben ihn gefangen, er war zufällig in ihr Netz geraten. Ich weiß nicht, wer mehr erschrocken war, die Fischer oder der Hai. Jedenfalls hat das Tier bisher noch keinen Bissen gefressen."

„Wie habt ihr den bloß ins Aquarium hinein bekommen?" fragte ein Besucher.

Der Aufseher erwiderte: „Er hat sich bisher manierlich benommen. Erst seit einer halben Stunde spielt er verrückt."

Und wirklich, das Tier gebärdet sich wie wahnsinnig. Wütend raste es durch das Wasser, peitschte es blasig und zuckte, als ob es Krämpfe hätte. Plötzlich spie es etwas aus, etwas Längliches, das auch schon auf die Glaswand zutrieb. Entsetzt blickten sich die Zuschauer an. Was da durchs Wasser glitt, war ein menschlicher Arm.

Die Polizei wurde benachrichtigt. Wem hatte der Arm gehört? Wer war das Opfer des Haifisches geworden? Wann und wo hatte sich dieser schreckliche Unfall ereignet?

Bald jedoch begann die Polizei an einem Unfall zu zweifeln. Sie hatte am Handgelenk des Armes das Ende eines Strickes entdeckt und darunter eine tiefe Einschnürungsfurche. Anfangs glaubte man, der Arm gehöre einem Selbstmörder. Dieser habe einen Stein an einem Strick befestigt, sich damit gefesselt und sei dann, so beschwert, von einem Boot oder einem Felsen in die Tiefe gesprungen. Ein Haifisch habe dann dem Toten den Arm abgerissen.

Anhand der Vermißtenkartei konnte man ziemlich rasch feststellen, wem der Arm gehört hatte, denn er wies eine Tätowierung am Unterarm auf. Nach langwieriger Präparierungsarbeit durch die Gerichtsmediziner gelang es schließlich auch noch, einen brauchbaren Fingerabdruck zu erhalten, so daß die Identifizierung eindeutig war. Der Arm gehörte dem neun Tage zuvor verschwundenen Billardmarqueur James Smith.

Aber bald mußte die Polizei auch die Selbstmordtheorie fallenlassen. Denn sie erfuhr, daß Smith sich keineswegs aufs Meer oder in die Nähe des Meeres begeben hatte. Vielmehr war er zuletzt gesehen worden, als er einen Bekannten in einem Dorf aufgesucht hatte.

Die Polizei vermutete Mord. Aber dafür hatte sie keinen Beweis. Sie bat deshalb den damals gerade zu einem Kongreß in Sidney weilenden Gerichtsmediziner Dr. Sidney Smith aus Edingburgh, bei der Aufklärung des Falles zu helfen.

Sidney Smith versuchte zunächst festzustellen, ob es sich nicht doch um einen Unfall handeln könne. Seiner Meinung nach konnte am ehesten die Beschaffenheit der Wunde am Oberarm darüber Auskunft geben. Wenn die Art der Abtrennung des Armes vom Körper auf einen Haifischbiß deutete, so könnte ein Unfall nicht ausgeschlossen werden.

Da Sidney Smith aber keine persönlichen Erfahrungen über derartige Wunden besaß, zog er zwei gerichtsmedizinische Experten für Haifischbisse hinzu. Beide Kollegen erklärten:

„Diesen Arm hat niemals ein Hai abgebissen."

Sie bestätigten damit den Befund, den Smith sich bereits selbst erarbeitet hatte. Nicht durch einen Haifisch war der Arm vom Körper getrennt worden, sondern durch den Schnitt eines Messers. Denn die Wundränder waren nicht unterblutet. Das bedeutete: Der Arm war erst einige Stunden nach dem Tod vom Körper gelöst worden.

Die Polizei unternahm weitere Nachforschungen. Sie stieß auf den Mann, den James Smith zuletzt besucht hatte. Sie konnte Zeugen dafür ausfindig machen, daß der Verdächtige kurz nach dieser Begegnung einen Blechkoffer, zusammengerollte Hanfmatten und einen Strick in sein Boot gebracht und dann eine Fahrt aufs Meer hinaus unternommen hatte. Die Polizei ging bei der Rekonstruktion des Verbrechens von diesem Tatbestand aus. Sie nahm an, Smith sei mit dem Täter in Streit geraten und von diesem getötet worden. Der Mörder habe dann den Toten zerstückelt, in einen Blechkoffer gelegt und diesen ins Meer geworfen. Nur der Arm habe nicht mehr Platz im Behälter gefunden und sei, mit einem Stein beschwert, allein versenkt worden. Ein Hai habe ihn dann verschluckt.

Professor Sidney Smith schrieb abschließend: „Was für eine verrückte Reihe von Zufällen mußte zusammentreffen, um das Verbrechen zu enthüllen! Der einzige Körperteil mit dem Erkennungszeichen hatte nicht in den Blechkoffer gepaßt. Er landete unzerkleinert im Magen des Hais. Von den Tausenden von Haien, die die Küsten Australiens bevölkern, mußte ausgerechnet dieser lebendig gefangen und im Aquarium ausgestellt werden. Und unter all den Haien im Aquarium wurde gerade dieser krank und erbrach den Inhalt seines Magens, darunter den Arm, der zur Identifizierung führte. Die Wirklichkeit ist phantastischer als die Dichtung."

Der Fall Webster

Es war im Jahre 1849. Dr. George Parkman, Mediziner und Dozent an der amerikanischen Harvard-Universität, war sechzig Jahre alt, als er an einem Freitagnachmittag plötzlich verschwand.

Er wurde zuletzt in der Medizinischen Akademie gesehen, wo er sich mit einem Kollegen verabredet hatte. Als er abends noch immer nicht nach Hause gekommen war, benachrichtigte seine Familie die Polizei. Am nächsten Tag begann die Suche nach Dr. Parkman.

Vielleicht waren es die von der Familie Parkman ausgesetzten 3000 Dollar Belohnung, die so viele Leute an der Suche teilnehmen ließen. Vielleicht aber war es auch die Persönlichkeit des Verschwundenen, die so viel Anteilnahme erweckte. Dr. Parkman war ein bekannter und beliebter Bürger. Er hatte auch durch manche finanzielle Zuwendung etwas für die Universität getan.

So vergingen zwei Tage. Vergeblich waren Seen und Flüsse, Waldungen und Häuser durchsucht worden. Selbst in den Gebäuden der Universität forschte man nach dem Verschwundenen. Dr. Parkman wurde nicht gefunden.

Am Sonntagabend stand Mr. Littlefield, ein Institutsdiener der Medizinischen Akademie, vor seiner Wohnung auf der Straße, als er seinen Chef, Professor Webster, auf sich zukommen sah.

Webster, Professor für Chemie und Mineralogie, leitete das Institut, an dem Littlefield als Diener angestellt war. Littlefield hatte seinen Gruß kaum ausgesprochen, als ihn der Professor schon fragte: „Sagen Sie, Littlefield, wann haben *Sie* denn nun eigentlich den verschwundenen Doktor Parkman zum letztenmal gesehen?"

Littlefield wußte zuerst nicht, was diese Frage bedeutete. Webster drängte: „Nun, Littlefield? Wann war es also?"

Dem Institutsdiener entging die Schärfe in Websters Frage nicht. Er antwortete: „Am Freitag, Herr Professor."

Webster sagte leise: „Wann? Zu welcher Stunde?"

„Mittags, Herr Professor, so gegen halb eins."

„Merkwürdig."

Littlefield blickte den Professor unsicher an. „Wieso merkwürdig, Herr Professor? Was meinen Sie damit?"

„Gegen halb eins, sagten Sie. Und ich sagte, merkwürdig. Denn zur gleichen Stunde hatte Doktor Parkman vierhundertdreiundachtzig Dollar in der Tasche. Ich hatte sie ihm kurz zuvor gegeben. Vierhundertdreiundachtzig Dollar!"

Aber noch bevor Littlefield auf diese sonderbare Bemerkung etwas entgegnen konnte, wandte sich der Professor plötzlich um und ging davon.

Littlefield eilte in seine Wohnung.

Nachdem er seiner Frau erzählt hatte, was ihm soeben widerfahren war, schloß er seinen Bericht mit den Worten: „Der Professor ist imstande und hält mich für den Mörder."

„Ach, Unsinn" sagte seine Frau.

„Warum hätte er sonst erwähnt, daß Doktor Parkman so viel Geld bei sich trug? Glaubt er, ich wäre ein Raubmörder?"

Seine Frau suchte ihn zu beruhigen.

„Aber was bezweckt er mit einer solchen Verdächtigung?" fragte Littlefield. „Will er vielleicht von sich ablenken? Hat *er* Doktor Parkman umgebracht?"

„Du bist ja verrückt", rief seine Frau. „Professor Webster und ein Mörder! Ein weltberühmter Gelehrter, der so viele Bücher geschrieben hat! Und er ist immer so nett und großzügig!"

„Ja, großzügig", murmelte Littlefield. „Sag lieber verschwenderisch. Von allem immer das Beste und Feinste. Und immer ein großes Haus führen. Wovon bezahlt er das? Von seinen hundert Dollar Monatsgehalt? Jeder weiß doch, daß er seit Jahren Schulden macht ..."

Er brach ab. Dann sagte er langsam: „Er war auch an Doktor Parkman verschuldet."

„Woher willst du denn das wissen?"

„Kurz bevor Doktor Parkman verschwand, hatte er den Professor aufgesucht. Das muß zwei oder drei Tage früher gewesen sein. Ich hatte verschiedene Mineralien für den Professor herausgesucht und brachte sie ihm in sein Zimmer. Als ich die Tür öffnete, hörte ich gerade, wie jemand sagte: ‚Ich bin nicht mehr bereit, noch länger auf mein Geld zu warten. Es muß endlich was geschehen.‘

Als ich ins Zimmer trat, kam mir der Professor schon entgegen, nahm mir die Steine ab und schickte mich hinaus. Aber ich hatte den Besucher erkannt – es war Doktor Parkman. Sicher sprachen sie über Websters Schulden. Doktor Parkman drängte Webster, die Schulden zurückzuzahlen. Webster konnte nicht und ...“

„Du bringst dich noch ins Zuchthaus mit solchen Worten“, rief Mrs. Littlefield.

„Am Freitag ist Doktor Parkman verschwunden. Und Freitag mittag habe ich ihn zuletzt gesehen. Da kam er in unser Institut.“

„Das wissen doch alle. Das ist doch kein Beweis.“

„Freitag nachmittag, als ich Professor Websters Zimmer ausfegte, sah ich auf dem Schreibtisch einen Schmiedehammer liegen.“

„Einen Schmiedehammer!“ wiederholte Mrs. Littlefield und lachte. „Also wirklich! Professor Webster und ein Schmiedehammer!“

„Und als ich freitags dann wie jeden Abend nochmals durch die Institutsräume ging, war Websters Laboratorium verschlossen. Aber von innen! Weshalb schloß er sich ein?“

„Warum hast du mir das nicht erzählt?“

„Weil mir's erst jetzt komisch vorkommt. Übrigens ist das Laboratorium seitdem verschlossen geblieben, und der Professor hat sich auch am Sonnabend im Institut aufgehalten. Das tut er sonst nie, denn sonnabends finden keine Vorlesungen statt!“

Widerwillig mußte Frau Littlefield zugeben, daß das alles wirklich merkwürdig war. „Aber was willst du denn jetzt tun?“

Littlefield erwiderte: „Ich werde meine Augen offenhalten.

Aber diese Absicht nützte ihm nicht viel. Denn auch am Montag konnte er weder das Zimmer des Professors noch das Laboratorium betreten. Webster hatte sich wieder darin eingeschlossen.

Am Dienstag rief der Professor den Institutsdiener zu sich. Er überreichte ihm ein Paket. Ein Truthahn war darin. „Für Sie und Ihre Frau“, sagte Webster. „Lassen Sie sich den Braten schmecken.“

Littlefield dankte und wunderte sich. So freigebig war der Professor sonst nie.

Am Donnerstag, einem Feiertag, waren keine Vorlesungen. Trotzdem erschien Webster im Institut und schloß sich wieder ein. Endlich, am Donnerstagabend, konnte Littlefield das Laboratorium betreten. Der Ofen darin war ungewöhnlich heiß. Als Littlefield die Asche untersuchte, konnte er nichts Verdächtiges bemerken. Aber einige Flecke auf dem Fußboden erweckten sein Interesse. Er stellte fest, daß es sich um Spritzer irgendeiner Säure handelte.

Am Abend teilte ihm seine Frau sehr aufgeregt mit, daß Gerüchte umgingen, die Leiche Dr. Parkmans müsse im Institut zu finden sein. Und man erzähle sich, Littlefield hätte den Gelehrten umgebracht, um ihn auszurauben.

Littlefield war entsetzt. „Ich werde noch einmal alles durchsuchen", sagte er entschlossen. „Irgend etwas muß ich doch finden. Webster hat sich in diesen Tagen zu seltsam benommen."

Er ging ins Institut.

Neben dem Laboratorium befand sich eine Privattoilette des Professors. Sie war verschlossen. Littlefield sah keine andere Möglichkeit, in diesen Raum zu gelangen, als vom Keller aus den Fußboden zu durchstoßen. Er machte sich auch sogleich ans Werk, kam aber nur langsam voran.

Am nächsten Vormittag setzte er die Arbeit fort, mußte sie aber bald wieder unterbrechen, da Webster ins Institut kam. Spätnachmittags begann er von neuem. Als er gerade das erste Brett über seinem Kopf freigelegt hatte, hörte er Stimmen und Schritte auf der Kellertreppe. Es gelang ihm nicht mehr, sich unbemerkt zu entfernen.

Er lief mehreren Männern gerade in die Arme: Polizisten.

Littlefield teilte ihnen mit, was er vorgehabt hatte. Die Polizisten forderten ihn auf, den Durchbruch zu vollenden. Während er mit verstärkter Kraft arbeitete, erfuhr er von einem Verwandten Dr. Parkmans, der die Polizei begleitete, daß Professor Webster tatsächlich schwer bei Dr. Parkman verschuldet war. Webster hatte sich in einige unlautere Geschäfte eingelassen, um zu Geld zu kommen und Dr. Parkman, der auf Rückzahlung der Schulden drängte, zufriedenstellen zu können.

Inzwischen hatte Littlefield das Loch in der Decke so erweitert, daß er, eine brennende Kerze in der Hand, hindurchkriechen konnte.

Er war sehr rasch wieder unten. Für einige Augenblicke lehnte er sich an die Wand, ehe er sagen konnte: „Brechen Sie den Raum auf. Da ist was drin."

Die Polizisten öffneten gewaltsam die Toilette. Sie fanden ein menschliches Becken und Stücke von zwei Beinen. Später entdeckte die inzwischen eingesetzte Untersuchungskommission, der auch Websters Mitarbeiter am Institut angehörten, im Laboratorium weitere Überreste eines Menschen. In einer Teekiste, von Mineralien bedeckt, lagen neben einem Jagdmesser ein Oberschenkel und ein Brustkasten. Im Aschenkasten des Ofens fanden sich mehrere verkohlte Knochen und Zähne aus einem künstlichen Gebiß.

Webster war bereits wegen Mordverdachts verhaftet worden. Er leugnete, Dr. Parkman getötet zu haben. Wie die Leichenteile in das Institut gekommen seien, wisse er nicht. Auf die Frage, ob er denn die Leichenteile in seiner eigenen Toilette und im Labor bemerkt hätte, gab er keine Antwort. In einem unbewachten Augenblick versuchte er, sich mit Strychnin zu vergiften, aber die Dosis, die er zu diesem Zweck bei sich gehabt hatte, war zu gering.

Als man schließlich in Professor Websters Wohnung verschiedene Papiere und Schuldscheine fand, die Dr. Parkman gehört hatten, gab es kaum noch einen Zweifel an der Täterschaft des Professors. Es wurde versucht, den Tathergang zu rekonstruieren. Bereits Littlefield hatte im Laboratorium in der Nähe des Ofens Chemikalienflecke entdeckt. Sie erwiesen sich als Kupfernitrat. Kupfernitrat wurde damals verwendet, um Blutspuren zu beseitigen. Es war also anzunehmen, daß Dr. Parkman erstochen oder erschlagen worden war.

Nach der Ermordung war der Körper zerstückelt und mit Hilfe von Pottasche, die beim Verbrennungsprozeß wie ein Katalysator wirkt, zum größten Teil verbrannt worden. So verblieben den Medizinern, die die Reste des Toten identifizieren sollten, nur wenige Beweisstücke. Man glaubte feststellen zu können, daß die Größe und Gestalt der Körperteile denen des verschwundenen Dr. Parkman entsprachen. Aber die Ärzte waren sich nicht sicher. Und nach Meinung des Gerichts reichte das Gutachten der Mediziner nicht aus, um Webster wegen Mordes an Dr. Parkman verurteilen zu können. Das Gericht glaubte, es gäbe noch gewisse Zweifel, ob die Leichenteile zu dem verschwundenen Dr. Parkman gehörten.

In dieser Situation erinnerte sich jemand an die in der Asche gefundenen falschen Zähne. Die Polizei stellte fest, welcher Zahnarzt das künstliche Gebiß angefertigt hatte. Der Zahnarzt konnte mit Sicherheit erklären, daß diese Zähne von einem Gebiß stammten, das er 1846 für Dr. Parkman hergestellt hatte. Zum Beweis legte er die noch vorhandenen Abdrücke vor. Einige Unregelmäßigkeiten der Abdrücke zeigten sich auch an den entsprechenden Zähnen. Damit stand fest: Die gefundenen Leichenteile gehörten zu Dr. Parkman. Die Verschuldung des Professors Webster an Parkman gab das Motiv für den Mord.

1850 wurde Webster zum Tode verurteilt. Vor seiner Hinrichtung legte er ein Geständnis ab. Er gab jetzt zu, Parkman im Laboratorium während eines heftigen Streites getötet zu haben.

Der Fall des Professors Webster aus der Mitte des vorigen Jahrhunderts wurde mit Hilfe eines typischen Indizienbeweises aufgeklärt. Er zeigt, wie unsicher damals noch die anthropologischen und anthropometrischen Kenntnisse waren. Obwohl den Gerichtsmedizinern brauchbares Material zur Verfügung gestanden hatte, konnten sie keine eindeutige Aussage treffen. Um so interessanter ist es, daß ein Zahnarzt den endgültigen Identitätsbeweis erbrachte.

Der Fall Webster gehört unseres Wissens zu den ersten Fällen, in denen eine absolut sichere Identitätsfeststellung auf der Grundlage des Zahnvergleichs gelungen ist. Es liegt auf der Hand, daß auch diese Methode der Identifizierung vom Entwicklungsstand der medizinischen Praxis und der sozialen Verhältnisse abhängig ist. Hätte Dr. Parkmans Zahnarzt die Abdruckform der Zähne und die Behandlungsunterlagen nicht aufbewahrt – also die Voraussetzungen für eine kontinuierliche und kontrollierbare Behandlung nicht beachtet –, wäre die einwandfreie Identifizierung nicht gelungen. Die Identifizierung eines unbekannten Toten nach seinem Gebiß ist also ein weiteres, ja eines der wichtigsten Mittel für die Identifizierung überhaupt. Sie wird heute überall dort erfolgreich benutzt, wo Zahn-

40

medizin und Kriminalistik ein hohes Niveau erreicht haben. In den meisten Fällen gelingt es der Polizei, den Zahnarzt des unbekannten Toten zu finden. Der Zustand des Gebisses erleichtert auch die Altersbestimmung, natürlich innerhalb der Grenze physiologisch bedingter Schwankungen.

Professor Gerhard Hansen schreibt: „Ein zahnloser kindlicher Kiefer läßt auf ein Alter unter einem halben Jahr schließen. Mit sieben Monaten brechen die Schneidezähne durch. Ende des ersten Jahres sind die acht Schneidezähne vorhanden. Am Ende des zweiten Jahres ist das Milchgebiß vollständig. Vom sechsten bis siebenten Jahr ab entwickelt sich das bleibende Gebiß, das ohne Weisheitszähne etwa mit vierzehn Jahren vollständig ist. Die Weisheitszähne erscheinen etwa mit achtzehn bis fünfundzwanzig Jahren."

Die Altersbestimmung Jugendlicher bereitet also keine besonderen Schwierigkeiten. Viel komplizierter wird sie für das mittlere Lebensalter. Erst Jahrzehnte nach dem Fall Webster, Ende der achtziger Jahre, gelangen Versuche, aus der Beschaffenheit der Zähne das Alter nicht mehr jugendlicher Menschen festzustellen. Der schon erwähnte französische Gerichtsmediziner Lacassagne soll 1885 in einem Mordprozeß das Alter eines unbekannten Toten bis auf ein Jahr genau angegeben haben. Mit der Entwicklung der Zahnmedizin gewann auch die gerichtliche Medizin für die odontologische Identitätsbestimmung allmählich sicheren Boden. Heute kann sie sich zahlreicher erprobter Methoden bedienen. Der schwedische Professor Gösta Gustafson erklärte kürzlich sogar, die Altersbestimmung an Zähnen könne wesentlich genauer sein als die an den Knochen. Seine Forschungen hätten ergeben, daß sich die Altersveränderungen an den Zähnen am besten an Dünnschliffen mikroskopisch untersuchen lassen. Gustafson hatte die Zahn-Dünnschliffe aber auch noch in anderen schwierigen Identifizierungsfällen angewandt. Denn die Dünnschliffe, die in polarisiertem Licht untersucht werden, zeigen bei jedem Menschen ganz bestimmte Linien, die nur für ihn charakteristisch sind.

Der Zyklopenauge-Fall

An der Autostraße, die die englische Stadt Lancaster mit dem schottischen Edinburgh verbindet, liegt in der Nähe des schottischen Kurortes Moffat die Linnschlucht, über die eine weitgeschwungene hohe Brücke führt.

Am 29. September 1935 ging Miss Johnson, ein Kurgast, in der Schlucht spazieren. Unweit des Brückenpfeilers sah sie mehrere verschnürte Pakete liegen. Sie trat näher. Die Umhüllung der Pakete bestand aus Zeitungspapier und blutiger Wäsche. Miss Johnson lief zurück und benachrichtigte die Polizei. Wenige Stunden später durchsuchten Polizisten das Gelände und sammelten die weitverstreuten Pakete ein.

Als die Pakete geöffnet wurden, kamen die zerstückelten Teile eines menschlichen Leichnams zum Vorschein. Dann fand sich noch ein Paket mit einem Kopf. Schließlich stand fest, daß man die Überreste von zwei Menschen vor sich hatte.

Bei näherer Untersuchung entdeckte man auch noch ein Zyklopenauge. Das Zyklopenauge ist eine Mißbildung, bei der die beiden Augäpfel miteinander verwachsen sind, so daß sie in einer gemeinsamen Augenhöhle liegen. Diese Mißbildung ist meist mit andern körperlichen Defekten verbunden. Sie kommt zuweilen bei Tieren, sehr selten auch beim Menschen vor.

Wem gehörte dieses Auge?

Das Gerichtsmedizinische Institut in Edinburgh, dessen Ordinarius damals Professor Sidney Smith war, erhielt die Leichenteile zur Begutachtung. Zusammen mit seinen Kollegen ging Smith daran, die unbekannten Toten zu identifizieren.

Die Gerichtsmediziner waren sich der Schwierigkeiten dieser Aufgabe bewußt. Denn die Leichen waren nicht vollständig erhalten. Bei der einen fehlte der gesamte Rumpf. Auch andere Körperteile waren nicht mehr aufzufinden gewesen. Außerdem hatte sich der Mörder bemüht, die Identifizierung seiner Opfer unmöglich zu machen oder zumindest sehr zu erschweren. Methodisch und mit pedantischer Gewissenhaftigkeit hatte er ihre Gesichter zerstört und alle besonderen Kennzeichen am Körper beseitigt. Er hatte sogar versucht, die Fingerkuppen zu entfernen, damit man von den Toten keine Fingerabdrücke mehr nehmen konnte. Allerdings hatte er aus irgendeinem Grund diesen Versuch nicht vollendet. Wie kompliziert die Identifizierung werden sollte, läßt sich auch noch daraus ersehen, daß der erste Polizeibericht von einer weiblichen und einer männlichen Leiche sprach. Erst die genauen Untersuchungen in Edinburgh ergaben, daß die beiden Toten Frauen waren.

Zunächst versuchten die Gerichtsmediziner, die einzelnen Teile zu ordnen und zu einem Ganzen zusammenzufügen. Bei dem einen Körper war das verhältnismäßig einfach. Hier waren noch sämtliche Wirbel erhalten. So konnte ein Rumpf vollständig zusammengesetzt werden. Aber man begnügte sich nicht mit einer äußeren Stimmigkeit. Die aneinandergelegten Teile wurden auch noch geröntgt, und erst dann konnte mit Sicherheit die Rekonstruktion als erfolgreich betrachtet werden; die einzelnen Teile paßten tatsächlich zueinander. Mit Hilfe der Halswirbel, die sich noch am Rumpf befanden, konnte auch festgestellt werden, welcher der beiden Schädel zu diesem Rumpf gehörte. Denn die zwei am Rumpf verbliebenen Halswirbel ergaben mit den an einem Kopf vorhandenen fünf Wirbeln eine aus sieben Wirbeln bestehende, also komplette Halswirbelsäule.

Nun mußten die zu diesem Rumpf passenden Gliedmaßen gefunden werden. Da die vorhandenen Extremitäten verschiedenen Größengruppen angehörten, bot diese Rekonstruktion keine Schwierigkeiten. So konnte die eine der beiden Leichen wieder fast vollständig zusammengesetzt werden. Nur der rechte Fuß und einige Fingerendglieder fehlten. Die andere Tote jedoch war nur noch teilweise rekonstruierbar.

Aus der Länge der Knochen wurde die Körpergröße errechnet. Man schätzte die Größe der einen Frau auf 157 cm, die der andern auf 151 cm. Die größere hatte ein Alter von 35 bis 45 Jahren, die kleinere war 21 oder 22 Jahre alt gewesen.

Als nächstes mußte die Todesursache festgestellt werden. Es zeigte sich, daß die Verletzungen, in der Hauptsache Schnitte, den Opfern erst nach ihrem Tode zugefügt worden waren. Die Schnitte also konnten die Todesursache nicht sein. Aber bei beiden war das Zungenbein gebrochen. Diese Verletzung und die Beschaffenheit der Herzen und Lungen deutete auf einen Erstickungstod hin, der durch Würgen hervorgerufen worden war.

Nach dem Grad der Fäulnis zu schließen, mußte der Tod vor zehn bis vierzehn Tagen erfolgt sein. Da die gerichtsmedizinische Untersuchung am 2. Oktober begonnen hatte, wären die beiden Frauen demnach zwischen dem 15. und 20. September ermordert worden. Die ungefähre Todeszeitbestimmung gab der kriminalpolizeilichen Ermittlung eine genaue Richtung. Die Polizei begann zu überprüfen, wer in dieser Zeit als vermißt gemeldet worden war. Sie stieß auf die Anzeige eines Arbeiters namens Rogerson aus Lancaster. Seine Tochter, die als Kindermädchen bei dem Arzt Dr. Ruxton gearbeitet hatte, war Mitte September spurlos verschwunden. Und verschwunden war am selben Tag auch die Ehefrau des Arztes! So begann sich die Kriminalpolizei für Dr. Ruxton zu interessieren. Sie stellte fest, daß er das Verschwinden seiner Frau nicht verheimlicht hatte. Im Gegenteil, er hatte allen Leuten erzählt, seine Frau hätte einen Geliebten gehabt und sei mit ihm davongegangen. Manche glaubten die Geschichte, andere bezweifelten sie. Und einige bekamen eine ganz andere Version zu hören. Ruxton erklärte, seine Frau sei zu ihrer Schwester nach Edinburgh gefahren. Ein andermal berichtete er, sie weile irgendwo in Schottland zur Kur.

Aber niemand hatte Ruxton eine Frage gestellt. Nur die Putzfrauen im Arzthaushalt hatten sich über verschiedene Dinge gewundert: Das Badezimmer und Frau Ruxtons Zimmer waren zum Beispiel tagelang verschlossen geblieben; Ruxton war eines Nachmittags weggefahren und erst am nächsten Morgen mit einem völlig verschmutzten Wagen zurückgekommen, unrasiert und übernächtig; dann verbrannte der Arzt mehrere Tage lang auf dem Hof benzingetränkte Lumpen; der Läufer auf der Treppe und mehrere Teppiche waren voll braunroter Flecken; im Mülleimer lag ein blutiges Kleid, das Miss Rogerson, das Kindermädchen, noch in der vergangenen Woche getragen hatte. Eine Putzfrau hatte sich auch darüber gewundert, das Ruxton ihr einen seiner Anzüge schenkte, der über und über blutverschmiert war, wie sie zu Hause entdeckte. Und sie hatte sich noch mehr gewundert, als Ruxton einen Tag später bei ihr erschien und den Anzug zurückverlangte, sich aber schließlich damit begnügte, daß die Frau sein Namensschild aus dem Jackett heraustrennte.

So war es bei diesen verwunderlichen Ereignissen kein Wunder, daß bald nach Frau Ruxtons Verschwinden Gerüchte aufkamen, die auch der Polizei zu denken gaben. Zwei Polizisten hatten daraufhin dem Arzt einen Besuch abgestattet, sehr höflich und sehr flüchtig, denn Dr. Ruxton war eine sehr angesehene Persönlichkeit, und das Gerede der Putzfrauen war natürlich Geschwätz, und der Doktor, dem die Frau davongelaufen war, ein bedauernswerter Mann.

Nun aber, Wochen später, nach dem Leichenfund in Schottland, sah die Sache plötzlich anders aus. Die Polizei mußte sich fragen, ob zwischen dem spurlosen Verschwinden der beiden Frauen und dem Auffinden von zwei unkenntlich gemachten Frauenleichen nicht ein Zusammenhang bestehen könnte. So geriet Dr. Ruxton zum zweitenmal in den Mittelpunkt behördlichen Interesses. Aber diesmal suchte man den Arzt nicht auf. Diesmal zog man unauffällig Erkundigungen über seine Vergangenheit ein.

Dr. Ruxton hatte in Bombay und London Medizin studiert, dann eine Zeitlang als Schiffsarzt gearbeitet und sich 1930 in Lancaster angesiedelt, um dort eine Praxis zu eröffnen. Mit ihm gekommen war seine Frau Isabella, die er 1929 in London geheiratet hatte. Die Ruxtons besaßen drei Kinder. Als Frau Ruxton ermordet wurde, war das älteste Kind sechs, das jüngste drei Jahre alt.

Es gab keinen Zweifel, daß sich Ruxtons aus Liebe geheiratet hatten. Beide waren sensible, leicht erregbare Menschen. Ruxton sagte selbst später vor Gericht über sich und seine Frau: „Wir gehören zu den Leuten, die nicht miteinander, aber auch nicht ohne einander leben können."

In den nächsten Jahren kam es immer öfter zu Streit und Auseinandersetzungen. Ruxton war sehr eifersüchtig und setzte seiner Frau dauernd mit Verdächtigungen zu. Es ist niemals nachgewiesen worden, daß er Grund zur Eifersucht gehabt hätte.

Nach den Aussagen des Dienstpersonals war anzunehmen, daß der Arzt seine Frau manchmal mißhandelte. Einmal kam jemand hinzu, als Ruxton seine Frau gerade würgte, ein andermal hatte er sie mit einem Messer bedroht. Sie war sogar schon auf die Polizeiwache geflüchtet, weil sie sich vor seinem Jähzorn fürchtete. Vielleicht hatte Ruxton auch früher bereits versucht, seine Frau umzubringen. Sie hatte jedenfalls einer Bekannten erzählt, ihr Mann habe ihr ein Schlafmittel injiziert. Als sie wieder erwachte, habe sie neben dem geöffneten Gashahn gelegen.

Nach fünfjähriger Ehe wollte Frau Ruxton ihren Mann verlassen. Er reiste ihr nach und bewog sie, zu ihm zurückzukehren. Doch die Versöhnung hielt nicht lange an. Im Mai 1934 kam es zu einem neuen Zwischenfall. Ruxton hatte telefonisch die Polizei alarmiert. Als der Konstabler eintraf, fand er eine weinende Frau Ruxton und einen tobenden Ehemann. Dr. Ruxton rief: „Sie treibt mich schon noch dazu. Ich muß zwei Menschen umbringen, eher ist keine Ruhe!"

Der Konstabler entnahm Ruxtons wirrem Gerede, daß dieser glaube, seine Frau liebe einen andern Mann.

Ruxtons eifersüchtiger Haß galt ohne Zweifel einem jungen Mann namens Edmondson, der im Hause der Ruxtons verkehrte. Am 7. September wollte Edmondson mit seinen Eltern und seiner Schwester einen Ausflug unternehmen und hatte auch Frau Ruxton dazu eingeladen. Frau Ruxton fuhr mit. Ruxton folgte heimlich seiner Frau und stellte fest, daß sie im selben Hotel wie Edmondsons übernachtete. Obwohl seine Frau ein eigenes Zimmer hatte, glaubte Ruxton jetzt endgültig von der Untreue seiner Frau überzeugt sein zu dürfen. Als seine Frau am nächsten Tag heimkehrte, nannte er sie – nach Aussage einer Putzfrau – eine Prostituierte.

Einige Tage später, an einem Sonnabend, fuhr Frau Ruxton nach Blackpool, wo sie ihre beiden Schwestern besuchte. Edmondson war nicht dabei. Er arbeitete an diesem Tag wie üblich im Rathaus von Lancaster. Sonnabend abend gegen 22 Uhr fuhr Frau Ruxton nach Lancaster zurück. Seitdem hat sie niemand mehr lebend gesehen.

In derselben Nacht verschwand auch das zwanzigjährige Kindermädchen im Hause Ruxton, Miss Rogerson.

Diese Tatsache hatte die Polizei festgestellt, als sie sich zum zweitenmal mit Ruxton beschäftigte. Aber noch immer glaubte sie, keine stichhaltigen Beweise gegen Ruxton in der Hand zu haben. Sie überprüfte Ruxtons Alibi während der kritischen Tage Mitte September. Der Tagesablauf des Arztes ließ sich jedoch nicht mehr genau rekonstruieren.

Ein Zufall brachte dann die Wendung in der kriminalpolizeilichen Ermittlung. Zuerst sah es nur wie eine Routinemeldung aus, ein Bericht über einen nächtlichen Unfall. Ganz in der Nähe des Fundortes der Leichenteile war kurz zuvor ein Radfahrer verunglückt. Ein Auto hatte ihn angefahren. Obwohl er gestürzt war und sich dabei verletzt hatte, konnte er sich noch die Nummer des davonfahrenden Wagens merken. Die Polizei stellte fest, daß es sich bei diesem Wagen um ein Mietauto handelte. Der Vermieter gab an, in der fraglichen Nacht den Wagen an einen Dr. Ruxton verliehen zu haben.

Damit stand fest: Nach dem Verschwinden seiner Frau war Dr. Ruxton mit einem gemieteten Kraftwagen bis nach Schottland gefahren und in der Nähe der Linnschlucht gesehen worden.

Nun zögerte die Polizei nicht länger, den Arzt zu verhaften. Er leugnete den Doppelmord.

Der Staatsanwalt wußte, daß er bei einem so klugen und hartnäckigen Gegner eine gut zementierte Anklage brauchte. Sein erstes Ziel war es, nachzuweisen, daß Ruxton log, wenn er noch immer behauptete, seine Frau habe ihn verlassen, er wisse nur nicht, wo sie sich zur Zeit befinde. Man mußte ihm das Gegenteil beweisen. Das konnte man aber nur, wenn feststand, daß Frau Ruxton und das Kindermädchen mit den beiden Leichen in der Linnschlucht identisch waren. Wiederum ging es also um einen Identitätsbeweis, den nur die gerichtsmedizinischen Experten erbringen konnten.

Das war die Aufgabe, die die Staatsanwaltschaft Professor Sidney Smith und seinen Mitarbeitern stellte. Diese Wissenschaftler waren nun allerdings nicht mehr in einer so schwierigen Situation wie am Anfang der Untersuchung. Nun, wo man sich bereits über die Person der beiden Toten ziemlich sicher zu sein glaubte, konnte der Obduktionsbefund mit einigen bekannten Richtzahlen verglichen werden. Denn man wußte sowohl von Frau Ruxton als auch von dem Kindermädchen Körpergröße, Körperbau und Fußgröße. Und es gab Fotos von den Verschwundenen. Die Fotos sollten dann auch das wichtigste Beweismittel für die Identifizierung werden.

Sidney Smith stellte fest, daß die schon früher errechneten Maße und Zahlen mit den wirklichen Maßen der beiden Frauen annähernd übereinstimmten. Aber der gewissenhafte Professor suchte nach einem noch differenzierteren Beweis. Sein Kollege, Professor Brash, schlug vor, die Schädel der Toten mit den Porträtfotos zu vergleichen, die man in einem Fotoalbum entdeckt hatte.

Zuerst wurde Frau Ruxtons Porträtfoto in Lebensgröße reproduziert. Dann zog Brash die charakteristischen Umrißlinien auf dem Foto mit Tusche nach und übertrug sie auf durchsichtiges Zeichenpapier. Nun wurde der von den Weichteilen befreite Schädel, den man für Frau Ruxtons Kopf hielt, in eine Stellung gebracht, die genau der Kopfhaltung auf dem Foto entsprach. Der Schädel wurde dann gleichfalls fotografiert. Erst jetzt übertrug Brash auch die bestimmenden Umrißlinien des Schädels auf transparentes Papier.

Als nächstes markierte er auf jeder der beiden Zeichnungen zwei charakteristische Punkte: Nasion (Nasenwurzel) und Prosthion (unterer Rand des Oberkiefers). Die durchsichtigen Umrisse von Schädel und Porträt wurden nun nach Maßgabe der beiden Markierungen übereinandergelegt. Sie waren deckungsgleich.

Ebenso verfuhr Brash mit Mary Rogersons Schädel- und Porträtfoto. Auch hier waren beide miteinander kongruent. Die Gegenprobe lieferte den negativen Beweis: Frau Ruxtons Porträtfoto, mit Mary Rogersons Schädelfoto verglichen, zeigte starke Abweichungen. Und Mary Rogersons Schädellinien paßten mit den Linien von Frau Ruxtons Porträtfoto ebenfalls nicht zusammen.

So kam Brash zu folgendem Gutachten: „Da beim Vergleich von Schädel Nr. 1 und dem Porträt von Frau Ruxton und von Schädel Nr. 2 mit dem Schädel vom Porträt Mary Rogersons die Übereinstimmung der charakteristischen Maße von Schädeln und Porträts so groß ist, wie ich erwarten würde, wenn mir Schädel und Porträt einer bekannten Person zu dem gleichen Versuche übergeben worden wären, da ferner in den Vergleichungen nicht die geringste Abweichung vorkommt, die nicht durch erklärliche Fehlerquellen des technischen Verfahrens ihre Erklärung fänden, so ist auch nach meiner Ansicht klargestellt, daß Schädel Nr. 1 der von Frau Ruxton und der Schädel Nr. 2 der von Mary Rogerson sein dürfte."

Damit war ein entscheidender Beweis gegen Dr. Ruxton gefunden. Seine Behauptung, seine Frau habe ihn verlassen, sie halte sich irgendwo verborgen, konnte nicht stimmen. Denn seine Frau war tot, ermordet.

Der Beweis war schlüssig. Trotzdem entdeckte Ruxtons Verteidiger die Schwachstelle dieses Beweises: aus der Tatsache, daß es sich bei den Toten wirklich um Frau Ruxton und Mary Rogerson handelte, könne man noch lange nicht schlußfolgern, daß Ruxton die beiden getötet habe. Wie, wenn Isabella Ruxton tatsächlich ihren Mann verlassen hätte und unterwegs, nur von ihrem Kindermädchen begleitet, durch Räuber überfallen und ermordet worden wäre?

Aber die Anklage konnte sich noch auf einige andere Indizien stützen, die die Kriminalpolizei inzwischen zusammengetragen hatte.

Das wichtigste dieser Indizien mutet wie eine Spur aus einer klassischen Detektivgeschichte an: Es waren drei Stoffäden. Bekanntlich hatte der Mörder die einzelnen Leichenteile in Zeitungen, Stoff und Wäschestücke eingewickelt. Unter anderem hatte er auch ein Stück Leinen benutzt, das zweifellos zu einem Bettuch gehört hatte. Die Polizei fand bei der Haussuchung im Schlafzimmer der Ruxtons ein leinenes Bettuch, von dem ein breiter Streifen abgerissen war. Der als Einwickelmaterial benutzte Streifen schien genau an das Bettlaken zu passen. Die Polizei schickt beide Teile an die webtechnische Versuchsanstalt in Manchester. Und dort wurde festgestellt, daß der Streifen einwandfrei zu dem aufgefundenen Bettuch gehörte. Denn beide Stücke enthielten den gleichen Webfehler, der nur an einem bestimmten Webstuhl in einem ganz bestimmten Augenblick aufgetreten war.

Dieses entscheidende Indiz bewies also: Frau Ruxton und natürlich auch das Kindermädchen waren im Hause Ruxtons getötet und zerstückelt worden. Wer anders als Ruxton konnte das getan haben?

Dieses Indiz wurde noch durch ein anderes verstärkt, das schon im Fall des Dr. Petiot bedeutungsvoll gewesen war. Die Art der Leichenzerstückelung wies den anatomisch erfahrenen Fachmann aus.

Der Schuldspruch der Geschworenen fußte auf sicheren Beweisen. Ruxton wurde zum Tode verurteilt und hingerichtet.

Was hatte es nun mit dem geheimnisvollen Zyklopenauge auf sich? Am Anfang der Untersuchungen hatte es zu allerlei phantastischen Vermutungen Anlaß gegeben. Aber im Prozeß selbst spielte es keine Rolle mehr, da die Gerichtsmediziner nachweisen konnten, daß es in keiner direkten Beziehung zum Mordfall stand. Es war zufällig zwischen die Leichenteile geraten. Ruxton hatte sich früher mit augenheilkundigen Spezialstudien befaßt, und zu seiner Sammlung anatomischer Präparate hatte auch dieses Zyklopenauge gehört, das in einer Formalinlösung konserviert gewesen war. Da Ruxton bei der Zerstückelung der Leichen nachweislich Formalin gebraucht hatte, war anzunehmen, daß er, weil sein eigner Vorrat zu Ende war, das Formalin des Präparates benutzt hatte. Dabei war versehentlich das Zyklopenauge in eines der Pakete gelangt. So wurde es zwar ein zusätzliches, aber kein entscheidendes Indiz.

Der Fall Ruxton gehört zu den bedeutsamsten Fällen erfolgreicher Identifizierung. Eine entscheidende Rolle dabei hatte der Vergleich zwischen dem Schädel und dem Foto des Kopfes der Opfer gespielt. Der Beweis, daß beide jeweils miteinander identisch waren, erschien damals noch als das Ergebnis einer ebenso kühnen wie gewissenhaften Arbeit.

Wenige Jahre nach dem Fall Ruxton sollte die Identifizierung vermittels des Schädels eine erstaunliche Vervollkommnung erfahren. Der Anstoß dazu kam allerdings nicht von der Gerichtsmedizin, wenn diese dann schließlich aus den neuen Methoden auch ihren Nutzen zog.

Der Anstoß kam durch die Archäologie.

Der sowjetische Anthropologe Professor M. M. Gerassimow hatte mit Versuchen begonnen, ausgestorbene Menschenrassen zu rekonstruieren. Schädelfunde bei prähistorischen Ausgrabungen dienten ihm dazu, das Gesicht des Steinzeitmenschen nachzubilden. Gerassimows internationaler Ruhm wuchs, als er auch historische Persönlichkeiten nach ihrem Schädel porträtierte, u. a. den Philosophen Avicenna, Friedrich Schiller und Iwan den Schrecklichen.

Es ist heute möglich, alle wesentlichen Merkmale des Gesichts – Augen, Mund, Nase, Kinn, Wangen – nachzubilden. Diese Nachbildung beruht auf der Erforschung und Kenntnis des Zusammenhangs zwischen der Form der Gesichtsweichteile und der Beschaffenheit des darunterliegenden Knochens. Dieser Knochen-Weichteil-Zusammenhang gibt jedem Gesicht seine individuelle Ausprägung.

Eine solche Methode mußte auch für die Gerichtsmedizin bedeutungsvoll werden. Und so stellte Professor Gerassimow seine Erkenntnisse auch in den Dienst der forensischen Identifizierung. Mit seinen Mitarbeitern hat er nach seiner Methode etwa hundertfünfzig gerichtsmedizinische Identifizierungen unbekannter Toter vorgenommen. Nachdem er ihr Gesicht rekonstruiert hatte, fotografierte er die Nachbildung. Daraufhin konnten 97 Prozent der unbekannten Toten identifiziert werden. Gerassimows Methode geht also viel weiter als die Identifizierungsversuche in Edinburgh. Gerassimow rekonstruierte das individuelle Gesicht ausschließlich nach dem Schädel, während Smith und Brash im Fall Ruxton mit dem Vergleich zwischen Foto und Schädel gearbeitet haben. Trotzdem hat diese Methode auch heute noch ihre Bedeutung.

Smith und Brash hatten nicht nur den entscheidenden Vergleich zwischen Schädel und Foto vorgenommen. Sie erbrachten noch weitere Beweise, obwohl der Mörder, selbst ein Mediziner, alles versucht hatte, um die Identifizierung zu erschweren.

Sein erster Versuch bestand darin, charakteristische Merkmale, „besondere Kennzeichen", zu vernichten. So war bekannt, daß Mary Rogerson am Unterarm ein Muttermal besaß. Ruxton hatte es entfernt. Damit erreichte er aber nichts, denn die Gerichtsmediziner mußten sich natürlich fragen, warum der Mörder an dieser Stelle des Unterarms ein Stück Haut entfernt hatte. Statt ein gewichtiges Merkmal zu vernichten, machte der Mörder gerade auf diese Stelle aufmerksam. Mehr Erfolg hatte er mit seinem Versuch, seinen Opfern eine Anzahl von Zähnen herauszubrechen. Die dentistische Identifizierung wurde dadurch tatsächlich erschwert.

Aber sein dritter Versuch schlug aus subjektiven und objektiven

Gründen völlig fehl. Es war schon erwähnt worden, daß Ruxton an den Händen seiner Opfer die Fingerbeeren zu zerstören getrachtet hatte, um eine Identifizierung auf Grund von Fingerabdrücken zu verhindern. Hierbei hatte er in seiner Aufregung nur unvollkommen gearbeitet. Es ist anzunehmen, daß diese Prozedur eine seiner letzten Arbeiten im Verlaufe der Zerstückelung war. Die körperliche und nervliche Anstrengung ließ ihn hastig und oberflächlich vorgehen. So merkte er nicht, daß er an einer Hand die Entfernung der Fingerkuppen vergessen hatte.

Allerdings war die Hand, als sie gefunden wurde, nach damaliger Ansicht unbrauchbar für die Abnahme von Fingerabdrücken. Die Epidermis, die Oberhaut, hatte sich schon vollständig zersetzt, und nach herkömmlicher Art war in diesem fortgeschrittenen Stadium der Verwesung kein Abdruck mehr zu gewinnen.

Da unternahm Professor Sidney Smith den bis dahin in Europa unbekannten Versuch, einen Abdruck von jener Hautschicht zu nehmen, die sich unter der Oberhaut mit ihren feinen Hautleisten befindet und das charakteristische Fingerabdruckmuster ergibt. Die unter der Epidermis liegende Hautschicht, die Lederhaut (im engeren Sinne auch Cutis oder Derma genannt), war an der betreffenden Hand noch verhältnismäßig gut erhalten.

In einem sehr komplizierten Verfahren konnte die Dermalschicht gehärtet, konserviert und schließlich zum Abdruck benutzt werden. Die so gewonnenen Fingerabdrücke wurden mit Fingerabdrücken aus dem Hause Ruxton verglichen. Die Hand hatte Mary Rogerson gehört.

Dieses Verfahren, Fingerabdrücke aus der Dermalschicht zu gewinnen, stellte einen wichtigen Fortschritt für die Identifizierung dar. Sidney Smith, der es 1935 zum erstenmal in Europa angewendet hatte, konnte dabei Erfahrungen benutzen, die er selber mit dieser Methode bereits ein Jahrzehnt früher in Ägypten gemacht hatte.

Wenn auch das Fingerabdruckverfahren nicht unmittelbar in den Arbeitsbereich des Gerichtsmediziners fällt, so waren doch an der Entdeckung, wissenschaftlichen Entwicklung und Systematisierung Gerichtsmediziner entscheidend beteiligt.

Das Fingerabdruckverfahren, auch Daktyloskopie genannt, hat

52

eine lange Geschichte. Es gilt als sicher, daß man den Fingerabdruck in Ostasien schon seit Jahrhunderten kannte und ursprünglich zur Töpferwarensignierung benutzte.

Seine Bedeutung für die Identifizierung wurde aber erst sehr spät erkannt. Eine erste wissenschaftliche Arbeit findet sich Anfang des 19. Jahrhunderts. Der tschechische Professor J. E. Purkinje, ein bedeutender Pionier auf dem Gebiet der mikroskopischen Anatomie, veröffentlichte 1823 eine Abhandlung über die Papillarlinien am menschlichen Finger. Purkinje versuchte bereits, diese Linien nach einem Einteilungsprinzip zu ordnen und zu systematisieren. Seine Arbeit blieb jedoch für die Kriminalistik ungenutzt.

Angeregt durch Fingerabdrücke auf alten japanischen Tongefäßen, beschäftigte sich der schottische Arzt Dr. H. Faulds mit der Möglichkeit, Verbrecher durch Fingerabdrücke zu identifizieren. Er teilte seine Gedanken der englischen naturwissenschaftlichen Zeitschrift „Nature" mit, die seinen Artikel im Oktober 1880 veröffentlichte. Zu seinem Erstaunen erhielt Dr. Faulds sehr bald darauf einen Brief.

Der Brief kam von William Herschel, einem Nachkommen des berühmten Astronomen Herschel. William Herschel teilte Faulds mit, daß er sich selber seit zwanzig Jahren mit der Bedeutung des Fingerabdrucks beschäftige. Während seiner Tätigkeit in Indien habe er systematische Untersuchungen vorgenommen, um das Fingerabdruckverfahren in den Dienst der Polizei zu stellen. Aber sein Bemühen sei damals vergeblich gewesen.

Zwei Jahre nach Erscheinen von Faulds Brief in der „Nature" schrieb Mark Twain eine Geschichte, in der ein Mörder durch seinen am Tatort hinterlassenen blutigen Daumenabdruck überführt wird.

Der Mann, der sich dieser Methode bedient hat, erzählt: „Als ich jung war, kannte ich einmal einen Franzosen, der dreißig Jahre lang Gefängniswärter gewesen war. Er erzählte mir, daß es am Menschen ein Ding gebe, das sich von der Wiege bis zum Grabe niemals ändere: die Linien auf der Innenseite seines Daumens. Er sagte, daß diese Linien auf den Daumen zweier Menschen einander niemals glichen. Wir fotografieren einen neuen Verbrecher und hängen sein Bild in der Verbrechergalerie auf für künftige Zwecke. Aber dieser Franzose pflegte zu seiner Zeit einen Abdruck vom Daumen eines

53

neuen Gefangenen zu machen und ihn beiseite zu legen. Bilder seien nicht gut, Maskierungen könnten sie wertlos machen. Der Daumen sei allein das einzig wahre Ding, den könne man nicht maskieren."

Sicherlich ist dieser Hinweis auf den sagenhaften französischen Gefängniswärter nur eine Mystifikation. In seinem Buch „Detektive" weist W.Gerteis auf die Möglichkeit hin, daß Mark Twain jenen zwei Jahre früher erschienenen Artikel in der „Nature" gelesen und für seine Erzählung verwendet hatte. Auf jeden Fall aber wurde das Fingerabdruckverfahren zur Überführung eines Verbrechers zum erstenmal nicht im wirklichen Leben, sondern in der Literatur benutzt!

Aber noch Jahrzehnte sollten vergehen, Jahrzehnte mit sprunghaft ansteigenden Verbrechensziffern und immer unzulänglicheren Methoden der Identifizierung, bis die Polizei die Bedeutung des Fingerabdruckverfahrens erkannte. Noch 1888 lehnte das preußische Innenministerium einen Vorschlag zur Einführung der Daktyloskopie als „zur Zeit praktisch noch nicht verwertbar" ab. Dieser Vorschlag stammte von dem Berliner Tierarzt Dr.W.Eber. Von ihm wird berichtet, daß er aus blutigen Fingerabdrücken im Schlachthaus erkennen konnte, welcher Schlachter diese Abdrücke hinterlassen hatte.

1892 gilt als das Geburtsjahr der wissenschaftlichen Daktyloskopie. Es war wie so oft in der Geschichte der Wissenschaft: Was viele Vorgänger erahnt und beobachtet hatten, führte dann ein systematisch arbeitender Kopf zu Ende. Sir Francis Galton veröffentlichte sein Werk über die Daktyloskopie.

Aber nochmals dauerte es ein Jahrzehnt, bis das Fingerabdruckverfahren offiziell Verwendung fand. Indien führte es als erstes Land ein, 1901 folgte Scotland Yard. 1903 machte sich Professor Heindl, einer der Begründer der wissenschaftlichen Kriminalistik, dadurch verdient, daß er als erster das Verfahren in Deutschland, und zwar in Dresden, einführte. Und wiederum ein Jahrzehnt später berichtete das von Heindl gegründete „Archiv für Kriminologie" über sechzehn Fälle, in denen Verbrecher mit Hilfe des Fingerabdruckverfahrens überführt werden konnten.

Bekanntlich beruht das Fingerabdruckverfahren darauf, daß die Papillarlinien der Haut von der Geburt bis zum Tode des Menschen unveränderlich bleiben und daß jeder Mensch sein einmaliges indivi-

54

duelles Linienmuster hat. Wie die Statistiker ausgerechnet haben, kann die Wahrscheinlichkeit zweier gleicher Muster praktisch ausgeschlossen werden.

Das Fingerabdruckverfahren ist eine einfache und zugleich sichere Methode der Identifizierung. Die Gegenmaßnahme der Verbrecher war ebenso einfach. Sie zogen sich Handschuhe über. Aber die Wissenschaft ist heute in der Lage, selbst die Abdrücke von Handschuhen zu identifizieren, besonders bei Stoff- und Lederhandschuhen. Denn auch diese haben ein ganz individuelles Muster. Mann kann sogar Fingerabdrücke aus den Fingerlingen von Gummihandschuhen entnehmen. Nach wie vor spielt natürlich der Fingerabdruck überall dort eine Rolle, wo ein Verbrechen nicht unbedingt bis in alle Einzelheiten – also auch der Spurenbeseitigung – geplant war. Den genialsten Weg glaubte der amerikanische Gangster Dillinger gefunden zu haben. Gegen ein Honorar von 5 000 Dollar ließ er sich die Papillarlinien wegoperieren.

Heute ist man auch in der Lage, die Innenseiten der Epidermis für einen brauchbaren Abdruck zu präparieren. Man ist auf die Innenseite der Oberhaut besonders dann angewiesen, wenn die äußere durch Verwesung oder Einwirkung von Wasser weitgehend zerstört ist. Über einen solchen Fall berichtet das amerikanische „Finger Print and Identification Magazine" aus dem Jahre 1958: Aus dem Detroit River barg die Polizei eine Leiche, deren linker Fuß und rechter Arm fehlten. Der kleine Finger und der Daumen der linken Hand waren völlig verunstaltet. Die übrigen Finger zeigten sehr undeutliche und damit unbrauchbare Papillarmuster. Daher entfernten die Gerichtsmediziner von den drei Fingerkuppen die Oberhaut, drehten sie wie die Finger eines Handschuhs um und benützten die Innenseite zum Abdruck. Die fotografische Reproduktion ergab dann ein brauchbares und richtiges Abbild des Papillarmusters.

Eine Weiterentwicklung der Daktyloskopie ist die Poroskopie. Wenn man ein Stück Haut unter dem Mikroskop betrachtet, kann man feststellen, daß sich auf den Hautleisten, die das Papillarmuster bilden, Poren befinden. Durch sie tritt der Schweiß aus dem Körper. Diese Poren sind unterschiedlich groß und verschieden angeordnet. Damit wird die Poroskopie sozusagen zu einer Verfeinerung des Fingerabdruckverfahrens: Sie bietet zusätzliche differenzierende Merkmale und damit noch eine zusätzliche Sicherung für den Vergleich. Bisher galt die Regel, daß sich Fingerabdrücke nur auf möglichst glatten Flächen, also auf Glas, Metall, poliertem Holz oder Papier, feststellen lassen. Heute jedoch ist man bereits in der Lage, Fingerabdrücke sogar auf Stoff oder menschlicher Haut nachzuweisen. Englische Wissenschaftler entwickelten ein solches Verfahren. Es beruht darauf, daß die betreffende Stelle mit feinstem Bleistaub bestäubt wird. Nachdem ein Spezialfilm darübergelegt worden ist, kann mit Hilfe von Röntgenstrahlen der Fingerabdruck auf dem Film festgehalten werden. Auf diese Weise könnte es bald möglich sein, zum Beispiel am Hals eines Erwürgten die Visitenkarte seines Mörders, seine Fingerabdrücke, sichtbar werden zu lassen.

Der Kindermord-Fall von Aberdeen

Der Dekorationsmaler Priestly stand gerade auf der Leiter und nagelte eine Zierleiste auf die Tapete, als es draußen an der Korridortür klingelte. Gleich darauf wurde die Tür geöffnet. Die alte Frau, deren Zimmer Priestly renovierte, trat mit einem Polizisten ein.

„Mr. Priestly", sagte der Polizist, „Sie sollen sofort nach Hause kommen. Ihre Tochter ist verschwunden."

Priestly starrte auf den Polizisten herab. „Verschwunden?" fragte er. „Wieso verschwunden?"

Priestly stieg von der Leiter. Während er den Kittel ablegte und seine Hände reinigte, wollte die Alte alles mögliche über Priestlys Tochter wissen. „Sie heißt Helen und ist acht", sagte Priestly hastig und ging mit dem Polizisten davon.

Als er zu Hause ankam, war seine Frau nicht da. Dafür befanden sich Nachbarn und Polizisten in seiner Wohnung. Von ihnen erfuhr Priestly bruchstückhaft, was geschehen war. Mittags gegen halb zwei hatte Mrs. Priestly ihre Tochter Helen zum Bäcker nach Brot geschickt. Aber um zwei Uhr war das Kind immer noch nicht zurück. Eine solche Verspätung war ungewöhnlich, denn um zwei Uhr mußte Helen zur Schule und kam deshalb immer rechtzeitig nach Hause.

Mrs. Priestly ging selbst zum Bäcker. Dort erfuhr sie nur, daß Helen das Brot geholt hatte und sofort wieder gegangen war. Vielleicht ist sie gleich vom Bäcker zur Schule gegangen, dachte die Mutter. Allerdings – ohne Schulsachen? Sie fragte also auch in der Schule nach. Aber Helen war nicht in der Schule erschienen. Mrs. Priestly suchte alle Nachbarn und Bekannte auf, vergeblich. Niemand hatte das Kind gesehen.

Stunden waren inzwischen vergangen. Die Polizei unternahm sofort eine intensive und weitreichende Suchaktion. Nachbarn und

Freunde der Familie Priestly beteiligten sich ebenfalls daran. Aber noch fehlte jede Spur.

Nachdem Priestly das alles erfahren hatte, rief er einen Freund an und bat ihn, ihm seinen Wagen zur Verfügung zu stellen. Zusammen mit seinem Freund fuhr Priestly durch die Straßen Aberdeens, stundenlang, ohne Erfolg, bis gegen Mitternacht. Wenige Stunden später, kurz nach vier Uhr früh, gingen die Eltern wieder zum Polizeirevier. Es gab noch immer keinen Hinweis über den Verbleib des Kindes.

Gegen fünf Uhr verließen die Priestlys das Revier und kehrten heim. Als sie die Haustür öffneten und in den Flur traten, spürten sie sofort, daß etwas Entscheidendes geschehen sein mußte. Alle Hausbewohner waren schon auf den Beinen. Man hörte aufgeregte Rufe, Türen wurden geöffnet und zugeschlagen, und als ein Flurnachbar die Priestlys erblickte, schien er zu erstarren. Hilflos blickte er sich um, ob jemand anderes da wäre, der ihm diese Mitteilung hätte abnehmen können. Dann sagte er leise, ohne sich von der Stelle zu rühren: „Wir haben Helen soeben gefunden. Hier im Haus. Leider ..." Er brach ab und schwieg.

Inzwischen hatte ein Mann aus dem Nachbarhaus die Polizei benachrichtigt. Als die Mordkommission eintraf, gab er zu Protokoll: „Es war kurz vor fünf. Ich betrat das Haus, weil ich mich wieder an der Suche beteiligen wollte. Da sah ich im Winkel des Ganges, der zur Kellertreppe führt, einen Zipfel eines Sackes. Ich trat näher. Der Sack war offen. Ich erblickte einen Kinderfuß."

Die Mordkommission wurde von Professor Dr. Richards begleitet, der den Lehrstuhl für gerichtliche Medizin in Aberdeen innehatte. Professor Richards befreite die Leiche aus ihrer Umhüllung. Bei der ersten Besichtigung ergab sich, daß das Kind noch völlig angezogen war. Nur Mütze und Schlüpfer fehlten.

Während des Todeskampfes hatte das Kind erbrochen. Die Totenstarre war bereits eingetreten. An den Beinen fanden sich Blutspuren, und die Geschlechtsteile waren so übel zugerichtet, daß sich der Verdacht auf ein Sexualverbrechen ergab.

Von Anfang an konzentrierte sich die polizeiliche Ermittlung auf die Hausbewohner, denn mit großer Wahrscheinlichkeit war Helen in diesem Haus ermordet worden. In der vorangegangenen Nacht hatte die Polizei das Haus von oben bis unten durchsucht. Noch am Morgen gegen halb fünf hatte ein Hausbewohner die Toilette neben dem Eingang der Kellertreppe benutzt. Weder er noch die Polizei noch sonstwer hatte den Sack gesehen.

Es hatte die ganze Nacht über geregnet. Der Boden rings um das Haus war aufgeweicht. Es fanden sich jedoch keinerlei Spuren, die darauf hindeuteten, daß der Sack von draußen in das Haus gebracht worden wäre. Also konnte ihn nur ein Hausbewohner morgens zwischen halb fünf und fünf Uhr neben die Kellertreppe gelegt haben. Und das mußte der Mörder gewesen sein.

Während Professor Richards zusammen mit seinem Kollegen Professor Shennan die Obduktion vornahm, konzentrierte die Polizei ihre Ermittlungen auf die Hausbewohner. Die Ärzte hatten festgestellt, daß der Mord ungefähr gegen 14 Uhr geschehen war. Aber alle männlichen Hausbewohner besaßen für diese Zeit ein Alibi. Zu dieser Stunde waren sie in der Stadt zur Arbeit. Keines der Alibis konnte angezweifelt werden.

Dadurch geriet die polizeiliche Ermittlung plötzlich ins Stocken.

Inzwischen hatten Richards und Shennan die Obduktion beendet. Ihr Ergebnis war so überraschend, daß die kriminalistische Untersuchung eine neue Richtung erhielt.

Die Beschaffenheit von Lunge, Luftröhre und Kehlkopf gaben Auskunft über die Todesursache. Das Kind war erstickt. In der Luftröhre befanden sich Reste des erbrochenen Mageninhalts. An Hals und Kehlkopf entdeckten die Obduzenten deutliche Anzeichen eines Würgegriffs. Ferner stellten sie an der Hemdhose größere Harnflecke fest. Harnentleerungen treten bisweilen beim Tod durch äußere Erstickung auf. Das Kind war also erwürgt worden und hatte dabei erbrochen. Durch die Verstopfung der Luftröhre und zugleich durch den Würgegriff war es erstickt.

Nun gingen die Obduzenten daran, festzustellen, ob der Tod vor oder nach dem Sexualverkehr eingetreten war. Dabei machten sie eine merkwürdige Entdeckung. Die Geschlechtsteile des Kindes waren so eigenartig verletzt, daß eine Vergewaltigung unwahrscheinlich erschien. Natürlich schloß das noch kein Sexualverbrechen aus. Lustmörder verstümmeln ihre Opfer manchmal auf unvorstellbare

Weise. Deshalb suchten die Obduzenten nach einem andern Beweis für einen Sexualverkehr: nach Spermaflecken. Aber weder am Körper des Kindes noch an seiner Wäsche fanden sie auch nur die geringste Spur.

Das verringerte die Möglichkeit eines Sexualverbrechens noch mehr. Als die Ärzte schließlich aus der Beschaffenheit der Wunde den Schluß zogen, die Verletzung müsse dem Kind noch zu Lebzeiten – allerdings ganz kurz vor dem Tode – wahrscheinlich durch einen scharfen Gegenstand zugefügt worden sein, ergab sich ein sehr widerspruchsvolles Tatsachenbild.

Stand die Verletzung an den Geschlechtsteilen in keinem echten Zusammenhang mit der Tat selbst? Lag gar kein Sexualverbrechen vor? Wollte der Täter ein Sittlichkeitsverbrechen nur vortäuschen? Und warum?

Es gab nur eine Antwort. Wenn die Polizei ein Sexualverbrechen an diesem Mädchen annahm, konnte nur ein Mann als Täter in Frage kommen. War aber das Sexualverbrechen vorgetäuscht, so sollte die Polizei von dem wirklichen Täter abgelenkt werden, der unter diesen Umständen wahrscheinlich eine Frau war.

Damit erweiterte sich der Kreis der möglichen Täter beträchtlich.

Im Verlauf der neuen Ermittlungen wurde auch eine Mrs. Donald vernommen, die im Erdgeschoß desselben Hauses wohnte. Die Priestlys und die Donalds verstanden sich nicht. Sie redeten nicht miteinander, die Frauen grüßten sich nicht.

Helen Priestly schien ebenfalls eine starke Abneigung gegen Mrs. Donald gehabt zu haben. Denn die Kriminalpolizei stellte fest, daß Helen öfter an der Donaldschen Wohnung geläutet hatte und dann rasch davongelaufen war. Sie soll auch mehrmals Mrs. Donald „alte Kokosnuß" nachgerufen haben.

Mrs. Donald war achtunddreißig Jahre alt, sehr fromm, eine eifrige Kirchgängerin. Über ihre Tätigkeit am Nachmittag des Mordes befragt, gab sie ruhig und klar Auskunft. Sie sei nicht im Hause gewesen, sondern habe verschiedene Einkäufe gemacht.

Aber bei der routinemäßigen Überprüfung dieser Angaben stellte die Polizei bald fest, daß Mrs. Donald gelogen hatte. Deshalb wurde die Wohnung durchsucht. An der Haussuchung beteiligte sich auch

Professor Dr. Richards. Er entdeckte an einer Schrankleiste Spuren, die wie Blut aussahen. Eine Voruntersuchung der Flecke ergab, daß es sich tatsächlich um Blut handelte.

Daraufhin wurde das Ehepaar Donald verhaftet.

Folgende Lage war nun entstanden: Mr. Donald hatte für die Tatzeit ein einwandfreies Alibi. Das seiner Frau war erschüttert, sie konnte nicht widerlegen, zur Mordzeit daheim gewesen zu sein. Da sie jedoch heftig leugnete, Helen getötet zu haben, hing jetzt der Beweis für ihre Täterschaft davon ab, ob festgestellt werden konnte, daß Helen in der Wohnung der Donalds gewesen und dort getötet worden war.

Augenzeugen gab es nicht. Die polizeilichen Ermittlungen reichten nach Ansicht der Staatsanwaltschaft noch nicht aus, um Mordanklage gegen Mrs. Donald zu erheben. Würde sich durch medizinische und naturwissenschaftliche Untersuchungen beweisen lassen, wo Helen den Tod gefunden hatte? Erst wenn es keinen Zweifel mehr über den Tatort gab, konnte auch die Täterschaft nachgewiesen werden.

In diesem Stadium der Untersuchung wurde Professor Sidney Smith hinzugezogen. Gemeinsam mit zwei Kollegen aus Aberdeen ging er an die Arbeit. Es sollte eine der langwierigsten Untersuchungen in seiner jahrzehntelangen Praxis werden.

Insgesamt fanden die drei Gerichtsmediziner und die andern naturwissenschaftlichen Experten zweihundertdreiundfünfzig Einzelbeweise, die die Mordanklage gegen Mrs. Donald untermauerten. Diese zweihundertdreiundfünfzig Beweise, im wesentlichen durch Laboranalysen gewonnen, lassen sich zu mehreren Gruppen zusammenfassen, von denen folgende entscheidende Bedeutung erlangten.

1. Im Sack, der die Leiche des Kindes umschloß, fand man Schlakkenreste, Schmutz, Staub und Werg, außerdem einige Tier- und Menschenhaare.

Über die Untersuchung der menschlichen Haare sagte Sidney Smith: „Die Menschenhaare stammten nicht von dem Kind, denn sie waren gröber, hatten eine andere Farbe, eine auffallend ungleichmäßige Kontur und viele deutlich erkennbare Drehungen. Die Mrs. Donald entnommenen Haare zeigten dieselben Eigentümlichkeiten. Soweit ich anhand einer Untersuchung im Vergleichsmikroskop beurteilen konnte, stimmten die Haare im Sack mit denen von Mrs. Donald bis ins kleinste Detail überein. Das kam aber nicht als Beweis dafür in Betracht, daß es Mrs. Donalds Haar war. Jeder Mensch hat Haare verschiedenen Durchmessers, verschiedener Farbe und Länge. Die Haare eines einzelnen Menschen können stärker voneinander abweichen als die zweier verschiedener Personen. Deshalb kann das Haar nur zu Identifizierungszwecken herangezogen werden, wenn es hervorstechende Charakteristika aufweist. Im vorliegenden Fall stand zumindest fest, daß das Haar nicht einem Kind gehörte, daß es künstlich gewellt war und Mrs. Donalds Haar in jeder Beziehung auffallend ähnelte. Das war zwar aufschlußreich, doch bedurfte es noch einer ganzen Reihe anderer Beweisunterlagen, bevor es als gültiger Anhaltspunkt für die Identifizierung ausgewertet werden konnte."

2. Weitere solcher Anhaltspunkte erbrachte die Untersuchung der Schmutzspuren im Sack, in dem die Kindesleiche gefunden worden war. Stammte er aus dem Haushalt der Donalds? War der Schmutz im Sack mit dem Schmutz aus der Donaldschen Küche identisch? Der zu wergartigen Knäueln zusammengeballte Schmutz bestand zum überwiegenden Teil aus Textilfasern.

„Insgesamt", so berichtete Sidney Smith, „stellten wir etwa zweihundert verschiedene Fasertypen fest, die wir zum Vergleich mit Faserteilen von etwas Werg aus der Ofenasche der Donaldschen Wohnung präparierten. Für die Untersuchung benutzten wir ein Vergleichsmikroskop, mit dessen Hilfe wir immer zwei Fasern zugleich in ihren Bestandteilen – in Länge, Breite und Form, der sich aus der Besonderheit der Zellen ergebenden Struktur, ihrer Farbe und Farbverteilung – vergleichen konnten. Da, wo es nötig war, untersuchten wir die Beschaffenheit der Farben durch mikrochemische und spektrographische Versuche und ihre Reaktion bei ultravioletter Bestrahlung. Im ganzen stimmten nicht weniger als fünfundzwanzig Fasern in den oben beschriebenen Einzelheiten überein.

Haushaltwerg aus den anderen Haushalten wurde auf gleiche Art verglichen, aber nirgends konnten wir in ganzen Serien ähnliche Übereinstimmung feststellen. Die Tatsache, daß sich so viele verschiedene Fasern zweier Herkunftsbereiche ihrer Konzeption nach deckten, schien mir ein schlagender Beweis dafür zu sein, daß das Werg in dem Sack aus der Wohnung der Donalds stammte."

3. Die stärkste Stütze erhielt die medizinisch-naturwissenschaftliche Beweisführung jedoch durch die Untersuchung der Blutspuren, die man in der Donaldschen Wohnung gefunden hatte. Und zwar waren Blutflecke entdeckt worden an Strümpfen, Schuhen, Handschuhen und Taschentüchern, an zwei Zeitungen, die am Vortag des Mordes erschienen waren, an einer Scheuerbürste, einem Seifenpulverpaket und einem Stück Linoleum.

Die Blutgruppe des Kindes – nämlich 0 – fand sich auf den Zeitungen, der Scheuerbürste, der Waschpulververpackung und dem Linoleum. Die Blutspuren an den andern Gegenständen gehörten einer anderen Blutgruppe an. Seltsamerweise gelang es der Verteidigung, einen Gerichtsbeschluß durchzusetzen, daß die Blutgruppe von Mrs. Donald nicht festgestellt werden durfte. Sidney Smith war entschlossen, einen weiteren Gegenangriff der Verteidigung, der sicher zu erwarten war, von vornherein abzufangen. Möglicherweise würde der Verteidiger sagen: „Daß sich an einigen Gegenständen in der Donaldschen Wohnung Blutspuren der Gruppe 0 finden, beweist noch lange nicht, daß das Blut von Helen Priestly stammen muß, auch wenn diese Blutgruppe 0 besaß. Die Spuren kann jeder beliebige andere Mensch, der ebenfalls Blutgruppe 0 hat, hinterlassen haben."

Deshalb suchte Sidney Smith nach einem besonderen Merkmal, das die Identität zwischen den Blutspuren in der Donaldschen Wohnung und dem Blut des ermordeten Kindes einwandfrei bewies. Je seltener dieses Merkmal war, desto größer war demgemäß seine Beweiskraft. Er überlegte, ob das Blut des Kindes vielleicht Bakterien enthielt, die nach der Verletzung des Darms aus dem Darm in das Blut übergetreten sein konnten. Er ließ Blutproben aus der Wohnung mit Blutproben des Kindes bakteriologisch untersuchen und kam u. a. zu folgendem Ergebnis:

„Die in der Wäsche des Kindes festgestellten Bakterien unterschieden sich in mehreren Beziehungen von gewöhnlichen Eingeweidebakterien. Mit Bakterien von Gegenständen aus dem Donaldschen Haushalt wurden Kulturen angelegt, in denen ebenfalls Eingeweidebakterien auftraten ... Komplizierte Versuche ergaben eine Verwandtschaft zwischen der Bakterienkultur und den Bakterien in den Organen des Kindes und seiner Wäsche."

Die insgesamt zweihundertdreiundfünfzig Einzelbeweise waren so überzeugend, daß die Geschworenen Mrs. Donald für schuldig erkannten. Sie wurde zu lebenslänglichem Zuchthaus verurteilt.

Sidney Smith versuchte später, die Tat zu rekonstruieren. Dabei war er sich allerdings bewußt, wie spekulativ diese Rekonstruktion war. Und wir müssen hinzufügen: Selbst was Smith als sicher annahm – die angeblich lymphatische Erkrankung des Kindes –, wird von manchen Pathologen noch immer als eine Verlegenheitsdiagnose gewählt, wenn sich keine anderen morphologisch faßbaren Ursachen gefunden haben.

Smith schrieb: „Helen kam ins Haus zurück und sagte etwas Anstößiges zu Mrs. Donald, als sie an ihrer Wohnung vorüberging. Verärgert packte Mrs. Donald das Kind an den Schultern und schüttelte es. Die Wirkung war ernster, als Mrs. Donald erwartet hatte, denn Helen verlor das Bewußtsein.

Die Obduktion der Leiche sollte dieses Rätsel erklären: Helen litt an Überwucherungen der Lymphgefäße. Kinder, die hierzu neigen, verlieren eher das Bewußtsein als gesunde Kinder. Ein plötzlich auftretender Kollaps dieser Art kann irrtümlich für den Tod gehalten werden.

Entsetzt daüber, was sie angerichtet hatte, zog Mrs. Donald das Mädchen in ihre Wohnung. Sie fürchtete, des Mordes angeklagt zu werden, und versuchte deshalb, jeden Verdacht von sich abzulenken, indem sie vortäuschte, das Verbrechen sei von einem Mann verübt worden. Um eine Vergewaltigung vorzuspiegeln, fügte sie den Geschlechtsteilen des Kindes mit irgendeinem Gegenstand Verletzungen zu. Helen war aber noch gar nicht tot, durch den Schmerz gewann sie das Bewußtsein wieder und fing zu schreien an. Beim Schreien erbrach sie sich und atmete zugleich von dem Erbrochenen ein. Das mag ihren Tod bewirkt haben. Andererseits deuteten die Quetschungen am Nacken darauf hin, daß Mrs. Donald das Kind, als sie merkte, daß es noch lebte, in einem Anfall von Panik mit ihren eigenen Händen erwürgte. Die Asphyxie, an der Helen starb, konnte die Folge des einen wie des anderen sein."

64

Ein überzeugender, wenn auch nicht völlig hinreichender Beweis im Aberdeener Kindermord-Fall war die Bestimmung der Blutgruppe des ermordeten Kindes und der Vergleich mit den in der Wohnung des mutmaßlichen Täters gefundenen Blutspuren.

Blut und Blutspuren sind ein wichtiges kriminalistisches Leitelement. Wo sie sich finden, können sie dem erfahrenen Beobachter Hinweise auf die Tat, den Verlauf der Tat und den Täter selbst geben.

Blutspuren am Tatort können verraten, auf welche Weise die Tat begangen wurde. Oft geben sie auch schon Auskunft über die Art der Verletzung des Opfers, selbst wenn es der Täter beiseite gebracht haben sollte. Blut, das aus einer Schlagader herausschießt, hinterläßt eine andere Spur als das Blut, das ohne Druck und in geringer Menge aus der Wunde tröpfelt. Der Kriminalist unterscheidet verschiedene Arten von Blutspuren. Tropfspuren in gerundeter Form verweisen darauf, daß die Blutstropfen aus sehr geringer Höhe kamen. Denn schon aus etwa einem halben Meter Höhe herunterfallende Blutstropfen fransen an ihren Rändern aus. Tropfen, die einen noch größeren Weg zurücklegen, bilden Nebentropfen und Seitenspritzer. Bei Schlagaderverletzungen entstehen Spritzspuren. Den Spritzspuren ähneln die Schleuderspuren. Sie sind langgezogen, fast strichförmig, mit einem spitz zulaufenden Ende, das die Richtung der Flugbahn anzeigt. Auch Wischspuren können wichtige Hinweise geben. Sie entstehen, wenn Täter oder Opfer einen Gegenstand streifen. Aus der Art der Blutspur läßt sich oft etwas über die Stellung des Täters und des Opfers zur Zeit der Tat ablesen. Genauso aufschlußreich sind aber auch Blutspuren am Tatwerkzeug, das sich im Besitz des mutmaßlichen Täters befindet, oder Blutspuren, die der vermeintliche Täter an sich trägt. Von besonderer Bedeutung sind die Blutspuren am Opfer selbst, vor allem in der Form der sogenannten Abrinnspuren. Diese kann in den meisten Fällen nur der gerichtsmedizinische Sachverständige beurteilen. Manchmal lassen sich nur aus der Blutabrinnspur die näheren Tatumstände bestimmen. Denn das Blut nimmt seinen Weg senkrecht nach unten und hinterläßt beim liegenden Menschen eine anders verlaufende Abrinnspur als beim sitzenden oder stehenden.

Der Aberdeener Kindermord-Fall zeigte, welche Rolle das Blut bei der Identifizierung spielt. Es mußte nachgewiesen werden, ob die betreffende Spur tatsächlich Blut, und zwar menschliches Blut, war und welcher Blutgruppe es angehörte, so daß der Kriminalist daraus bestimmte Schlußfolgerungen über Täter und Opfer ziehen konnte.

Blutspuren sind nicht immer leicht zu entdecken. Meistens versucht der Täter, sie abzuwaschen, abzukratzen oder sonstwie zu entfernen. Der Kriminalist weiß, daß das kaum jemals restlos gelingt. Der Täter scheuert den Fußboden, aber er übersieht die Blutspuren in den Dielenritzen; er reinigt das Messer, bemerkt aber nicht die winzigen Spritzer zwischen Heft und Klinge; oder er vergißt, das Blut unter seinen Fingernägeln zu entfernen. Aber auch aus natürlichen Ursachen werden Blutflecke mit der Zeit undeutlich. Sie altern sozusagen, sind kaum noch erkennbar. Der Fachmann kann nur das Alter einer Blutspur bestimmen, wenn er die Faktoren genau kennt, die sie verändert haben. Als solche Faktoren nennt F. Pietrusky u. a. die Einwirkung von Licht, den Feuchtigkeitsgehalt der Luft, die Art der Unterlage, Luftbewegung, Temperatur und die Tätigkeit von Mikroorganismen. „So ist zum Beispiel die Wirkung einer zehnstündigen Sonnenbestrahlung gleich einer Lagerung von zehn Tagen in diffusem Tageslicht und von zehn Wochen bei gedämpftem Licht. Die zahlreichen anderen Faktoren wirken nebenher. Man wird deshalb nur unter besonders günstigen Umständen manchmal zu einem Ergebnis kommen, das auch nur in verhältnismäßig weiten Grenzen stimmen kann."

Über die Farbveränderung alternden Blutes sagt G. Hansen: „Frisches Blut ist hellrot, nimmt aber bei Antrocknung und Lichteinwirkung sehr bald eine bräunlich-schwarze Farbe an, die später in eine graue Farbtönung übergeht. Diese Farbänderungen sind bedingt durch die Umwandlung des Blutfarbstoffs Hämoglobin zu Methämoglobin und Hämatin."

Oft sind Blutspuren mit bloßem Auge nicht mehr erkennbar. Sie können dann nur auf chemischem oder optischem Wege nachgewiesen werden. Die Analysenquarzlampe macht Blut auf Textilien sichtbar. Chemische Proben beruhen darauf, daß das Blut in Verbindung mit bestimmten Chemikalien eine charakteristische Reaktion zeigt.

66

Besprüht man Blutspuren mit einer Lösung aus Aminophtalsäure-hydrazid, Soda und Wasserstoffsuperoxid, leuchten sie im Dunkeln.

Zuerst muß also festgestellt werden, ob es sich bei der betreffenden Spur überhaupt um Blut handelt. Nicht alles, was auf den ersten Blick wie Blut aussieht, ist auch wirklich Blut. Kein Kriminalist verläßt sich auf den bloßen Augenschein. Stößt er auf eine vermutliche Blutspur, wird er zuerst eine Vorprobe machen oder machen lassen. Dazu wird entweder Wasserstoffsuperoxid verwendet, das beim Zusammentreffen mit Blut einen weißen Schaum erzeugt. Oder man nimmt Benzidin. Benzidin hat gegenüber dem Wasserstoffsuperoxid den Vorteil, daß es auch noch in außerordentlich großer Verdünnung wirksam, also sehr empfindlich ist. Benzidin ergibt bei Vorhandensein von Blut eine deutlich grünblaue Färbung.

Wasserstoffsuperoxid- und Benzidinprobe sind unspezifisch, das heißt, die Reaktion tritt auch noch bei andern Stoffen auf. Eine positive Wasserstoffsuperoxidprobe beweist also noch nicht eindeutig das Vorhandensein von Blut. Der Wert der Vorproben liegt also eher in ihrer negativen, ihrer ausschließenden Beweiskraft. Denn wenn die Vorprobe auf Blut negativ ausfällt, kann gesagt werden, daß die verdächtige Spur kein Blut ist. Hat jedoch die Vorprobe den Verdacht auf Blut bestätigt, so muß nun zur endgültigen Bestimmung die Beweisprobe erbracht werden.

Die Beweisprobe kann sich verschiedener Methoden bedienen. Am wichtigsten zunächst ist die Feststellung, ob das Blut menschlichen Ursprungs ist. Diese Unterscheidung ist deshalb so wichtig, weil manche Täter den Ursprung des Blutes an ihrer Kleidung auf ganz harmlose Weise zu erklären versuchen. Oft hört man Ausreden wie: „Ich habe ein Huhn geschlachtet, und dabei muß Hühnerblut an meine Hose gespritzt sein."

Noch im vorigen Jahrhundert konnte man solche Lügen nicht widerlegen. Deshalb bemühten sich die Gerichtsmediziner schon seit langem darum, den Unterschied zwischen Tier- und Menschenblut wissenschaftlich nachzuweisen. Die ersten Versuche gingen dabei oft seltsame Wege. So glaubte beispielsweise der Franzose Barruel im Jahre 1829, die Herkunft von Blutspuren sicher feststellen zu können. Er kochte den betreffenden Blutrest mit Schwefelsäure. Dabei, so behauptete er, entstünde ein Geruch, der den Ursprung des Blutes genau bezeichnete. Bei Rinderblut entstehe Kuhstallgeruch, bei Schweineblut Schweinemistgestank und beim Blut eines Menschen ein durchdringender Geruch nach Männerschweiß.

In den folgenden Jahrzehnten sah man in der mikroskopischen Untersuchung der Blutkörperchen einen Weg für den Blutnachweis. Die Größen- und Formenunterschiede zwischen menschlichen und tierischen Blutkörperchen, besonders der einiger Säugetiere, sind aber nicht groß genug, um jede Verwechslung ausschließen zu können.

Erst der Arzt Dr. Paul Uhlenhuth, ein Schüler Robert Kochs, konnte 1901 Menschen- und Tierblut unwiderlegbar voneinander unterscheiden; er konnte darüber hinaus auch bald feststellen, von welchem Tier das Blut stammte, wenn es sich tatsächlich als tierischen Ursprungs erwiesen hatte.

Uhlenhuths große Entdeckung ist die nach ihm benannte Präzipitinreaktion. Sie entwickelt eine Versuchsreihe Emil Behrings weiter. Behring hatte gefunden, daß sich im Blutserum Abwehrstoffe bilden, wenn man abgeschwächte bakteriologische Gifte in die Blutbahn einführt. Diese Abwehrstoffe sind spezifisch, das heißt, sie werden nur als Abwehr gegen das eine betreffende Gift gebildet, das in die Blutbahn gelangt. Diese spezifischen Abwehrstoffe, Präzipitine genannt, bildet das Blut aber nicht etwa nur gegen Gifte aus, sondern gegen jedes in die Blutbahn gelangte Eiweiß eines anderen Lebewesens.

Der Belgier Bordet hatte 1899 entdeckt, „daß Kaninchen, denen man einige Zeit Kuhmilch einspritzte, in ihrem Blutserum einen Abwehrstoff gegen das für sie fremde Eiweiß der Kuhmilch entwickelten. Brachte man ihr Blutserum mit Kuhmilch zusammen, so kam es zu einer merkwürdigen Erscheinung: Das Eiweiß der Kuhmilch wurde aus der Milch ‚ausgefällt‘, es entstand ein trüber Niederschlag.“

Auf diesen Entdeckungen fußte Uhlenhuth, als er mit seinen Experimenten begann. Er impfte Kaninchen mit verschiedenen körpereigenem Eiweiß anderer Tiere. Das so gewonnene Serum enthielt jeweils einen spezifischen Abwehrstoff. Dieses Präzipitin erzeugte immer dann und nur dann eine Fällung, wenn es mit jenem körperfremden Eiweiß, das den Abwehrstoff hervorgerufen hatte, im Reagenzglas vereint wurde.

So war es möglich, Präzipitine von all jenen Tieren herzustellen, die für die praktische Unterscheidung zwischen Tier- und Menschenblut eine Rolle spielen.

Seit dem Jahre 1901 konnte kein Täter mehr über den Ursprung verdächtiger Blutspuren in seiner Kleidung hinwegtäuschen.

Wie der Aberdeener Kindermord-Fall zeigte, braucht jedoch die zum Zweck einer Identifizierung vorgenommene Blutuntersuchung noch eine zusätzliche Bestimmung: Die Blutgruppe muß festgestellt werden. Die Einteilung in verschiedene Blutgruppen beruht auf unterschiedlichen Eigenschaften des Blutes, nämlich der roten Blutkörperchen. Aber es bedurfte jahrhundertelanger Beobachtungen, ehe man zu dieser Einteilung gelangte. Schon seit langem wurden Blutübertragungen versucht, die manchmal erfolgreich waren, aber manchmal auch zum Tode führten.

1901 kam Landsteiner nach langwierigen Versuchen zu dem Ergebnis, daß die roten Blutkörperchen des Menschen die Fähigkeit haben, unter bestimmten Umständen zu verklumpen oder sich zusammenzuballen. Er nannte die zwei in dieser Weise auftretenden Eigenschaften A und B. Sie können einzeln vorhanden sein, dann hat der Betreffende die Blutgruppe A oder B. Sie können kombiniert sein, dann hat er AB, sie können aber auch fehlen, dann hat er die Blutgruppe O.

Es ist hier nicht der Ort, um über die klinische Bedeutung dieser Entdeckung, zum Beispiel für die Blutübertragung, zu sprechen. Aber natürlich hatte diese Entdeckung auch weitreichende Folgen für die gerichtsmedizinische Praxis, vor allem seit es gelang, diese vier Gruppen in den folgenden Jahrzehnten noch weiter zu differenzieren.

In seinem 1958 erschienenen Werk „Gerichtliche Medizin" sagt G. Hansen, daß sich heute bereits zweihundertachtundachtzig verschiedene Blutformeln aufstellen lassen. Es ist klar: Je mehr differenzierende Eigenschaften des Blutes sich feststellen lassen, desto sicherer wird auch die Methode, das Blut der unendlich vielen menschlichen Individuen voneinander zu unterscheiden. Im Aberdeener Fall suchte Sidney Smith eine solche eingehende Differenzierung dadurch zu erreichen, daß er einen charakteristischen Stamm von Darmbakterien, die ins Blut eingedrungen waren, züchtete. Sicherlich ist die Wissenschaft dem Ziel, eine „individuelle Blutstruktur" zu finden, heute schon nähergekommen. Trotzdem kann sie die Grenzen, die bisher einem identifizierenden Vergleich zweier Blutproben gesetzt waren, noch nicht überschreiten. Sie vermag noch keinen positiven Beweis zu erbringen, noch nicht zu sagen: Dieses Blut kann nur von diesem einen bestimmten Menschen stammen. Die Blutgruppenbestimmung erlaubt also, trotz ihrer heute so erweiterten Differenzierungsmöglichkeiten, noch immer nur eine sogenannte negative Beweisführung. Sie kann mit absoluter Sicherheit lediglich feststellen, dieses Blut stimmt mit der Vergleichsprobe *nicht* überein.

Sollte es aber einmal gelingen, für jeden einzelnen Menschen seine „individuelle Blutstruktur" aufzustellen, dann könnte auch der positive Beweis erbracht werden, daß eine bestimmte Blutprobe von diesem und keinem anderen Menschen stammt. Dann wäre auch eine absolut sichere Identifizierung eines Opfers und eines Täters auf Grund der Identität des Blutes möglich.

Der Zigarettenstummel-Fall

Fünf Jahre nach dem Kindermord in Aberdeen ereignete sich in England wiederum ein Kindermord, der nicht nur die Öffentlichkeit heftig erregt, sondern auch zu einer neuen Station auf dem Wege der gerichtsmedizinischen Identifizierung werden sollte.

An einem Januartage des Jahres 1939 war die neunjährige Pamela Coventry, die in der kleinen Stadt Romford wohnte, mittags wie stets zur Schule gegangen. Aber Pamela kehrte nicht zurück. Alle anderen Kinder aus der Nachbarschaft waren schon zu Hause. Die Mutter suchte zwei Freundinnen Pamelas auf, mit denen sich ihre Tochter immer unterwegs traf. Auch heute hatten die Freundinnen wie stets auf Pamela gewartet. Aber Pamela war nicht am Treffpunkt und später auch nicht in der Schule erschienen.

Als Mrs. Coventry bei ihrer Heimkehr Pamela noch immer nicht vorfand, benachrichtigte sie die Polizei. Mehrere Konstabler-Kommandos durchstreiften die Stadt. Sie fanden das Kind nicht. Die Nacht verging, und auch am Morgen hatte man noch keine Spur der Verschwundenen.

Im Laufe des Vormittags meldete sich ein Nachtwächter bei der Polizei. Im Straßengraben eines abgelegenen Feldwegs hatte er bei seiner Heimfahrt mit dem Fahrrad eine nackte Kindesleiche entdeckt.

Es war Pamela.

Mit Isolierdraht gefesselt, lag sie, fast völlig entkleidet, auf einer alten Matratze. Schon auf den ersten Blick glaubte der Inspektor erkennen zu können, daß das Kind einem Sexualverbrechen zum Opfer gefallen war. Anschließend hatte es der Täter erwürgt. Das Kind hatte sich wahrscheinlich heftig gewehrt. Zahlreiche Wunden an Händen, Armen und im Gesicht bewiesen das.

Der Inspektor sah sich den Schwierigkeiten dieses Falles nicht gewachsen. Es gab keine Zeugen, die Pamela mit einem Mann zusammen gesehen hatten. Es gab keine Beweisstücke bis auf den Isolierdraht, mit dem die Tote, die Knie ans Kinn gedrückt, wie ein Paket gefesselt war. Aber diesen Draht verwendeten viele Menschen, er konnte deshalb noch nicht auf einen bestimmten verweisen.

Der Inspektor bat Scotland Yard um Unterstützung. Inspektor Bridger übernahm die Morduntersuchung.

Da Pamela nicht mehr bis zum Treffpunkt ihrer Freundinnen gekommen war, stand fest, daß sie auf dem Weg zwischen ihrer Wohnung und dem Treffpunkt verschwunden sein mußte. Bridger sah einen Berg von Kleinarbeit vor sich: Wer hatte Pamela zuletzt gesehen? Und wo? Hatte jemand beobachtet, daß sie von einem Mann angesprochen wurde?

Außerdem mußten die verschwundenen Kleidungsstücke des Mädchens gefunden werden. Hunderte von Polizisten und Soldaten beteiligten sich an der Suche. Ihr einziger Erfolg war, daß sie zwei Knöpfe von Pamelas Mütze und ein Stück des gleichen Isolierdrahtes entdeckten, mit dem Pamela gefesselt worden war. Die Knöpfe und der Draht waren in Zeitungspapier gewickelt, in eine „News Chronicle" vom 11. Januar 1939.

Bridger befragte alle Bewohner jener Straßen, die Pamela auf ihrem Weg zur Schule benutzte, aber er hatte keinen Erfolg. Inzwischen war Professor Spilsbury, den Scotland Yard nach Romford geschickt hatte, eingetroffen. Würde dieser berühmte Gerichtsmediziner, den ein legendärer Ruhm begleitete, der Aufklärung des Kindesmordes neue Impulse geben können?

Spilsbury war der Chefpathologe des Innenministeriums. In vielen Mordprozessen war er als Sachverständiger hinzugezogen worden. Im Laufe seiner jahrzehntelangen Tätigkeit hatte er Tausende von Obduktionen ausgeführt. Der große, hagere Sechzigjährige war ein Gentleman alter Schule. Kühl und reserviert, eine Nelke im Knopfloch des dunklen Anzugs, glich er eher einem eleganten Mann der Gesellschaft als einem Wissenschaftler.

Die Sektion des Kindes brachte nichts Neues. Aber als Spilsbury die an den Körper gebundenen Beine Pamelas streckte, fiel ein

Zigarettenstummel herab, der zwischen Knie und Brust gesteckt hatte.

Spilsbury übergab eine Blutprobe der Toten seinem Kollegen Dr. Lynch, dem Chefchemiker des Innenministeriums. Lynch hatte sich damals als Toxikologe und Serologe bereits einen Namen gemacht und galt als einer der erfahrensten englischen Spezialisten für Blutgruppenuntersuchungen. Er arbeitete seit einem Jahrzehnt eng mit Spilsbury zusammen, für den er schon manche Blutgruppenbestimmung übernommen hatte.

Lynch stellte die Blutgruppe Pamelas fest. Als Spilsbury den Fund des Zigarettenstummels erwähnte, bat Lynch, man möge ihm doch diesen zur Untersuchung überlassen. Aber der Zigarettenstummel befand sich bereits im Londoner Kriminaltechnischen Institut. Dort hatte man festgestellt, daß der Stummel von einer selbstgedrehten Zigarette stammte, denn der Tabak bestand aus vielen kleinen Tabakfasern, die teilweise angekohlt waren.

Lynch begründete seine Bitte damit, daß er versuchen wolle, die Blutgruppe des Rauchers festzustellen.

Inspektor Bridger sagte: „Sie wollen an Hand eingetrockneter Speichelspuren die Blutgruppe feststellen? Das ist doch unmöglich."

„Die Wissenschaft beschäftigt sich seit mehr als zehn Jahren mit diesem Problem", erwiderte Lynch. „Wir hätten hier eine einmalige Gelegenheit…"

„Versuchen Sie's", antwortete Bridger. Und wenige Stunden später schickte er Dr. Lynch den Zigarettenstummel ins Laboratorium.

Gewissenhaft begann Dr. Lynch seine Analysen. Vorerst jedoch ließ er dabei das wertvolle Indiz aus dem Spiel und experimentierte. Seinen Kollegen gab er Zigaretten zu rauchen und sammelte dann die Stummel. Vorher hatte er die Blutgruppe jedes Rauchers festgestellt. Im Laboratorium extrahierte er das Papier des jeweiligen Stummels mit physiologischer Kochsalzlösung und unterwarf diese dann den üblichen Tests.

Lynch hatte Glück: In jedem einzelnen Fall gelang es ihm, auf diese Weise die betreffende Blutgruppe des jeweiligen Rauchers zu bestätigen.

Erst nach diesen Beweisen untersuchte Dr. Lynch nun den bei Pamelas Leiche gefundenen Zigarettenstummel. Dr. Lynch stellte fest: Der Mann, der diese Zigarette geraucht hatte, besaß die Blutgruppe A.

Damit war die Morduntersuchung in ein entscheidendes Stadium eingetreten. Kriminaltechniker, Gerichtsmediziner und Chemiker waren durch ihre Untersuchungen auf einen Mann gestoßen, der selbstgedrehte Zigaretten rauchte und zur Blutgruppe A gehörte.

Wiederum nahm Inspektor Bridger seine Routineuntersuchungen in Romford auf, diesmal jedoch unter Berücksichtigung dieser Indizien. Und nun schien er Erfolg zu haben. Er stieß auf einen achtundzwanzigjährigen Mann namens Richardson, dessen Frau seit Wochen im Krankenhaus lag. Am Tage des Mordes war er nicht zur Arbeit gegangen, sondern zu Hause geblieben. Richardson, hieß es, sei ein starker Raucher und verwende die Reste seiner Zigaretten dazu, sich neue daraus zu drehen.

Bridger suchte Richardson auf. Aber die Befragung Richardsons brachte Bridger nicht weiter. Wohl sah er, wie sich Richardson während des Gesprächs Zigaretten aus Kippen drehte, aber dem erfahrenen Kriminalisten schien diese Tatsache nicht auszureichen, um eine Verhaftung zu rechtfertigen. Solange er die Blutgruppe Richardsons nicht kannte, fehlte die Beweiskraft dieses wichtigen Indizes.

Bridger wußte aber auch, daß er nach dem englischen Recht keine Handhabe besaß, um dem verdächtigen Richardson eine Blutprobe entnehmen zu lassen. Und es war auch nicht anzunehmen, daß Richardson – wäre er wirklich der Täter – freiwillig einer Blutentnahme zustimmen würde. Eine solche Aufforderung hätte ihn höchstens gewarnt.

Deshalb riet Dr. Lynch dem Inspektor, sich eine Haussuchungsermächtigung zu beschaffen und dabei zu versuchen, einige Taschentücher an sich zu nehmen, die Richardson benutzt hatte. Lynch hoffte, am eingetrockneten Nasenschleim im Taschentuch die Blutgruppe des Verdächtigen feststellen zu können.

Die Haussuchung war erfolgreich.

Zuerst entdeckte Bridger einige gebrauchte Männertaschentücher, die Richardson als die seinen bezeichnete. Der Inspektor schickte sie sofort in Lynchs Laboratorium. Dann fand man einen Berg Zeitungen. Es waren Nummern des „News Chronicle", derselben Zeitung, in deren Ausgabe vom 11. Januar 1939 die zwei Mützenknöpfe Pamelas eingewickelt gewesen waren. Alle Nummern der letzten Wochen waren vorhanden, außer einer: der vom 11. Januar.

Im Garten fand sich Isolierdraht. Er glich dem, der zur Fesselung des Kindes benutzt worden war.

Außerdem nahm Bridger eine Tabakdose mit Zigarettenstummeln und einen Regenmantel Richardsons mit, an dem er winzige Blutspritzer zu erkennen glaubte. Bei Untersuchung dieser Gegenstände stellte sich heraus:

1. Das Papier des bei der Leiche gefundenen Zigarettenstummels stimmte mit dem Papier der Stummel in der beschlagnahmten Tabakdose überein.

2. Der Isolierdraht aus Richardsons Garten war von gleicher Beschaffenheit wie der Fesselungsdraht. Da es sich hierbei um ein Massenfabrikat handelte, kam diesem Indiz keine besonders große Bedeutung zu.

Immerhin aber hatten diese Befunde den Verdacht gegen Richardson verstärkt. Erst das Untersuchungsergebnis von Dr. Lynch jedoch gab Inspektor Bridger die Gewißheit, in Richardson Pamelas Mörder vor sich zu haben. Lynch hatte zwar die Blutgruppe der Spuren am Regenmantel nicht feststellen können, weil sie winzig klein waren, konnte aber nachweisen, daß es sich um menschliches Blut handelte. Erfolgreicher war die Untersuchung der Taschentücher: Sie ergab die Blutgruppe A. Das bedeutete, Pamelas Mörder und Richardson hatten dieselbe Blutgruppe.

Bridger verhaftete Richardson. Die wochenlangen Verhöre blieben allerdings erfolglos. Bridger versuchte sogar, Richardson die Bedeutung der Beweise Dr. Lynchs bewußt zu machen und ihn dadurch zu einem Geständnis zu bewegen. Es war vergeblich.

Vergeblich auch erklärte Dr. Lynch in der Gerichtsverhandlung den Geschworenen die Beweiskraft des Blutgruppentests. Aber die Geschworenen, skeptisch gegen naturwissenschaftliche Beweise, waren nicht bereit, Lynch zu folgen, wobei ihnen sicher noch nicht einmal bewußt war, wie problematisch der Nachweis der Blutgruppe aus dem Nasensekret ist. Denn bakterielle Verunreinigungen können ähnliche und damit unspezifische Reaktionen hervorrufen.

Die Geschworenen kamen zu keinem Schuldspruch.

Dieser Fall zeigt, wie beträchtlich bereits in den dreißiger Jahren die Möglichkeit der Blutgruppenbestimmung erweitert worden war. Auf Beobachtungen des Entdeckers der Blutgruppen, Landsteiner, und des Japaners Yamakami fußend, war es dem Japaner Yoshida, dem Polen Hirszfeld und dem Deutschen Schiff gelungen, die Blutgruppen auch in anderen Sekreten wie Schweiß, Gallen- und Magensäften, Tränen und Muttermilch festzustellen.

Der italienische Serologe Lattes, einer der führenden Spezialisten auf dem Gebiet der Blutgruppenforschung, hatte um 1930 die Blutgruppe an Speichelresten nachgewiesen, die sich an der Gummierung eines Briefumschlags befanden. Ein anderer Italiener, Galloro, hatte 1938 zum erstenmal aus Speichelresten an einem Zigarettenstummel die Blutgruppe festgestellt.

Die polnischen Serologen Laguna und Makowiec veröffentlichten 1955 das Ergebnis von fünfzig Versuchen an Zigarettenmundstükken. Es zeigte sich, daß der Blutgruppennachweis, je nach der Art der Blutgruppe, unterschiedlich erfolgreich verläuft. Durchschnittlich bei etwa einem Fünftel konnte die Blutgruppe überhaupt nicht festgestellt werden. Das liegt aber nicht an der Unzulänglichkeit der Testmethoden, sondern daran, daß nicht alle Menschen Blutgruppensubstanzen mit den Körpersekreten ausscheiden.

Es gibt also „Ausscheider" und „Nichtausscheider". Und Dr. Lynch, der nur mit wenigen Menschen experimentiert hatte, war zufällig auf lauter „Ausscheider" gestoßen. Der Fehler der kleinen Zahl war ihm zugute gekommen.

Die Eigenschaft, Ausscheider oder Nichtausscheider zu sein, wird dominant vererbt. Sie ist damit selbst ein wichtiges Indiz, weil sie jeweils den als Täter in Frage kommenden Personenkreis auf eine der beiden Gruppen einengt.

So war die Entdeckung der Blutgruppeneigenschaften in Geweben und Körpersäften ein weiterer bedeutsamer Schritt auf dem Wege der Identifizierung.

2. KAPITEL

Unfall, Selbstmord oder Mord?

Der Tod ist gewiß, heißt es in einem alten Sprichwort, aber ungewiß ist die Stunde. Ungewiß ist auch, wie das Leben endet. Gleichnisse sagen, es verrinnt wie der Sand in der Uhr, es erlischt langsam wie eine Kerze. Das sind Bilder vom natürlichen Tod. „Natürlich" heißt hier, das Leben geht langsam oder plötzlich durch Abnutzung zu Ende. Daneben steht der natürliche Tod.

Der Unfall: durch eine Lawine, einen Blitz, ein Auto; der Mord: durch Beil, Messer, Revolver, Gift; schließlich der selbstgewollte Tod, die letzte verzweifelte Flucht aus dem Leben. Jede dieser Todesarten hat ihre gesellschaftlichen und sozialen Konsequenzen. Liegt ein Mord vor, gibt es einen Mörder. Er muß gefunden und zur Verantwortung gezogen werden. Ein Unfall hat seine Ursachen. Sie könnten, wenn sie nicht beseitigt würden, auch noch das Leben anderer vernichten.

Selbstmordversuch ist in den meisten Ländern straffrei. Wo sich ein unnatürlicher Tod als Selbstmord herausstellt, braucht der Justizapparat also nicht erst in Bewegung gesetzt zu werden. Die Gesellschaft ist daran interessiert, daß die Ursache eines jeden nicht natürlichen Todes gewissenhaft aufgeklärt wird. Wer aber klärt diese Umstände auf? Oft sieht der Tod eines Selbstmörders dem Tod durch fremde Hand sehr ähnlich. Oft versucht ein Mörder, den Mord als Unfall oder Selbstmord zu tarnen. Dann kann nur durch eine genaue medizinische Untersuchung, durch Beachtung aller körperlichen Symptome am Toten, festgestellt werden, ob er einem Unfall zum Opfer fiel, ob er sich selbst oder ob eine fremde Hand ihn tötete. Die erfolgreiche Rekonstruktion jedes unnatürlichen Todesfalles bedarf der Mithilfe des Gerichtsmediziners.

Der Todesschützen-Fall

Zirkusvorstellung im Orpheum, San Francisco. Es war der 24. Januar 1963.

Einer wippenden Pfauenfeder gleich, stelzte das Nummerngirl über die Rampe. Der Blick der Zirkusbesucher wanderte für einen Augenblick ins Programmheft. „Todesschütze Jack Ortelli" hieß die nächste Nummer. Sie galt als der Höhepunkt der Vorstellung. Und um dieses Höhepunktes willen war jede Vorstellung seit Wochen ausverkauft. Ortellis Ruhm ging ihm voran von Stadt zu Stadt. Der Kunstschütze gehörte zu den unumstrittenen Stars der internationalen Artistik. Er erschien wie die Verkörperung des amerikanischen Idols vom coltschwingenden Cowboy, der nie sein Ziel verfehlt.

Die Kapelle spielte eine Zwischenmusik. Gespannt verfolgten die Zuschauer die letzten Vorbereitungen für Ortellis Auftritt. Die Bühnenarbeiter stellten eine papierbespannte weiße Wand im Hintergrund der Bühne auf und vorn an der Rampe ein lackglänzendes zierliches Tischchen. Darauf konnten die Zuschauer drei Colts liegen sehen.

Dann spielte die Kapelle einen Tusch; Jack Ortelli und seine Assistentin Sinje Vermeeren erschienen auf der Bühne. Der Beifall wollte nicht enden.

Das junge Mädchen in seinem Flitterkostüm trat vor den weißen Wandschirm. Lächelnd nickte es seinem Partner zu, der mit einer blitzschnellen Bewegung zwei Pistolen ergriff.

Für einen Augenblick war es totenstill im Saal. Dann, im gleichen Moment, als Ortelli beide Fäuste hochriß, knatterten auch schon die Schüsse in rasendem Tempo. Nach wenigen Sekunden waren die Magazine leergeschossen.

Sinje Vermeeren blieb reglos stehen, dann trat sie leichtfüßig zur

Seite, weg vom Wandschirm, auf dem die Einschußlöcher die Umrisse ihres Körpers nachzeichneten. Ja, erst jetzt erkannte man die Einschüsse deutlich. Sie lagen so dicht neben dem Körper des Mädchens, daß sie nun, als Sinje Vermeeren sich noch einmal davorstellte, fast verdeckt wurden.

Beifall brauste auf, ebbte ab, denn nun folgte der zweite Teil der Nummer, und gegen ihn, so erzählte man sich, wäre der erste nur ein Kinderspiel.

Jack Ortelli hatte die beiden Colts auf das Tischchen geworfen. Lässig, fast gleichgültig verfolgte er, wie Sinje aus der Hand eines Bühnenarbeiters einen metallenen dreiarmigen Leuchter entgegennahm, in dem drei brennende Kerzen steckten.

Langsam hob das Mädchen den Leuchter empor und stellte ihn sich auf den Kopf. Noch schwankte er, und es vergingen einige Sekunden, bis er sich der Rundung des Kopfes angepaßt hatte und stillstand.

Das Publikum blickte erregt auf die brennenden Kerzen. Ortelli wird die Flammen ausschießen, nicht mit einem Trommelfeuer wie vorhin, sondern mit drei gezielten Schüssen. Und er wird dabei dem Mädchen den Rücken zukehren und durch einen Spiegel das Ziel anvisieren. Nun war es soweit. Ortelli nahm den dritten Colt vom Tischchen. Er stellte sich auf. Mit der Linken hielt er den Handspiegel in Augenhöhe, in der Rechten, den langen Lauf auf die Schulter gelegt, den Colt.

Jeder wußte, was nun geschehen würde, aber niemand wußte, wie es dieser Teufelskerl fertigbrachte, rückwärts auf die zuckenden Flammen zu schießen.

Der erste Schuß fiel. Jetzt brannten nur noch zwei Kerzen. Wieder ein Schuß – auch die zweite Flamme erlosch.

Da blitzte es zwei-, dreimal. Zischen und Zwischenrufe der Zuschauer. Ein Fotoreporter machte Aufnahmen. Ortelli schien das nicht zu stören, er stand ganz ruhig da und zielte ebenso ruhig für den letzten Schuß.

In diesem Augenblick vernahmen die Zuschauer, die vorn in den ersten Reihen saßen, einen halblauten Zuruf Ortellis an seine Partnerin: „Steh doch still!" Fast zugleich mit dem Schuß flammte wieder

80

das Blitzlicht auf. Und dann hörten alle den schrecklichen Schrei, bis hinten in die letzten Reihen hinein. Er kam von der Bühne. Zuerst sah man nur den Leuchter schwanken, sah ihn fallen und sah das Licht erlöschen. Und dann sank Sinje Vermeeren um, langsam, wie in einer sorgsam einstudierten klassischen Bewegung.

War es eine neue Variation der Sensationsnummer? Reglos starrten die Leute auf die Bühne. Erst als sie Ortelli zu seiner Assistentin eilen und seine vergeblichen Bemühungen sahen, sie wieder aufzurichten, begriffen sie, daß etwas Unvorhergesehenes geschehen sein mußte.

Der Vorhang fiel. Eigentlich hätte die Kapelle nun mit beruhigenden oder heißen Rhythmen den Zwischenfall überspielen müssen. Aber die Kapelle spielte nicht. Sie war ebenso ratlos wie die tausend Zuschauer im Saal des Orpheum.

Inzwischen war ein Arzt auf die Bühne gesprungen. Verwirrt umstanden Bühnenarbeiter und Artisten das reglos daliegende Mädchen. Ortelli kniete neben ihr und stellte immer wieder sinnlose Fragen. Sinje antwortete nicht. Der Arzt brauchte nur wenige Augenblicke für seine Diagnose. Er sah die unregelmäßig aufgerissene Einschußwunde über dem linken Auge und wußte, daß Sinje Vermeeren nicht mehr zu helfen war. Langsam richtete er sich auf.

„Wird sie durchkommen?" fragte Ortelli angstvoll. Der Arzt blickte den blassen Mann an, den er vor wenigen Minuten noch so bewundert hatte. Er konnte später nicht mehr genau erklären, warum er Ortelli den Tod seiner Partnerin verschwieg, warum er sagte, sie müsse sofort operiert werden, er werde einen Krankenwagen rufen. Dann ging der Arzt zum Telefon. Aber er rief nicht die Unfallstation an, sondern die Polizei.

Als eine Viertelstunde später die Mordkommission unter Leitung von Inspektor Jones eintraf, fand sie auf der Bühne alles noch unverändert vor. Der Arzt hatte dafür gesorgt, daß sich die Polizei ein genaues Bild von dem Geschehen machen konnte. Während draußen vor dem Vorhang das Programm weiterlief – der Direktor hatte das Publikum auf die übliche Weise beschwichtigt –, gingen die Kriminalisten an die Rekonstruktion der Vorgänge kurz vor dem tödlichen Unfall.

Aber – war es denn überhaupt ein Unfall? War es nicht vielleicht Mord?

Der Arzt und einige andere Leute schienen jedenfalls von Anfang an davon überzeugt zu sein: Das war Mord, als Unfall getarnt. Inspektor Jones hatte von einigen Kollegen Ortellis bereits erfahren, daß es zwischen ihm und seiner Assistentin seit einiger Zeit starke Spannungen und häufig Streit gegeben hatte. Miss Vermeeren, so hörte Jones, habe Ortelli geliebt, aber Ortelli habe sich einer anderen Frau zugewandt, der Steptänzerin Evelyn Bernhard aus Chicago. Mit ihr sei er in letzter Zeit immer öfter zusammengetroffen.

Jones ließ sich Ortelli vorführen. Der Kunstschütze hatte den Raum kaum betreten, als er erregt rief: „Ich habe Sinje nicht getötet!"

„Wer spricht denn davon?" fragte Jones ruhig.

Ortelli blickte ihn unsicher an. „Ich seh' doch, was ihr alle denkt", murmelte er. „Es ist mir unbegreiflich, wie das passiert ist, völlig unbegreiflich! Die Munition, die ich benutze, kann niemals ..."

„Ich mache Sie darauf aufmerksam, daß alles, was Sie hier aussagen, gegen Sie verwendet werden kann", sagte Jones. „Wollen Sie einen Anwalt?"

„Ich habe nichts zu verbergen!" rief Ortelli.

„Um so besser. Ich habe gehört, Sie hatten vor kurzem mit Ihrer Assistentin heftigen Streit."

„Was hat denn das damit zu tun? Ich sagte Ihnen doch, es ist unmöglich, daß ich mit meiner Pistole Sinje getötet haben kann."

„Antworten Sie auf meine Frage. Warum kam es zu dieser Auseinandersetzung?"

Ortelli konnte nicht leugnen, daß es zwischen ihm und Sinje Vermeeren wegen der Steptänzerin aus Chicago zu heftigen Eifersuchtsszenen gekommen war.

Inspektor Jones sagte: „Ihr Verhältnis zu diesen beiden Frauen, Mr. Ortelli, ist ziemlich undurchsichtig."

„Wieso, Inspektor? Mit Evelyn Bernhard bin ich schon seit Jahren befreundet."

„Aber Miss Vermeeren war eifersüchtig auf sie. Das konnte sie doch nur dann sein, wenn sie gewisse Rechte auf Sie zu haben glaubte."

„Herr Inspektor, Sie können mich doch nicht dafür verantwortlich machen, was Sinje glaubte oder nicht glaubte. Ich habe ihr jedenfalls niemals die Ehe versprochen."

„Aber Sie liebten sie?"

„Wir haben zusammen gearbeitet."

„Wenn Sie also nichts für sie empfanden – halten Sie es für möglich, daß Ihre Partnerin in Sie verliebt war?"

„Mann kann nicht in einen Menschen hineinschauen", erwiderte Ortelli.

Jones wollte entgegnen, Ortelli müsse doch etwas gemerkt haben – aber dann unterließ er es schließlich. Er glaubte ohnehin klarzusehen. Ortellis Verhältnis zu Sinje Vermeeren war sicherlich nicht nur beruflicher Natur gewesen. Vielleicht stimmte es sogar, daß er ihr nie die Heirat versprochen hatte. Aber änderte das etwas an dem Sachverhalt? Hatte er mit seinem unklaren Verhältnis zu beiden Frauen diese explosive Situation nicht geradezu heraufbeschworen? Der Inspektor betrachtete lange den erregten Artisten, bis er ihn nochmals aufforderte, ihm endlich den Anlaß für die letzte schwere Auseinandersetzung mit Sinje zu nennen.

Ortelli zögerte. Dann begann er: „Miss Bernhard hatte sich für den nächsten Monat von dem gleichen Unternehmen engagieren lassen, in dem auch ich auftreten werde. Sie teilte mir das in einem Brief mit. Aber als ich den Brief in die Hand nahm, merkte ich, daß ihn bereits jemand geöffnet haben mußte. Das konnte nur Sinje gewesen sein. Ich sagte es ihr auf den Kopf zu. Da begann sie mich heftig zu beschimpfen. ,Mit welchem Recht machst du mir eine solche Szene?' fragte ich. ,Habe ich dir jemals versprochen, dich zu heiraten?' Ja, nun war es also heraus. Vielleicht hätte ich es nicht so brutal sagen sollen. Aber ich war so aufgeregt ..."

„Weil Sie sich eben doch nicht ganz unschuldig an Sinjes Zustand fühlten", bemerkte Jones trocken. Ortelli starrte ihn an, erwiderte aber nichts.

„Wie nahm Miss Vermeeren Ihre Worte auf?"

Nach kurzem Zögern erwiderte Ortelli: „Ich hätte nicht geglaubt, wie schnell ein Mensch seine Beherrschung verlieren kann."

„Inwiefern?"

„Sie warf sich auf den Boden, schlug um sich und schrie: ‚Das sollst du noch einmal bedauern!‘ und ‚Du wirst es schon noch bereuen, das schwöre ich dir!‘ Ja, Inspektor, so war das also, damals, vor drei Tagen.“

Jones brach hier die Vernehmung ab. Aus Ortellis Aussage ließ sich noch kein Motiv für Sinjes Ermordung erkennen – es sei denn, Ortelli wollte sich durch ihre Beseitigung einer ihm unbequemen Frau entledigen. Sinje Vermeeren hätte aber nur dann ein wirkliches Hindernis für seine Verbindung mit Evelyn Bernhard sein können, wenn ihr Verhältnis zu Ortelli viel enger gewesen wäre, als er bisher zuzugeben bereit war. Darüber wollte Jones jetzt Genaueres erkunden.

Er stellte mehreren Kolleginnen der Toten die gleiche Frage: „Hat Miss Vermeeren mit Ihnen jemals über ihr Verhältnis zu Ortelli gesprochen?“

Aber die Kolleginnen konnten nichts von Bedeutung sagen.

Dann suchte Jones das Zimmer der Toten auf. Er trat ein, blieb aber zunächst an der Schwelle stehen. Das war so eine Gewohnheit.

Er versuchte zuerst immer, sich einen Überblick über den ganzen Raum zu verschaffen, einen allgemeinen Eindruck von ihm und dem Menschen zu gewinnen, der ihn bewohnt hatte.

Was Jones zuerst auffiel, waren mehrere Koffer, die gleich neben der Tür standen.

Wie ein Hotelzimmer, dachte Jones. Der Gast hat es noch nicht betreten, nur sein Gepäck steht schon darin. Und dann blitzartig die Umkehrung dieses Gedankens: Wie ein Hotelzimmer, der Gast hat es schon verlassen, nur seine Koffer sind noch da.

Jones ging rasch auf den Kleiderschrank zu. Leer! Die Glasscheibe überm Wasserbecken – leer. Keine Zahnbürste, keine Schminke. Jones öffnete die Koffer. Seife und Zahnpasta und die Kleider und all die anderen Dinge – alles verpackt, wie zur Abreise.

Aber wohin, zum Teufel, wollte sie denn reisen, dachte Jones. Ihr Vertrag lief doch bis Ende des Monats! Er ließ das Zimmermädchen kommen.

„Wollte Miss Vermeeren verreisen?“

„Nicht, das ich wüßte.“

„War ihr Zimmer immer so ordentlich aufgeräumt?"

„Im Gegenteil", erwiderte das Zimmermädchen. „Sehr ordentlich war Miss Vermeeren nicht gerade. Sie ließ alles herumliegen und fand dann nie etwas. Oft mußte ich ihr suchen helfen. Das heißt, so schlimm war es eigentlich erst in den letzten Tagen. Sie war sehr nervös. Ich glaube, sie hat auch mehrmals geweint."

Das war nichts Neues für Jones.

Aber dann sagte das Zimmermädchen etwas, was die Sache nur noch verworrener machte: „Wissen Sie, ich glaube, daß Miss Vermeeren doch verreisen wollte. Sie hat mir nämlich heute ein ziemlich großes Trinkgeld gegeben. Das hat mich sehr gewundert, weil sie nicht gesagt hatte, daß sie uns verlassen wollte. Artisten geben das Trinkgeld nämlich immer erst bei ihrer Abreise."

Abreise – dieses Wort ging Jones nun nicht mehr aus dem Sinn.

Er nahm sich noch einmal den Kunstschützen vor. „Ihre Nummer", sagte der Inspektor, „enthält doch ein außerordentliches Risiko für Ihre Assistentin. Wie hoch dieses Risiko ist, haben wir heute erlebt. Welche Möglichkeiten hatten Sie denn überhaupt, dieses Risiko so klein wie möglich zu halten?"

„Praktisch enthielt meine Nummer überhaupt kein Risiko", erklärte Ortelli.

Jones blickte ihn erstaunt an. „Das müssen Sie mir schon genauer erklären."

„Es gibt mehrere Artisten, die mit ähnlichen Nummern auftreten wie ich. Und es sind auch schon solche Unfälle geschehen wie heute. Deshalb wollte ich von vornherein alles vermeiden, was Leben und Gesundheit meiner Partnerin gefährden konnte."

Nach kurzem Schweigen fuhr er fort: „Ich verwende keine echte Munition, sondern präparierte Geschosse, die ich zusammen mit einer Spezialfirma entwickelt habe. Die Projektile dieser Munition bestehen aus einer bestimmten Wachsmischung. Sie zerspringen sofort beim Aufprall, denn sie sind so weich, daß sie nicht einmal die Papierwand durchschlagen können, vor der meine Assistentin stand."

„Aber man sah doch die Durchschüsse?"

„Das sind keine Durchschüsse, sondern schwarze Farbabdrücke der Wachsgeschosse. Und der Luftzug, der bei ihrem Flug entsteht, löscht die Flammen der Kerzen. Ich sagte Ihnen ja vorhin schon, mit meiner Munition kann ich niemals Menschen töten."

Jones begnügte sich nicht mit dieser Aussage des Kunstschützen, sondern überprüfte den Munitionsvorrat und die Papierwand, vor der Sinje Vermeeren den Tod gefunden hatte. Er entdeckte tatsächlich eine Menge von Hartwachsgeschossen. Der Inspektor konnte sich auch davon überzeugen, daß diese nicht die Papierwand durchschlugen, sondern lediglich schwarze Abdrücke auf dem Papier hinterließen. Als er den Colt, aus dem der tödliche Schuß auf das Mädchen abgefeuert worden war, untersuchte, fielen sechs Patronenhülsen heraus. In drei Hülsen steckten noch die Projektile. Die anderen drei Hülsen waren leer. Jones betrachtete sie genauer. Zwei von ihnen glichen den Hülsen der Hartwachsgeschosse. Doch die dritte hatte nur wenig Ähnlichkeit mit ihnen.

„Was ist denn das für eine Hülse?" fragte Jones den Kunstschützen.

Ortelli nahm sie, drehte sie in den Fingern, dann legte er sie schweigend auf den Tisch.

„Nun?" drängte Jones.

„Bevor ich mir die Spezialmunition herstellen ließ, habe ich mit gewöhnlicher scharfer Munition geschossen, mit Remington-Sportpatronen", erwiderte Ortelli. „Ich habe noch einen Vorrat davon. Diese Patrone gehörte dazu." Jones ließ sich die Remington-Munition zeigen. Er verglich die Zündhütchen miteinander. Kein Zweifel, das tödliche Geschoß hatte zu Ortellis Munitionsvorräten gehört. Eine Verwechslung beider Patronentypen war unmöglich. Die Schachtel mit den Hartwachspatronen hatte keinerlei Ähnlichkeit mit den Kästen, in denen die Remington-Munition aufbewahrt wurde.

Also waren die Geschosse absichtlich vertauscht worden.

Wer aber hatte das getan? Wer konnte sich Zutritt zu Ortellis Zimmer verschafft haben? Und vor allem, wer kannte sich so genau in der unterschiedlichen Munition aus, um sie erfolgreich vertauschen zu können?

Immer wieder lautete die Antwort: Ortelli.

Denn bei einer Anfrage in Chicago stellte Jones bald fest, daß Evelyn Bernhard zur Tatzeit gerade in einer Bar ihren Auftritt gehabt hatte. Sie schied also als Tatverdächtige aus.

So blieb Ortelli anscheinend der einzige, der ein Motiv und die Möglichkeit für die Tat gehabt hatte. Jones verhaftete ihn wegen Mordverdachtes.

Ortelli erhob keinen Einspruch: er sah wohl das Ausweglose seiner Lage ein.

Aber auf der Fahrt zum Polizeirevier sagte er plötzlich zu Jones: „Ich hätte allerdings gerne gewußt, Inspektor, wie Sie meinen angeblichen Mordplan mit der plötzlichen Bewegung Sinjes in Einklang bringen wollen."

„Welche Bewegung denn?" fragte Jones.

„Vor dem dritten Schuß bewegte sie sich plötzlich. Ich rief ihr zu stillzustehen. Aber ich könnte beschwören, daß sie sich wieder bewegte, als ich zum dritten Male schoß. Getroffen habe ich sie, nicht weil ich sie töten wollte, sondern weil sie sich während des Schusses aufrichtete."

„Aufrichtete? Wie denn? Stand sie denn vorher in gebeugter Haltung?"

„Sie hat sich wahrscheinlich auf die Zehen gestellt", murmelte Ortelli nachdenklich. „Ich habe natürlich nicht so genau darauf geachtet, aber anders kann es gar nicht gewesen sein. Überlegen Sie doch mal, Inspektor: Hätte ich Sinje wirklich töten wollen – wie konnte ich denn wissen, daß sie sich gerade in diesem Augenblick aufrichten würde? Und hätte ich wirklich auf ihre Stirn gezielt – hätte ich sie da nicht tiefer treffen müssen?"

Jones blickte Ortelli lange schweigend an. Dann sagte er: „Und wie wollen Sie das beweisen? Wie sollen wir jetzt noch feststellen, ob sich Miss Vermeeren wirklich bewegt hat?"

„Die Leute, die vorn saßen, müssen doch meinen Warnruf gehört haben!"

Jones nickte. „Gut, ich werde das überprüfen."

Der Inspektor überpüfte es. Es fanden sich Zeugen, die tatsächlich gehört hatten, daß Ortelli seiner Partnerin zugerufen hatte stillzustehen. Diese Feststellung genügte, um der Untersuchung eine neue Richtung zu geben. Jones' Zweifel an Ortellis Täterschaft wuchs. Mit einer gewissen Befriedigung nahm er zur Kenntnis, daß nun eine Mordklage gegen Ortelli kaum erhoben werden könnte. Aber er war sich darüber klar, daß die Staatsanwaltschaft Ortelli dann sicherlich wegen fahrlässiger Tötung vor Gericht stellen würde. Sie würde ihm zweifellos vorwerfen, er habe zu früh geschossen, zu einem Zeitpunkt nämlich, als sich das Mädchen noch bewegte.

Bis hierhin also war der Inspektor mit seiner Untersuchung und seinen Vermutungen gelangt.

Immer wieder sah er das Zimmer Sinje Vermeerens vor sich: Der Gast ist schon fort, nur seine Koffer stehen noch da. In Jones' Gedanken hatte sich bereits eine abenteuerliche Theorie festgesetzt, und das Bild der Abreise war das Zentrum der Theorie. Aber Jones wußte nicht, wie er sie beweisen sollte. Die Untersuchung drohte festzufahren. Sie brauchte einen neuen Anstoß.

Dieser Anstoß kam von naturwissenschaftlicher Seite. Im Gerichtsmedizinischen Institut von San Francisco wurde die Tote obduziert. Die Sektion ergab zweifelsfrei als Todesursache die durch das Projektil hervorgerufene schwere Gehirnverletzung. Die Einschußwunde war außerordentlich groß und unregelmäßig.

Als die Obduzenten dann schließlich das Geschoß aus dem Schädel herauspräparierten, ließ die charakteristische Deformierung des Projektils nur eine einzige Schlußfolgerung zu: Es hatte bereits als Querschläger, mit der ganzen Breitseite, die Stirn durchschlagen.

Ein Querschläger entsteht zum Beispiel, wenn das Projektil auf seiner Flugbahn durch irgendein Hindernis aus seiner ursprünglichen Richtung abgelenkt wird. Senkrecht zu seiner Längsachse rotierend oder pendelnd, schlägt es quer auf und erzielt dadurch seine verheerende Wirkung. Nachdem man durch Vergleichsschüsse festgestellt hatte, daß der tödliche Schuß aus Ortellis Colt abgefeuert worden war, suchten die Gerichtsmediziner nach der Ursache der veränderten Geschoßbahn. Sie vermuteten, das Geschoß war „rikoschettiert", also an einem harten Gegenstand abgeprallt. Das aber konnte nur an dem kronenartigen Kerzenhalter geschehen sein, den Sinje Vermeeren auf dem Kopf getragen hatte. Tatsächlich fand man an der Krone eine Vertiefung, die vom Projektil herrühren konnte. Die Gerichtsmediziner hielten es für möglich, daß sich durch den Aufprall des Geschosses winzige Metallteile des Leuchters und ebenso geringe Metallteile des Projektils abgelöst und miteinander verbunden hatten. Mit Hilfe der Spektralanalyse gelang es, auf dem Projektil winzige Spuren von Messing und Gold – dem Material, aus dem der Leuchter bestand – nachzuweisen. Und an der beschädigten Stelle des Leuchters entdeckte man Blei.

Damit war der Weg des Geschosses eindeutig rekonstruiert. Ortelli hatte Sinje Vermeeren nicht vorsätzlich getötet. Denn hätte er das gewollt, so hätte er direkt auf ihre Stirn gezielt und sich nicht auf den völlig unkontrollierbaren Weg eines Querschlägers verlassen. Daß er sie töten wollte und versehentlich den Kerzenhalter statt ihrer Stirn getroffen hatte, war bei einem so sicheren Schützen wie Ortelli ausgeschlossen.

Damit entzog das gerichtsmedizinische Gutachten jedem Verdacht auf vorsätzliche Tötung die Grundlage.

Nach wie vor jedoch blieb der Vorwurf eine fahrlässigen Tötung bestehen, wenn es Inspektor Jones nicht gelang, gewichtige Argumente gegen eine solche Annahme zu finden. Immer wieder konzentrierte der Inspektor seine Gedanken auf die inzwischen bestätigte Tatsache, daß sich Sinje Vermeeren unmittelbar vor dem dritten, dem tödlichen Schuß aufgerichtet hatte. Sie hatte damit ihren Kopf direkt in die Bahn des Geschosses gebracht. Das konnte kein Zufall sein, denn eine routinierte Artistin mußte wissen, wie gefährlich in dieser Situation die geringste Bewegung war. Sie war außerdem soeben erst von ihrem Partner gewarnt worden. Immer wieder mußte Jones diese Überlegungen mit seiner abenteuerlichen Theorie in Verbindung bringen. Beim Versuch, sie zu beweisen, stieß er in den Vernehmungsprotokollen auf ein Detail, das ihn der Lösung dieses Falles zuführte. Ein Fotoreporter hatte während der Ortelli-Nummer Blitzlichtaufnahmen gemacht. Jones hatte anfangs erwogen, ob Ortelli nicht durch die Blitze erschreckt worden sein könnte. Aber Ortelli hatte diese Vermutung zurückgewiesen.

Jones ließ nach dem Fotografen suchen und sich dann die Bilder von der Ortelli-Nummer vorlegen. Und da sah er Sinjes Gesicht, aufgenommen wenige Augenblicke vor ihrem Tode. Das war nicht das Gesicht eines Menschen, den der Tod überraschend treffen wird. Auf Sinjes Gesicht lagen Entsetzen und Todesangst. Und Jones war in diesem Augenblick klar: Sie *wußte*, daß sie beim nächsten Atemzug sterben würde. Denn sie hatte die Geschosse vertauscht, sie wollte nicht mehr leben. Aber sie wollte sich zugleich an dem Mann rächen, der ihre Liebe zurückgewiesen hatte. Sie wollte ihn als ihren Mörder hinstellen und mit in den Tod nehmen.

Was zuerst wie ein *Unfall* ausgesehen hatte, wurde später für einen *Mord* gehalten. Aber Kriminalisten und Gerichtsmediziner konnten schließlich nachweisen, daß dieser mysteriöse Tod ein *Selbstmord* gewesen war.

Der Todesschützen-Fall ist ein klassisches Beispiel dafür, wie schwierig es unter Umständen sein kann, die Ursache eines nicht natürlichen Todes zu finden und Mord, Selbstmord und Unfall voneinander abzugrenzen.

Hier zeigt sich aber zugleich, wie recht Sidney Smith hat, wenn er die Gerichtsmedizin eine Stütze der Wahrheit und des Rechts nennt. Denn immer wieder kommt es vor, daß bestimmte Indizien einen Unschuldigen als tatverdächtig erscheinen lassen. Manchmal kann er dann nur durch den naturwissenschaftlichen Beweis entlastet werden. Das zeigt noch ein anderes Beispiel, in dem die Grenzen zwischen Tötung und Unfall ebenso schwer zu ziehen waren.

Der Kulmbacher-Fall

1929 geriet der fast siebzigjährige Bierbrauer Heinrich Meußdoerffer in den Verdacht, seine Frau ermordet zu haben.

Meußdoerffer bewohnte mit seiner Frau eine Villa in Kulmbach, einer Mittelstadt Bayerns, die durch ihre Brauereien weltberühmt geworden war. Die Ehe der beiden alten Leute galt als glücklich. Sie waren seit vierundvierzig Jahren verheiratet. Von Streit und Zwistigkeiten war nichts bekannt.

Am Montag, dem 4. November 1929, war Meußdoerffer gegen 23 Uhr aus seinem Stammlokal, wo er mit Bekannten Karten gespielt hatte, heimgekehrt. Seine Frau, so sagte er später aus, hatte sich schon niedergelegt. Im Wohnzimmer trank er noch eine Flasche Bier. Dann ging er nach oben, ins Schlafzimmer.

Er befand sich auf der Treppe, als er ein dumpfes Geräusch hörte, so, als ob ein Möbelstück umfiel. Schritte liefen über die Diele. Im selben Augenblick erklang ein schwacher Ruf aus dem Schlafzimmer.

Er eilte nach oben.

Als er die Tür aufriß, sah er seine Frau im Bett sitzen. Sie streckte ihm ihre Hände entgegen, die mit einer Schnur zusammengebunden waren.

Meußdoerffer trat zum Bett. Seine Frau murmelte: „Heinrich, hilf mir doch, ich bin geknebelt."

Aber Meußdoerffer sah keinen Knebel. Er sah nur die Gardinenschnur um ihre Handgelenke. Mit seinem Taschenmesser zerschnitt er die Fessel. Die Frau sank zurück. Ihr Atem ging jetzt ruhiger. Mit geschlossenen Augen lag sie still da.

Bestürzt fragte Meußdoerffer, was denn eigentlich geschehen sei. Seine Frau antwortete nicht. War sie eingeschlafen? Meußdoerffer blickte um sich. Wer hatte sie gefesselt? Diebe? Meußdoerffer hatte immer eine Menge Bargeld im Hause.

Er begann das Zimmer zu durchsuchen. Aber er fand kein Anzeichen für einen Raub. Dann ging er hinaus auf den oberen Flur, lief wieder die Treppe hinunter und rüttelte an allen Türen, die nach draußen führten. Sie waren verschlossen.

Meußdoerffer eilte empor. Vielleicht wußten die Dienstmädchen etwas, die am Ende des Korridors schliefen? Aber als er die Tür des Mädchenzimmers öffnete, war es dunkel, und leise machte er die Tür wieder zu.

Meußdoerffer ging zu seiner Frau zurück. Sie sollte ihm genau erzählen, was sich zugetragen hatte. Aber noch bevor er seine Frage stellen konnte, beugte er sich erschrocken nieder. Starr und reglos lag seine Frau da. Er rüttelte sie, redete auf sie ein, schrie, aber sie bewegte sich nicht mehr. Sie war tot.

Meußdoerffer trat zurück. Er blickte lange auf die Leiche seiner Frau, dann verließ er das Zimmer, ging ins Wohnzimmer hinunter, setzte sich an den Tisch und trank eine Flasche Bier. Dann steckte er sich eine Zigarre an. Bald war eine zweite Flasche Bier geleert, eine dritte. Meußdoerffer blieb sitzen, die Stunden vergingen. Später erhob er sich wieder und durchsuchte noch einmal das ganze Haus. Diesmal weckte er die beiden Dienstmädchen. Aber er sagte ihnen nicht, daß seine Frau tot war. Er fragte sie lediglich, ob sie etwas Verdächtiges gehört hätten. Doch die Mädchen waren zeitig schlafen gegangen und hatten nichts bemerkt.

Wieder setzte sich Meußdoerffer an den Tisch. Den Kopf auf die Arme gelegt, schlief er bis zum Morgengrauen.

Gegen sieben Uhr erhebt er sich, geht zum Telefon und ruft einen Arzt an. Obermedizinalrat Dr. Seidel, den er seit Jahren kennt.

Der Arzt trifft um halb acht ein. Mit geübtem Blick stellt er fest, daß Frau Meußdoerffer tot ist. Aber als er sich hinunterbeugt, fährt er zurück. Auf dem weißen Bettzeug und auf der Nachtjacke der Toten befinden sich Blutstropfen. Die Lippen der Toten sind aufgerissen. Ohne Zweifel stammt das Blut von dieser Verletzung.

Als Dr. Seidel die Mundhöhle der Toten untersucht, entdeckt er an der Zungenspitze eine blutunterlaufene Stelle.

Der Obermedizinalrat benachrichtigt die Kriminalpolizei. Kurz darauf trifft der Kulmbacher Oberkommissar Schiffner ein. Schiffner und Meußdoerffer kennen sich seit langem. Der Oberkommissar fühlt sich unbehaglich, als er den Tatort untersucht. Er tut das nur flüchtig, denn brauchbare Spuren sind nicht vorhanden – außer der zerschnittenen Gardinenschnur, die noch am Fußende des Bettes liegt. Schiffner steckt die Schnur ein.

Dann geht er in den Garten. Er blickt an der Hauswand empor. Die Fenster des Schlafzimmers sind mit Läden versehen, von innen noch immer verriegelt. Auf dem Erdboden unterhalb des Schlafzimmers findet der Oberkommissar einige Fußspuren. Aber er läßt keine Abdrücke davon herstellen.

Dann ruft er den Oberstaatsanwalt in Bayreuth an. Der Oberstaatsanwalt v. Rebey erklärt, er werde selbst nach Kulmbach kommen und die Ermittlungen leiten. Schiffner ist froh, die Verantwortung los zu sein.

Wenige Stunden später trifft v. Rebey mit dem Obermedizinalrat Dr. Düring ein. Der Oberstaatsanwalt läßt die Tote ins Badezimmer bringen und sie von Dr. Seidel und Dr. Düring obduzieren.

Die beiden Ärzte untersuchen die Leiche sorgfältig. Sie stellen fest, daß sich am Hals mehrere dunkle Flecken befinden, die wie Würgemale aussehen. Daneben liegen halbmondförmige Eindrücke. Sie können von Fingernägeln herrühren. Die Unterlippe der Toten ist aufgerissen, und zwei Schneidezähne sind herausgebrochen. Die Halsmuskulatur zeigt ebenfalls Spuren von Gewalt.

An einigen inneren Organen finden sich altersbedingte krankhafte Erscheinungen, so an Herz, Gallenblase und an den Nieren.

Dr. Düring fragt Meußdoerffer, ob seine Frau herzkrank gewesen sei. Meußdoerffer antwortet: „Das weiß ja auch Doktor Seidel. Meine Frau war in den letzten Jahren mehrmals zur Kur."

Dann erscheint der Oberstaatsanwalt v. Rebey bei den Ärzten. Man merkt ihm an, daß ihm die Obduktion schon viel zu lange dauert.

Dr. Seidel und Dr. Düring geben ein vorläufiges Gutachten ab: „Der Tod trat durch Erstickung ein. Die Erstickung wurde herbeigeführt durch einen gewaltsamen Verschluß der Luftwege, durch Zugriff an Mund und Hals."

Dieses provisorische Gutachten der gerichtlichen Leichenöffnung sollte die Grundlage für den Verdacht werden. Meußdoerffer habe seine Frau ermordet.

Schon glaubt der Oberstaatsanwalt, er habe genug Beweise gegen den alten Mann. Benahm er sich nicht äußerst merkwürdig, nachdem er den angeblichen Tod seiner Frau entdeckt hatte? Ein Unschuldiger hätte doch sofort Lärm geschlagen und die Polizei oder zumindest einen Arzt gerufen. Meußdoerffer aber hatte bis zum Morgen untätig dagesessen! Meußdoerffers Hinweis auf die Fesselung tut v. Rebey mit der Bemerkung ab, diese Fesselung sei sicherlich erst *nach* dem Tode der Frau erfolgt, um die Polizei irrezuführen. So läßt v. Rebey den Bierbrauer wegen Mordverdachts verhaften.

Wenige Tage später läßt sich Obermedizinalrat Dr. Seidel beim Oberstaatsanwalt in Bayreuth melden.

„Nun, mein Lieber", sagt v. Rebey, „ich habe wenig Zeit, das werden Sie verstehen. Was haben Sie denn auf dem Herzen?"

„Ich möchte mein vorläufiges Gutachten korrigieren", erwiderte der Arzt.

„Korrigieren?" fragt v. Rebey verständnislos.

„Ich bin mir nicht mehr so sicher, daß Frau Meußdoerffer erwürgt worden ist. Sie war herzkrank. Sie kann auch an Herzlähmung gestorben sein."

Der Oberstaatsanwalt nickt und verabschiedet den Arzt. Beruhigt fährt Dr. Seidel zurück. Er weiß nicht, daß v. Rebey gar nicht daran denkt, Dr. Seidels Vermutung zur Kenntnis zu nehmen. Im Gegenteil, der Oberstaatsanwalt sucht sich wissenschaftliche Verstärkung, die seine Überzeugung von Meußdoerffers Täterschaft untermauern soll. Er wendet sich an Professor Fischer, Direktor des Gerichtsmedizinischen Instituts in Würzburg, und bittet ihn um ein Gutachten darüber, was Frau Meußdoerffers Tod herbeigeführt habe.

Dieses erste gerichtsmedizinische Gutachten im Fall Meußdoerffer wird bis zum Prozeß die entscheidende Rolle spielen. Professor Fischer, der sich auf das Sektionsprotokoll stützt, erklärt dem Oberstaatsanwalt mündlich, er zweifele nicht daran, daß das Opfer erwürgt worden sei. Die Fesselung der Hände, das gehe aus den Strangfurchen hervor, sei erst nachträglich erfolgt.

94

Der Oberstaatsanwalt ist mit dieser Erklärung äußerst zufrieden. Sie deckt sich genau mit der Antwort, die er von Fischer erhofft hat. Die mündliche Äußerung Fischers bleibt für die monatelange Voruntersuchung die einzige „wissenschaftliche" Grundlage des Mordverdachts.

Aber Meußdoerffers Verteidiger ist entschlossen, ebenfalls die medizinische Seite des Falles in den Mittelpunkt seiner Beweisführung zu stellen. Er wendet sich auch an einen medizinischen Sachverständigen. Professor Kirch, Direktor des Pathologischen Instituts in Erlangen, erklärt sich zu einem Gutachten bereit.

Dieses Gutachten zieht andere Schlußfolgerungen aus dem Obduktionsbefund. Professor Kirch schreibt: „Frau Meußdoerffer ist auf Grund des Sektionsurteils an einem Versagen der linken Herzkammer mit anschließendem starkem Lungenödem gestorben. Die Ursache hierfür ist ein Herzklappenfehler (chronische Zweizipfelklappenentzündung, vermutlich mit Mitralinsuffizienz) und in einer dadurch bedingten Verdickung der Herzwandmuskulatur der linken Kammer zu erblicken. Der Tod muß langsam eingetreten sein; der Todeskampf hat mindestens viele Minuten, wenn nicht Stunden gedauert. Ein Erstickungstod ist durch nichts bewiesen."

Aber Oberstaatsanwalt v. Rebey läßt dieses Gutachten nicht als Entlastung für den Inhaftierten gelten. Meußdoerffer bleibt weiterhin in Untersuchungshaft.

Wochen und Monate vergehen. Neue Anträge des Verteidigers, Meußdoerffer aus der Haft zu entlassen, lehnt v. Rebey wiederum ab. Und Professor Fischer, der Sachverständige der Staatsanwaltschaft, findet merkwürdigerweise noch immer nicht die Zeit, sein mündliches Gutachten schriftlich niederzulegen.

Ein Zufall gibt den Dingen einen anderen Verlauf, als ihn sich v. Rebey gedacht hatte.

Oberkommissar Schiffner in Kulmbach, nach wie vor nicht von Meußdoerffers Schuld überzeugt, hat einen Untersuchungshäftling namens Popp zu vernehmen. Popp ist bei einem Einbruch gefaßt worden. Bei dieser Vernehmung gibt Popp zu, gemeinsam mit seinem Freund Schuberth noch andere Einbrüche unternommen zu haben. Er erwähnt auch die Villa Meußdoerffers.

„Sie haben bei Meußdoerffer eingebrochen?" fragt Schiffner aufmerksam.

Popp merkt zu spät, daß er sich soeben selber eine Falle gestellt hat. Er zögert mit der Antwort. Schiffner drängt. Popp ist dann bereit, alles zu erzählen. Schiffner erfährt, daß Schuberth einen Nachschlüssel für die Villa besitzt. In den letzten Jahren sind Popp und Schuberth immer mal wieder in die Villa eingestiegen, um sich einige Flaschen Wein, Lebensmittel und kleinere Geldbeträge zu holen.

Schiffner hält diese Aussage für so wichtig, daß er sofort Oberstaatsanwalt v. Rebey benachrichtigt. Aber v. Rebey reagiert nicht darauf.

Schiffner nimmt sich vor, Popps Aussage selbst zu beweisen. Er will jetzt auch Schuberth vernehmen, der zur Zeit ebenfalls wegen Einbruchs im Gefängnis sitzt. Schiffner hatte nämlich inzwischen festgestellt, daß sich Schuberth an Frau Meußdoerffers Todestag noch auf freiem Fuß befunden hatte. Also konnte er zusammen mit Popp durchaus an jenem 4. November in die Villa eingedrungen sein. Das jedenfalls hatte Popp bei seiner letzten Vernehmung bereits gestanden.

Schuberth weiß nichts von dieser Aussage Popps, als er vor Schiffner erscheint. Er weiß auch nicht, warum er während seiner Strafverbüßung erneut vernommen werden soll. Man merkt ihm die Bestürzung an, als ihm Schiffner die Aussage Popps vorhält.

Schuberth versucht zuerst einige Ausflüchte. Aber er ist kein Berufsverbrecher und hat nicht viel Widerstandskraft. Er entschließt sich zu einem halben Geständnis: „Ich weiß schon, Herr Oberkommissar, was damals in jener Novembernacht in der Villa passiert ist. Ich war dabei, jawohl. Ich könnte schon einiges erzählen. Aber ..."

Er bricht ab.

„Erzählen Sie!" ruft Schiffner.

Schuberth murmelt: „Ich packe nur dann aus, wenn mir die Familie Meußdoerffer fünftausend Mark zahlt."

Schiffner setzt sich mit einem Sohn Meußdoerffers in Verbindung. Dieser erklärt sich auch bereit, das Geld zu zahlen, falls Schubert die Unschuld seines Vaters beweisen könne.

Diese Wendung kommt dem Oberstaatsanwalt sehr ungelegen. Er

bezeichnet deshalb Schuberths Angebot als reine Erpressung. Aber v. Rebey kann nicht verhindern, daß sich die Familie Meußdoerffer vertraglich verpflichtet, die fünftausend Mark zu zahlen, wenn Schuberth aussage.

Schuberth läßt das Geld an seine Frau überweisen. Dann gibt er schließlich zu Protokoll: „Am späten Abend des 4. November sahen Popp und ich, daß Meußdoerffer aus dem Haus ging. Wir dachten, das ist wieder mal eine gute Gelegenheit. Mit Hilfe des Nachschlüssels stiegen wir in die Villa ein. Wir hofften eine größere Menge Geld zu finden. Deshalb hatten wir uns diesmal maskiert, für alle Fälle.

Im Haus war es still. Wir glaubten, Frau Meußdoerffer schlafe schon.

Wir schlichen nach oben, als wir unten nichts fanden. Leise öffneten wir die Schlafzimmertür. Drinnen war es dunkel. Aber plötzlich ging eine Lampe an. Frau Meußdoerffer saß im Bett und blickte uns erschrocken an.

Sie rief um Hilfe. Da stürzten wir uns auf sie. Popp griff nach ihrem Hals und drückte zu. Ich zog ein Tuch heraus, um sie zu kneblen. Sie wehrte sich heftig, preßte die Zähne zusammen, versuchte wieder zu schreien.

Aber schließlich gelang es mir doch. Dann riß ich die Gardinenschnur herunter und fesselte ihre Hände.

Jetzt lag sie ganz ruhig da. Wir durchsuchten das Schlafzimmer. Aber Geld fanden wir keins. In diesem Augenblick hörten wir Meußdoerffer heimkommen. Ich schloß die Balkontür auf. Wir eilten hinaus und schlossen von draußen ab. Am Blitzableiter ließen wir uns hinunter und krochen durch ein Loch im Zaun.“

Schubert fügte hinzu: „Frau Meußdoerffer hat noch gelebt, als wir aus dem Schlafzimmer flohen.“

Die Aussagen der beiden Einbrecher und das medizinische Gutachten Professor Kirchs hätten genügen müssen, um den Verdacht gegen Meußdoerffer zu widerlegen. Aber v. Rebey ist noch immer nicht bereit, seinen Irrtum einzugestehen und den Mißerfolg seiner monatelangen Untersuchungsarbeit zuzugeben. Er unternimmt einen neuen Schachzug.

Er behauptet, die Familie Meußdoerffer habe Schuberth mit fünf-tausend Mark bestochen, damit er den Mord auf seine Kappe nehme. Der Oberstaatsanwalt versucht auch, Widersprüche in den getrennt aufgenommenen Aussagen Popps und Schuberths zu entdecken. Aber sie stimmen in mehr als zwanzig Details, praktisch also in allen wesentlichen Punkten, miteinander überein.

v. Rebey scheut sich auch nicht, Professor Fischers Gutachten als Gegenbeweis für die Aussagen der beiden Einbrecher zu benutzen. Denn Fischer hatte ja behauptet, die Fesselung Frau Meußdoerffers sei erst nach ihrem Tod erfolgt. Die Behauptung der Einbrecher, *sie* hätten die Frau gefesselt, könne also nicht stimmen.

Schließlich nimmt sich v. Rebey selbst Popp und Schuberth vor. Er bearbeitet sie in stundenlangen Verhören. Er verspricht ihnen sogar vorzeitige Entlassung und Strafnachlaß, wenn sie ihr Geständnis wi-derriefen. Popp und Schuberth widerrufen. Aber v. Rebey weiß, auf wie schwachen Füßen seine Anklage steht. Deshalb versucht er er-neut, Professor Fischer sozusagen als Kronzeugen zu gewinnen.

Und noch immer hat der Professor sein vor vier Monaten münd-lich abgelegtes Gutachten nicht schriftlich niedergelegt ...

Dem Oberstaatsanwalt ist Fischers Zögern unverständlich. Immer wieder ruft er in Würzburg an, mahnt, drängt und bekommt auswei-chende Antworten. Als dann endlich das schriftliche Gutachten ein-trifft, atmet v. Rebey auf. Aber sehr bald muß er feststellen, daß es mit der mündlichen Feststellung des Professors nicht übereinstimmt. Zwar hält Fischer auch jetzt noch seine Meinung aufrecht, Frau Meußdoerffer sei erwürgt worden. Doch die Fesselung der Hände sei nur „mit Wahrscheinlichkeit" nach dem Tode erfolgt.

Gerade darauf aber hatte sich v. Rebey bisher gestützt! Der Ober-staatsanwalt ist erfahren genug, um zu wissen, daß Professor Fischer mit seiner Einschränkung auf „Wahrscheinlichkeit" den Rückzug an-getreten und daß er, v. Rebey, damit seinen wichtigsten Verbündeten schon fast verloren hat. Trotzdem entschließt sich der Oberstaatsan-walt, an seiner Theorie von der Täterschaft Meußdoerffers festzuhal-ten und Professor Fischers Einschränkung einfach nicht zur Kennt-nis zu nehmen.

Inzwischen ist es dem Verteidiger in wochenlanger mühevoller

Kleinarbeit gelungen, den Widerruf der beiden Einbrecher in Frage zu stellen. An Hand von Zeugenaussagen läßt sich beweisen, daß die zwei am Abend des 4. November durchaus in der Villa gewesen sein konnten.

Diesem sehr detaillierten Nachweis kann sich v. Rebey nicht mehr länger verschließen. Der Oberstaatsanwalt sieht sich nun gezwungen, Popp und Schuberth wegen räuberischen Überfalls mit Todesfolge unter Anklage zu stellen.

So kommt es zu einem Prozeß gegen die beiden Einbrecher, der zugleich zu einem Entlastungsprozeß für Meußdoerffer und zu einem Triumph für die medizinischen Sachverständigen wird. Denn nur sie können in diesem Gestrüpp von Widersprüchen und Theorien beweisen, wie Frau Meußdoerffer wirklich gestorben und wer für ihren Tod verantwortlich ist. Als Sachverständige der Verteidigung treten Professor Kirch und Geheimrat Dr. Borst auf. Professor Fischer erscheint nicht.

Obwohl er selbst also nicht anwesend ist, wird der Prozeß zu einem Duell medizinischer Kapazitäten. Denn im Zentrum der Beweisführung stehen medizinische Fragen. Kirch und Borst sehen es als ihre wichtigste Aufgabe an, sich mit Professor Fischers Gutachten auseinanderzusetzen, das der Mordtheorie des Oberstaatsanwalts so lange Vorschub geleistet hatte.

Kirch und Borst weisen nach: Fischers Schlußfolgerungen sind nicht stichhaltig. Sie beruhen lediglich auf dem vorläufigen Sektionsgutachten, das die beiden Medizinalräte Dr. Düring und Dr. Seidel nach der Obduktion der Toten im Badezimmer abgegeben hatten. Sie weisen ferner nach: Professor Fischer hat nicht zur Kenntnis genommen, daß Dr. Seidel, einer der Obduzenten, sein eigenes Gutachten später korrigierte und einen Herztod für möglich hielt. Und sie weisen schließlich nach: Die Würgegriffe können niemals Frau Meußdoerffers Tod herbeigeführt haben. Denn die Todesursache ist eine Lähmung des Herzens, hervorgerufen durch die starke Aufregung während des Raubüberfalls. Der Herzbefund hat alle Anzeichen dafür erbracht, daß Frau Meußdoerffer bereits schwer herzkrank war.

Die beiden Gutachter beschäftigten sich dann mit Professor Fischers Behauptung, Frau Meußdoerffer sei an den Folgen des Würgens verstorben.

Dr. Borst erklärte: „Wir bestreiten gar nicht, daß Frau Meußdoerffer gewürgt worden ist. Die Symptome dafür sind eindeutig. Aber der Unterschied zwischen unseren Auffassungen und denen Professor Fischers besteht darin, daß zwei verschiedene Todesursachen angenommen werden. Ist Frau Meußdoerffer an den Folgen des Würgens – wie Professor Fischer glaubt – oder durch Herzlähmung gestorben?"

Kirch und Borst gehen nun auf den anatomischen Befund ein, den die Obduktion der Toten an Herz und Lunge ergeben hatte. Sowohl die Veränderungen am Herzen wie auch die Beschaffenheit der Lunge lassen nur eine einzige Schlußfolgerung zu: Das Herz sei langsam erlahmt. Frau Meußdoerffer habe noch vierzig bis fünfzig Minuten gelebt, nachdem sie gewürgt worden war. Das schließe das Würgen als Todesursache aus.

Und das bestätigte die Aussage Meußdoerffers ebenso wie die der beiden Einbrecher.

Professor Kirch erklärt abschließend: „Mit Bestimmtheit halte ich deshalb mein erstes Gutachten in vollem Umfang aufrecht. Darin habe ich eine Herzlähmung als Todesursache angegeben."

So bringt der Prozeß gegen Schuberth und Popp volle Klarheit über Frau Meußdoerffers letzte Lebensstunde: Die alte Frau ist nicht erwürgt worden, sondern an Herzlähmung gestorben. Ob man diesen Tod im Zusammenhang mit den näheren Umständen als natürlichen Tod oder als Unfall bezeichnet, ist hier nebensächlich.

Meußdoerffer wird freigesprochen.

Auch hier hatte der Tod eines Menschen einen andern in Mordverdacht geraten lassen. Auch hier hing nun ein Menschenleben von der Aufdeckung der Wahrheit ab. Und Wahrheit heißt immer, Klarheit über die Todesursache zu gewinnen.

Also gehört es zur Rechtssicherheit in einer Gesellschaft, die Voraussetzungen dafür zu schaffen, daß die Todesursache wissenschaftlich exakt festgestellt werden kann. Die erste dieser Voraussetzungen ist, daß ein Arzt die Leiche besichtigt und den Totenschein ausstellt.

Das ist durchaus noch nicht überall so. In der Bundesrepublik beispielsweise gibt es kein einheitliches Gesetz, das die Leichenschau
regelt. In einer Reihe von Bundesländern ist es, wie Prokop berichtet,
nicht erforderlich, daß der Totenbeschauer ein Arzt ist.

Wenn also die Leichenschauordnung in der Deutschen Demokrati-
schen Republik verlangt, daß jede menschliche Leiche innerhalb von
vierundzwanzig Stunden von einem Arzt besichtigt werden muß, so
ist diese Maßnahme sozusagen das erste „Filter", das natürlichen
vom unnatürlichen Tod zu unterscheiden vermag. Damit übernimmt
der ärztliche Leichenbeschauer eine große Verantwortung. Er hat die
Todesursache zu erkennen. Um sie möglichst genau festzustellen,
hat er sich über die näheren Umstände des Todesfalles zu informie-
ren und die Angehörigen des Verstorbenen, Nachbarn und Hausbewohner zu befragen. Das ist besonders dann notwendig, wenn der
Leichenbeschauer den Toten zuvor nicht selbst behandelt hat.

Sind Anhaltspunkte für einen natürlichen Tod nicht vorhanden,
ist die Todesart nicht aufgeklärt, oder handelt es sich um einen unbekannten Toten, so muß der Leichenschauarzt die Volkspolizei benachrichtigen, die die notwendigen Ermittlungen anstellt. Dann entscheidet der Staatsanwalt über Beschlagnahme der Leiche oder ihre
Freigabe zur Bestattung. Bei jeder unklaren Todesursache, bei jedem
Verdacht auf einen unnatürlichen Tod findet eine Obduktion statt.

Als nicht natürlicher Tod, so besagt die Leichenschauordnung, gelten Tod durch fremde Hand, durch Selbstmord und durch Unfall.

Somit ist die Obduktion das zweite „Filter" bei der Feststellung
der Todesursache. Was bei äußerer Besichtigung durch den Leichenschauarzt manchmal nicht eindeutig erkannt wird, kann nun mit Sicherheit geklärt werden. Es ist offensichtlich, welche Bedeutung
diese beiden „Filter", ärztliche Leichenschau und Obduktion, für die
Rechtssicherheit besitzen.

Mit einer Reihe weiterer Fälle soll gezeigt werden, wie diese drei
Arten des nicht natürlichen Todes in Zusammenarbeit zwischen Kriminalisten und Gerichtsmedizinern aufgeklärt wurden. Zuerst sollen
einige Beispiele zeigen, wie der Gerichtsmediziner den Selbstmord
feststellt und von einer vorsätzlichen Tötung durch fremde Hand
oder einem Unfall zu unterscheiden vermag.

3. KAPITEL

Selbstmorde

Für die Umwelt meist unverständlich, lange erwartet zuweilen, fast immer jedoch überraschend, geht der Selbstmörder seinen letzten Weg.

Der Anlaß erscheint oft viel zu geringfügig, um eine solche Tat zu rechtfertigen. Aber man darf den Anlaß nicht mit dem Motiv verwechseln – jener ist zufällig, dieses ist die eigentliche, die tiefere Ursache. Jeder Selbstmord ist ein Schlußstrich unter einen oft lang anhaltenden Konflikt, der der Umwelt häufig verborgen blieb.

Der Statistiker stellt selbstmordanfällige Lebensalter fest: Jugendliche und Greise haben den höchsten Anteil. Man will sogar jahreszeitlich und witterungsbedingte Hoch-Zeiten für Selbstmörder festgestellt haben.

Der Soziologe weist auf den Zusammenhang zwischen dem rapiden Anwachsen der Selbstmorde und der zunehmenden wirtschaftlichen Unsicherheit in den kapitalistischen Ländern hin.

Der Kriminalist braucht eine exakte Unterscheidung zwischen Selbstmord und Tötung durch fremde Hand oder Unfall. Nicht immer kann er das aus der Tatsituation erkennen. Meist ist eine Obduktion des Toten notwendig, um die Todesursache wissenschaftlich zu begründen.

Diese Aufgabe kann auch den Gerichtsmediziner manchmal vor schwierige Probleme stellen.

Mit Beil, Nagel und Kugel

Es war kurz nach dem zweiten Weltkrieg. In den Wäldern nahe Innsbruck entdeckte man in einer Fichtenschonung die Überreste eines Menschen. Von einer Tanne herab hing ein Strick. Er war aus nun schon verwitterten Stoffstreifen geflochten. An seinem Ende klebte ein Fetzen vertrockneter Haut. Unter dem Strick lag ein zerfallenes Skelett, das schon von Gras und Moos überwachsen war. Das Schädeldach hatte einige tiefe Einkerbungen. Neben dem Skelett fand sich ein rostiges Beil.

Die Gendarmen, die zuerst den Tatort besichtigten, kamen zu der Meinung, hier liege vermutlich Selbstmord vor. Da die Einkerbungen im Schädel sicherlich von Hieben mit dem Beil herrührten und diese Verletzungen sehr dicht beieinanderlagen, sei eine Verletzung durch fremde Hand sehr unwahrscheinlich, denn dabei würde der Kopf niemals nur an einer Seite getroffen. Wahrscheinlich habe der Selbstmörder zuerst seinen Kopf in die Schlinge gesteckt, sich dann mit dem Beil die Verletzungen beigebracht, sei umgesunken und habe sich dabei erhängt.

Der Arzt, der die Leichenschau vornahm, war allerdings anderer Meinung. Wann der Tod eingetreten war und wie lange die Leiche schon im Wald lag, konnte er bei der ersten Besichtigung nicht erkennen. Es stand jedoch für ihn fest, daß es sich um die Leiche eines Mannes handelte. Ob der Tod durch die Beilhiebe verursacht worden war, erschien dem Arzt fragwürdig. Er nahm vielmehr an, daß man den Mann mit einigen Beilhieben betäubt und dann erhängt habe. Wenn er nach den Beilhieben nämlich schon tot gewesen wäre, hätte man ihn nicht noch aufzuhängen brauchen – es sei denn, daß man Selbsterhängen vortäuschen wollte.

Die Überreste des Toten wurden in das Gerichtsmedizinische Institut nach Innsbruck geschickt. Das gerichtsmedizinische Gutachten widerlegte sowohl die Meinung der Gendarmen wie die des Leichenschauarztes.

Die Untersuchung ergab im wesentlichen folgendes: „An der Stirn des Schädels befinden sich zahlreiche (mindestens 15) scharfe Hiebspuren, die von Beilhieben herrühren. Diese Verletzungen sind jedoch verhältnismäßig oberflächlich, drangen nicht bis ins Schädelinnere ein und haben den Tod des Mannes sicher nicht herbeigeführt. Die große Zahl, die parallele Richtung und Oberflächlichkeit der Verletzungen weisen eindeutig auf eigene Hand hin, so daß angenommen werden muß, der Mann habe sich durch Beilhiebe selbst zu töten versucht.

Der Tote hing zweifellos auch noch im verwesten Zustand längere Zeit am Strick, was aus dem noch in der Schlinge eingeklemmten, Barthaare tragenden Hautfetzen erkennbar ist. Es muß daher gefolgert werden, daß der Tod nicht durch die Beilhiebe, sondern durch Erhängen eingetreten ist.

Die Art des Strangwerkzeugs, die Herrichtung desselben aus Streifen des eigenen Hemdstoffes, beweist überlegte Tötung durch eigene Hand ...

Der Hergang ist offenbar so zu erklären, daß der Mann zunächst versuchte, sich in einem abgelegenen Waldteil mit dem mitgenommenen Beil zu erschlagen, daß er aber trotz zahlreicher Hiebe auf den Schädel nicht den Zweck erreichte und nach einer weiteren Selbstmordmöglichkeit suchte. Nun dachte er offenbar an Erhängen, hatte aber keinen Strick, so daß er mühsam aus dem Hemd ein Strangwerkzeug flechten mußte. Dieses mühsame Herrichten eines Strangwerkzeugs beweist, daß der Mann sich nicht etwa zuerst das Strangwerkzeug zugerichtet, den Kopf in die Schlinge gesteckt und sich dann erst die Beilhiebe beigebracht hat, um schließlich in die Schlinge zu sinken, sondern daß er vielmehr mit Bestimmtheit erst nach dem Mißerfolg der Beilhiebe die Vorbereitungen traf, um sich zu erhängen.“

Hier lag also eindeutig Selbstmord vor. Die kriminalpolizeilichen Ermittlungen ergaben, daß es sich bei dem Toten um einen französischen Zwangsarbeiter handelte, der bis zu seinem Verschwinden an einem Augusttage des Jahres 1943 stark unter Heimweh gelitten, oft geweint und mehrmals Selbstmordabsichten geäußert hatte. Der Bauer, bei dem der Franzose zuletzt gearbeitet hatte, gab an, er hätte die Selbstmordpläne nicht so ernst genommen. Vielmehr habe er, als Raoul eines Tages vom Holzfällen im Wald nicht mehr zurückgekehrt sei, an eine Flucht zurück nach Frankreich gedacht.

Dieser Fall ist bezeichnend für die Schwierigkeiten, die sich bei der Feststellung eines Selbstmordes ergeben können. Meist glaubt man, eine schwere Schädelverletzung mache den Betroffenen sofort handlungsunfähig. Wie die Innsbrucker Gutachter in diesem Fall feststellen konnten, war durch die Beilhiebe der Schädelknochen bis tief in die Schwammsubstanz und nahe an die Innentafel verletzt worden, was zu einer beachtlichen Erschütterung des Hirns geführt hatte. Trotzdem war der Verletzte noch in der Lage, zu gehen, sich zu bewegen und mühsam planvolle Tätigkeiten auszuführen: sein Hemd in Streifen zu reißen, einen Strick daraus zu drehen und ihn an dem Ast eines Baumes zu befestigen.

Gerade diese unglaublichen Fähigkeiten von Selbstmördern verführen leicht zu der Annahme, hier könne kein Selbstmord vorliegen, sondern fremde Hand müsse im Spiel gewesen sein. Immer wieder, bei jeder Form eines Selbstmordes, ob durch Hieb, Schnitt oder Schuß, erhebt sich dieser Zweifel. Aus all den Berichten über solche Fälle spricht deshalb auch immer wieder das Erstaunen, zu welch unwahrscheinlich anmutenden Handlungen Selbstmörder noch fähig sind, nachdem sie sich ihre tödlichen Verletzungen beigebracht haben.

So erklärte Professor Sidney Smith, gewöhnlich glaube man, Willenshandlungen setzen bei schweren Schädelverletzungen sofort aus, und bald danach trete der Tod ein. Wenn man diese Ansicht ungeprüft übernehme, könne das die Untersuchung in falsche Bahnen lenken und sogar Rechtsverletzungen zur Folge haben. Sidney Smith bekräftigt das an einem typischen Beispiel.

Ein älterer Herr, der freiberuflich einem geistigen Beruf nachging, verließ eines Abends das Fremdenheim, in dem er wohnte. Da er unregelmäßig arbeitete und öfter über Nacht fort war, fiel es nicht auf, daß er nicht zurückkehrte. Erst am Morgen gegen halb acht kam er wieder. Sein Gesicht war blutig, aber er bat die Pensionsinhaberin, sich nicht zu beunruhigen, er habe nur einen kleinen Unfall gehabt und werde sich sofort säubern. Er stellte seinen Schirm in den Ständer, hing Hut und Mantel auf und ging die Treppe empor. Als er nach längerer Zeit nicht wieder erschien, ging die Pensionsinhaberin in das Zimmer des alten Herrn. Dort fand sie ihn bewußtlos auf dem Fußboden liegen. Man brachte ihn ins Krankenhaus, wo er einige Stunden später starb, ohne das Bewußtsein wiedererlangt zu haben.

Bei der Obduktion entdeckte Sidney Smith folgendes: „Der Mann hat einen Schuß in den Kopf erhalten, und zwar trat das Geschoß unter dem Kinn ein. Während jedoch um die Wunde herum keine Pulverspuren zu sehen waren, fand ich in den etwas zerrissenen Geweben des Mundbodens einige Spuren. Die Waffe war also unter dem Kinn angesetzt worden, was darauf schließen ließ, daß er sich die Wunde selbst beigebracht hatte. Sie zog sich nach oben durch das stark beschädigte Gehirn und endete an der linken Seite des frontalen Schädelknochens. Das Austrittsloch war drei Zentimeter im Durchmesser und sah nach Form und Größe wie die Wunde von einem 45er Revolvergeschoß aus, das sich vor dem Austritt auf die Seite gedreht hatte."

Inzwischen untersuchte die Kriminalpolizei den Tatort. Ihn zu finden war nicht schwierig, denn von der Pension führten Blutspuren in den Park, der nahe dem Fremdenheim lag. Auf der Bank einer Laube fand sich ein Revolver des Kalibers 45, unterhalb der Bank eine ausgedehnte Blutlache. Im Dach der Laube wurde ein Loch entdeckt. Dieses Loch hatte das Projektil verursacht, nachdem es den Kopf des Mannes durchschlagen hatte.

Da es morgens gegen sechs geschneit hatte, konnte man aus der Verschiedenartigkeit der Fußspuren rings um die Laube feststellen, daß sich der Mann die Wunde vor sechs Uhr beigebracht haben mußte. Dann hatte er mit seiner schweren Verletzung eine Weile in der Laube gesessen, war aufgestanden, im Park umhergegangen und schließlich in die Pension zurückgekehrt. Und das alles nach einer Schädelverletzung, die so stark war, daß die den Kopf durchschlagende Kugel Knochen- und Gehirnteilchen bis ans Dach der Laube mitgerissen hatte!

Noch erstaunlicher ist ein Fall, der sich in der BRD zutrug.

An einem Apriltag des Jahres 1950 erfuhr der Landpolizist von Teilsbach, einem Dorf in Oberfranken, eine Frau aus diesem Ort habe sich in die Hand geschossen. Genaueres konnte ihm aber niemand mitteilen. Einige Leute wollten lediglich einen Schuß, andere Einwohner auch noch die Geräusche von umfallenden Möbeln gehört haben. Die angebliche Verletzte hatte aber noch niemand gesehen.

Als der Landpolizist die Wohnung der dreiundfünfzigjährigen Arbeiterfrau betrat, wusch sie gerade das schmutzige Geschirr ab. Der Polizist plauderte erst etwas mit ihr. Aber so angestrengt er auch die Hände der Frau betrachtete – er konnte keinerlei Verletzungen entdecken. Schließlich fragte er kurz entschlossen: „Ist es wahr, was die Leute erzählen?"

„Was erzählen sie denn?"

„Daß Sie sich durch einen Pistolenschuß verletzt haben."

Die Frau erwiderte: „O ja, das stimmt schon."

Dann strich sie ihr Haar etwas zur Seite. Der Polizist erblickte eine blutverkrustete Wunde in der Schläfe, dicht unter dem Haaransatz.

„Sie haben sich in den Kopf geschossen?" fragte er mehr verblüfft als erschrocken. Denn die Frau, die so ruhig ihrer Arbeit nachging und sich mit ihm unterhielt, sah nicht wie eine Schwerverletzte aus. Die Frau nickte. Dann öffnete sie eine Schublade und entnahm ihr eine Pistole des Kalibers 6,35.

„Damit?" fragte der Polizist und hielt seine Nase an die Mündung. Tatsächlich roch es nach Pulverschmauch. Aus dieser Pistole war kürzlich ein Schuß abgefeuert worden. „Aber wo ist denn die Kugel?" fragte er.

„Die ist noch drin", erwiderte die Frau und deutete auf ihren Kopf. Der Polizist wollte es nicht glauben. Aber er mußte sich bald davon überzeugen, daß es keine Austrittswunde gab.

Das Röntgenfoto des Schädels zeigte, daß das Projektil im Hinterhaupthirn steckte, mit seiner Spitze nach dem Schädelgrund hin gerichtet. Eine Operation war unmöglich. Die Frau wurde aus der Klinik entlassen und ging wieder ihrer Arbeit nach.

Später demonstrierte sie den Kriminalbeamten, wie sich ihr Selbstmordversuch abgespielt hatte, den sie wegen eines Ehekonfliktes unternahm. Als ihr Mann nicht zu Hause war, hatte sie sich ins Bett gelegt und den Lauf der Pistole, mit Schußrichtung auf den Hinterkopf, an die Schläfe gehalten und abgedrückt. Einige Stunden später war sie wieder aufgestanden. Ihr Mann sah das Blut auf dem Bett und die ausgeworfene Patronenhülse. Er wollte einen Arzt holen, aber die Frau lehnte das ab und erklärte, es sei ja nichts passiert und sie fühle sich wieder ganz wohl.

Über einen ähnlichen Fall berichtete 1951 die „Revue Internationale de Police criminelle": Eine siebzigjährige, unverheiratete Frau versuchte dadurch einen Selbstmord zu begehen, daß sie sich einen acht Zentimeter langen stumpfen Nagel mit einem Hammer auf den Kopf schlug, und zwar in den Hinterkopf, etwas links von der Pfeilnaht. Noch drei Tage lang war die Frau bei klarem Bewußtsein. Sie aß, schlief und besorgte ihre Wohnung. Dann beschloß sie, doch ein Krankenhaus aufzusuchen. Sie wohnte sehr einsam. Bis in das Krankenhaus mußte sie zu Fuß einen 24 Kilometer weiten Weg zurücklegen. Erst am nächsten Tag starb sie in der Klinik.

Der Bericht endete mit den Worten: „Hätte man die Frau mit einem solchen Nagel im Kopf tot aufgefunden, so hätte man mit aller Bestimmtheit ein Verbrechen vermutet, den Mörder allerdings vergeblich gesucht."

Auch bei Selbstmord durch Erhängen sind Fälle einer erstaunlichen Aktionsfähigkeit vorgekommen. So berichtete W. Holczabek vom Institut für gerichtliche Medizin der Universität Wien über einen Selbstmord, der sich im Januar 1962 in Österreich zutrug. Ein neununddreißigjähriger Mann verließ eines Morgens nach tagelangem Streit mit seiner Frau die Wohnung. Er nahm einen Strick mit und sagte zu seiner Frau: „Ich gehe jetzt in den Wald, Holz holen."

Als der Mann nicht zurückkam, schickte die Frau zwei Jungen in den Wald, um ihren Mann suchen zu lassen. Die Kinder kehrten zurück und legten einen Strick auf den Tisch. „Der hing am Ast eines Baumes, ziemlich hoch."

Die Frau bat die Jungen, nochmals in den Wald zu gehen und nicht heimzukommen, bis sie ihren Mann gefunden hätten.

Die beiden entdeckten unterhalb des Baumes, an dem der Strick gehangen hatte, Fußspuren im Schnee.

Als sie den Spuren folgten, fanden sie den Mann. Er lag in einem Hohlweg und war tot.

Der Gerichtsmediziner Holczabek besichtigte am nächsten Tag den Tatort. Die Fußspuren des Selbstmörders waren zugeschneit. Aber die Gendarmerie hatte die Stelle, wo der Tote gefunden worden war, gekennzeichnet. Sie war von dem Baum, an dessen Ast sich der Mann erhängt hatte, 160 Meter entfernt.

Natürlich erhob sich die Frage: Läßt sich unter solchen Umständen Selbstmord annehmen? Kann denn ein Erhängter noch 160 Meter weit laufen?

Holczabek erinnerte sich, daß in einem Fall ein Selbstmörder, der sich erhängt hatte, neun Meter vom Baum entfernt aufgefunden worden war. Daß ein Erhängter aber noch 160 Meter zurückgelegt haben sollte, klang doch zu unwahrscheinlich.

Bei der Untersuchung des Toten schwanden jedoch alle Zweifel an einem Selbstmord. Die Innenseite der Hose des Toten wies Spuren von Baumrinde auf; der Mann hatte also den zweieinhalb Meter hohen Ast selbst erklommen. Den Hals des Toten umspannte noch die Schlinge eines fünf Millimeter dicken Strickes, der sich zum Teil so tief in die Haut eingesenkt hatte, daß er kaum noch sichtbar war. Die Halsorgane zeigten den bei einer Erhängung häufig vorkommenden Befund, u. a. den Bruch der Schildknorpel- und Zungenbeinhörner. Dieser Bruch ist ein Zeichen für das Erhängen zu Lebzeiten.

Das Gutachten rekonstruierte den Tathergang und faßte als Ergebnis zusammen, daß der Selbstmörder auf den Baum geklettert und, nachdem er sich die Schlinge um den Hals gelegt hatte, hinabgesprungen war. Dabei mußte der Strick gerissen sein. Der Verschluß der Halsgefäße führte zum Tode. Aber dieser Verschluß trat nicht vollständig ein, so daß der Erhängte noch 160 Meter weit laufen konnte, bis er zusammenbrach.

Ein Erhängter ist nicht nur in der Lage, noch eine größere Wegstrecke zurückzulegen, sondern vermag auch nach erfolgter Strangulation noch eine ungewöhnlich lange Zeit zu leben. Das zeigt ein Fall aus Westdeutschland, der sich 1948 zutrug.

Einige Kinder suchten im Wald Pilze. Sie trafen einen älteren Mann, der ein Fahrrad neben sich führte. Als sich eines der Kinder wenig später umwandte, sah es, daß der Mann auf einen Baum kletterte.

Die Kinder dachten sich jedoch nichts dabei und setzten ihren Weg fort. Etwa eine Viertelstunde darauf kamen sie wieder zurück, da sahen sie den Mann am Ast eines Baumes hängen. Entsetzt liefen sie weg. Ein Bauer, den sie am Waldrand trafen, kehrte mit ihnen in den Wald zurück.

Der Bauer schnitt den Strick, an dem der Mann in etwa einem Meter Höhe am Baum hing, mit einem Taschenmesser durch und benachrichtigte dann den Gendarmen. Der fand den Mann noch immer lebend vor. Er atmete unregelmäßig und war ohne Bewußtsein. Man brachte ihn ins Krankenhaus, wo er neun Stunden später starb.

Nachdem dieser Fall bekannt wurde, erhob sich die Frage, wann und wodurch bei Erhängen der Tod eintrete. Professor Hallermann, Kiel, antwortete damals: „Beim typischen Selbstmord durch Erhängen verläuft die Strangfurche an den Kieferwinkeln aufsteigend und hat ihren Knoten oder Aufhängepunkt, der am höchsten liegt, etwa in der Gegend des Hinterhaupthöckers. Es kommt zum Verschluß von vier Schlagadern, die die Aufgabe haben, das sauerstoffhaltige Frischblut zum Gehirn zu leiten. Bei dieser typischen Lage des Stricks werden nämlich die beiden großen Halsschlagadern und dazu auch die Blutadern, die das verbrauchte Blut zum Herzen zurückführen, sowie am Nacken die rechte und linke Wirbelschlagader ... abgedrosselt und verlegt. Hierzu gehört ein Druck oder Zug von 30 kg, eine Voraussetzung, die beim Erwachsenen immer gegeben ist, wenn er die Schwere des eigenen Körpers wirksam werden läßt ...

Für alle nachfolgenden Wirkungen ist dieser Umstand, die Abdrosselung und Verlegung der Halsschlagader, das entscheidende Moment. Hierdurch kommt es auch zum Tode und nicht durch die Abdrosselung der Luft oder durch Verletzung der Wirbelsäule."

Hallermann weist darauf hin, daß schon wenige Sekunden unterbrochener Sauerstoffzufuhr zum Gehirn Bewußtlosigkeit herbeiführen. Deshalb ist die Selbstrettung bei Selbstmördern nicht mehr möglich; sie werden zu rasch bewußtlos. Das Bewußtsein verloren zu haben heißt allerdings noch nicht, tot zu sein. Der Tod tritt erst dann ein, wenn das Gehirn länger als etwa fünf Minuten keinen Sauerstoff mehr erhält. Nach dieser Zeit bleiben alle Wiederbelebungsversuche erfolglos. Es sind jedoch auch schon Fälle berichtet worden, in denen eine Wiederbelebung noch fünfzehn Minuten nach dem Tode erfolgreich gewesen sein soll.

Der Fall des Selbstmörders, den die Kinder am Ast hängen sahen, scheint also ein Grenzfall gewesen zu sein, denn es waren immerhin etwa zehn Minuten vergangen, bis der von den Kindern alarmierte Bauer den Mann aus der tödlichen Schlinge befreit hatte. Wenn man auch annehmen kann, daß die Schlinge eine besondere Lage hatte, so daß sie Atemluft und Blutzufuhr nicht völlig drosseln konnte, bleibt doch die lange Lebensdauer des Selbstmörders ebenso erstaunlich wie die Fähigkeit jenes andern Erhängten, der noch 160 Meter weit gelaufen war.

Erhängen gehört zu den häufigsten Selbstmordarten. Seltener schneidet sich ein Mensch den Hals durch, um sein Leben zu beenden, aber doch nicht so selten, wie man gewöhnlich annimmt. Dieser Selbstmord erfordert viel Mut und Energie oder eine dumpfe Besessenheit, die man oft bei Geisteskranken findet.

Der Halsschnitt verursacht klaffende Wunden, deshalb verliert das Opfer sehr viel Blut. Der Tatort bietet häufig einen furchtbaren Anblick. Solche Umstände machen es dem Kriminalisten schwer, die Möglichkeit eines Selbstmordes in Betracht zu ziehen. Naturgemäß erhebt sich immer wieder die Frage: Kann sich ein Mensch solche Verletzungen selbst beigebracht haben? Aber noch leichter sind die Kriminalisten geneigt, einen Selbstmord von vornherein auszuschließen, wenn sie feststellen, daß das Opfer noch einen beträchtlichen Weg nach seiner Verletzung zurückgelegt hat.

Welche folgenschweren Fehlschlüsse gerade dieser Tatbestand nach sich zieht, zeigt ein Fall, der sich nach dem zweiten Weltkrieg in Bayern zutrug.

Eines Nachts wurde die Landpolizei zur Leiche einer fünfundsiebzigjährigen Frau geholt. Sie lag mit durchgeschnittener Kehle im Schlafzimmer von Sohn und Schwiegertochter, bei denen sie wohnte.

Sohn und Schwiegertochter erklärten bei ihrer ersten Vernehmung: „Wir waren schon im Bett, aber noch nicht eingeschlafen. Plötzlich hörten wir Schritte auf unser Schlafzimmer zukommen. Da ging auch schon die Tür auf. Wir machten Licht. Herein kam unsere Mutter im Nachthemd. Mit erhobenen Armen lief sie durch den Raum, dann fiel sie am Fußende unserer Betten nieder. Gesagt hat sie nichts mehr. Wir hörten nur ein unverständliches Lallen. Wir eilten zu ihr, wollten ihr helfen, wieder aufzustehen. Sie rührte sich nicht mehr. Dann erst sahen wir die schreckliche Wunde an ihrem Hals.“

Die Landpolizei benachrichtigte die Mordkommission. Die Kriminalisten nahmen die Aussagen der Eheleute vom ersten Augenblick an äußerst mißtrauisch auf. Zu vieles am Tatort schien gegen einen Selbstmord der Greisin zu sprechen. Im Zimmer der alten Frau fand man eine Blutspur. Hier also mußte sie die Wunde empfangen haben. Aufgefunden wurde die Tote aber im Schlafzimmer der Eheleute. Um dorthin zu gelangen, hätte die Fünfundsiebzigjährige in ihrem schwerverletzten Zustand erst ihr eigenes Zimmer durchqueren und dann durch das anschließende Wohnzimmer gehen müssen. Danach hätte sie die Tür zum Flur öffnen und den Flur durchschreiten müssen, ehe sie von dort ins Schlafzimmer ihrer Kinder hätte gelangen können. Und auch dieses wäre noch fast ganz zu durchqueren gewesen. Dazu sollte sie fähig gewesen sein trotz einer solchen Halswunde?

Das erschien der Kriminalpolizei völlig unglaubhaft.

Hinzu kam ein zweiter merkwürdiger Umstand. Neben der Blutspur im Zimmer der Toten lag eine Schere, eine ganz gewöhnliche, nicht mehr scharfe, siebzehn Zentimeter lange Schere. Die Eheleute behaupteten, ihre Mutter müsse sich mit dieser Schere die tödliche Wunde beigebracht haben.

Auch das konnten sich die Kriminalisten nicht vorstellen.

Außerdem wurden auf dem langen Weg zwischen dem Zimmer der Greisin und dem Schlafzimmer der Eheleute nur wenige Blutstropfen gefunden. Fest stand aber doch – nach der Spur im Schlafzimmer der Toten zu urteilen –, daß die Wunde stark geblutet hatte. Hätte die alte Frau den Weg von ihrem Zimmer zum Zimmer ihrer

Kinder selber zurückgelegt, so schlußfolgerten die Kriminalisten, hätte sie unterwegs auch viel mehr Blut verlieren müssen. Daher nahm man an, die Eheleute hätten die alte Frau tödlich verletzt und die Sterbende dann in ihr Schlafzimmer getragen.

Das Ehepaar wurde wegen Mordverdachts verhaftet. Aber die gerichtliche Obduktion ergab eindeutig den Beweis, daß sich die alte Frau die tödliche Verletzung selbst beigebracht hatte.

Zwei Wundwinkel an der linken Halsseite und mehrere Einstichverletzungen deuteten darauf hin, daß die Selbstmörderin mehrmals die Schere angesetzt hatte. Die durch mehrere Schnitte verursachten Verletzungen hatten aber nicht die Halsschlagadern durchtrennt, sondern die Luftröhre. Der Tod war wahrscheinlich durch Ersticken eingetreten.

Ferner fand sich am linken Handgelenk eine oberflächliche Schnittwunde – der erste erfolglose Versuch zu einem Schlagaderschnitt. Die unterschiedliche Tiefe der Halsschnittwunde vom Rand zur Mitte hin ließ die Schlußfolgerung zu, daß tatsächlich die Schere als Tatwerkzeug benutzt worden war. Die Schwerverletzte konnte deshalb noch einen so weiten Weg zurücklegen und verlor dabei so wenig Blut, weil die Halsarterien unverletzt geblieben waren.

Später stellte sich heraus, daß die Mutter an altersbedingten seelischen Depressionen gelitten und gegenüber ihrer Freundin angedeutet hatte, sie würde sich noch einmal etwas antun. Dabei hatte sie auf ihren Hals gezeigt.

An diesem Fall wird zweierlei deutlich. Bei jedem unnatürlichen Tod ist unerläßlich, daß Kriminalpolizei und Gerichtsmediziner von Anfang an eng miteinander zusammenarbeiten. Es wirkt sich immer günstig auf die Untersuchung aus, wenn der Gerichtsmediziner den Tatort selbst besichtigt. Denn eine alte Erfahrung besagt, daß der Kriminalist aus dem Tatort, aus den äußeren Begleitumständen der Tat allein meist noch kein sicheres Urteil über ihren Hergang und die Todesursache gewinnen kann. Umgekehrt ist auch der Gerichtsmediziner oft nicht in der Lage, nur durch die Untersuchung der Leiche den Tatverlauf in all seinen einzelnen Etappen und Bedingungen zu rekonstruieren.

Arbeiten aber Kriminalisten und Gerichtsmediziner zusammen,

wird die Ermittlung sofort in richtige Bahnen gelenkt. Das erspart nicht nur die Verdächtigung Unschuldiger, sondern auch Zeit, die gerade im Anfangsstadium so wertvoll für eine kriminalistische Untersuchung ist.

Zweitens zeigt sich, daß der naturwissenschaftlichen Beweisführung der Vorrang vor allen subjektiven Ansichten und Mutmaßungen gebührt.

„Es begegnet uns öfter", erzählte mir Professor Herold, „daß wir bei unserer Arbeit auf Einwände stoßen. Der eine sagt skeptisch: ‚Das kann doch gar nicht sein!' Ein anderer behauptet sogar: ‚Sie müssen sich irren!'

Ich erinnere mich, wie ich einmal den Tod eines Lehrlings zu untersuchen hatte. Er wurde eines Sommertages tot in seinem Zimmer gefunden. Die Blutuntersuchung ergab einen tödlichen Kohlenoxidgehalt. Als ich auf die Kohlenoxidvergiftung hinwies, sagte mir der untersuchende Beamte: ‚Das ist unmöglich! In diesem Zimmer gibt es keinen Gaskocher, und der Ofen hat auch nicht gebrannt. Wo soll da Kohlenoxid herkommen?' Wir mußten erst den Staatsanwalt einschalten, um weitere Untersuchungen im Hinblick auf eine Kohlenoxidvergiftung durchzusetzen. Schließlich entdeckte man dann, daß Kohlenoxid von einem Küchenherd aus der Nachbarwohnung durch alte, ausgetrocknete und poröse Lehmwände eingedrungen war."

Professor Herold fügte hinzu: „Als ich bei einer anderen Gelegenheit – diesmal in einem öffentlichen Gebäude – einen tödlichen Unfall durch Kohlenoxid aufzuklären hatte, wurde mir entgegengehalten: ‚Sie müssen sich bei Ihrer Analyse geirrt haben!' Ich erwiderte darauf: ‚Die Chemie irrt sich nicht!'"

Natürlich kann sich auch ein Gerichtsmediziner irren. Aber darum geht es hier nicht, sondern um die Tatsache, daß er sich hier und da sehr privaten Meinungen und durch persönliche Interessen bedingte Ansichten gegenübergestellt sieht, die er mit der ganzen Autorität des wissenschaftlichen Beweises zu widerlegen hat. Was dem medizinischen Laien oft als unfaßbar erscheint – wie jene Beispiele von der Aktionsfähigkeit des Selbstmörders –, kann der Gerichtsmediziner als durchaus möglich nachweisen.

Die Forderung nach enger Zusammenarbeit zwischen Kriminalisten und Gerichtsmedizinern bedeutet jedoch nicht, daß der Gerichtsmediziner einen unnatürlichen Todesfall nur dann aufzuklären und zu rekonstruieren vermag, wenn er den Tatort selbst gesehen und die Tatbegleitumstände selber in Augenschein genommen hat.

Es gibt Fälle, wo das nicht möglich ist. Ein Fluß schwemmt die Leiche eines unbekannten Toten an. Die Tatbegleitumstände sind unbekannt. Oder ein Prozeß wird nach Jahren wieder aufgenommen, weil plötzlich Zweifel über die Täterschaft des Verurteilten aufgetaucht sind. Das Opfer, jahrelang schon unter der Erde, befindet sich in einem Zustand, der eine Feststellung der Todesursache in Beziehung auf Täter und Tathergang unmöglich macht. Oder die polizeiliche Voruntersuchung war oberflächlich und lückenhaft und ergab mehr Zweifel als Sicherheit bei der Beurteilung der Tatbegleitumstände.

In allen solchen Fällen muß sich der Gerichtsmediziner auf die Hinweise beschränken, die ihm der Körper des toten Menschen selbst gibt. Und da unter ähnlichen Umständen auch immer wieder ähnliche Symptome auftreten, hat sich die Gerichtsmedizin ein so umfangreiches Erfahrungswissen geschaffen, daß sie zur Not auch ohne Kenntnis der näheren Tatumstände eine Diagnose stellen kann.

Das soll an folgendem Fall gezeigt werden, der trotz elementarer Fehler der polizeilichen Ermittlung und unklarer Indizien durch eine nachträgliche gerichtsmedizinische Untersuchung doch noch befriedigend aufgeklärt werden konnte.

Der Rasiermesser-Fall Nr. 1

Es war ein naßkalter Novembervormittag im Jahre 1926. Über dem ostpreußischen Dorf lag leichter Nebel.

Emilie J., die sechzehnjährige Schwägerin des Gutsbesitzers B., stieg die Bodentreppe empor. Sie trug eine Schüssel mit Würsten, die sie in die Räucherkammer bringen wollte.

Die Räucherkammer grenzte an den Hausboden. Als Emilie die Tür zur Kammer öffnen wollte, hörte sie ein merkwürdiges Geräusch. Sie lauschte. Sicherlich hatte sich ein Tier auf dem Boden verkrochen, denn die Töne klangen wie schnarchend-rasselndes Atmen. Emilie hob den Fuß und stampfte mehrmals heftig auf die Dielenbretter, um das Tier zu verscheuchen.

Nichts geschah. Die Stille blieb, aber in der Stille auch dieser knarrende Rhythmus. Emilie öffnete die Tür der Räucherkammer und hängte die Würste auf. Sie bemühte sich, Lärm dabei zu machen, in der Hoffnung, das Tier würde verschwinden. Aber als sie endlich fertig war und die Kammertür wieder verschlossen hatte, hörte sie das Atmen noch immer.

Sie überlegte, ob sie um den Mauervorsprung herumgehen und den Hausboden betreten sollte. Wenn es wenigstens im Keller wäre, dachte sie. Aber auf dem Boden, der einsam war, hoch und abgelegen, hatte sie schon immer Angst gehabt. Dann entschloß sie sich doch, einen Blick zu wagen.

Der Bodenraum war weit und dämmrig. Gerümpel stand in den Ecken. Sie merkte nicht, wie sie selber laut zu atmen begann, als sie unter dem Geäst schräger Balken plötzlich eine Bewegung wahrzunehmen glaubte. Zögernd ging sie darauf zu und blieb jäh stehen.

Auf dem Fußboden sah sie ihren Vater.

Er lag auf dem Rücken, den halb erhobenen Oberkörper auf den angewinkelten Armen gestützt. Er war es, der so pfeifend atmete. Sie rief ihn an, er gab keine Antwort und rührte sich nicht. Sein Kopf hing vornüber auf die Brust, und trotz des Zwielichts sah man, daß sein Gesicht sehr bleich war.

Emilie wollte zu ihm eilen, aber die seltsam erstarrte Haltung des Mannes hielt sie davon ab. Sie lief hinunter und erzählte ihrer Schwester von der schrecklichen Begegnung. Die Schwester, Frau B., hatte jedoch ebenfalls Angst, auf den Boden zu gehen. Deshalb suchte sie ihren Mann, den sie schließlich in der Scheune traf. Frau B. teilte ihrem Mann mit, ihr Vater liege oben auf dem Boden.

„Auf dem Boden?" fragte B. „Ich war doch vorhin noch oben. Zweimal sogar, als ich Säcke holte, um mit Emilie das Korn zu reinigen."

„Und du hast ihn nicht gesehen?"

„Mir fällt ein, ich konnte ihn ja gar nicht sehen. Ich bin nur bis zur Treppe gegangen, wo die Säcke lagen."

B. wandte sich ab und band einen Getreidesack zu.

„Willst du denn nicht hinaufgehen und nach Vater sehen?" rief Frau B.

„Ich?" fragte B. gedehnt. „Ich soll gehen? Das kannst du wohl nicht von mir verlangen."

Dann band er noch zwei Säcke zu und verließ die Scheune. Die Frauen folgten ihm. B. ging ins Wohnzimmer, öffnete eine Vitrine und nahm eine Flasche Korn heraus. Er goß sich ein halbes Wasserglas ein und trank es in einem Zug leer. Dann sagte er plötzlich: „Na schön. Ich will mal nachsehen. Aber allein gehe ich nicht."

B. holte den Altsitzer F., der ebenfalls auf dem Gut wohnte. F. erklärte sich bereit, mit B. auf den Boden zu gehen. Die beiden stiegen die Treppen empor, aber am Ende der Bodentreppe blieb B. plötzlich stehen und weigerte sich, weiter mitzugehen. F. ging allein weiter. Als er den Bodenraum betrat, sah er den Altsitzer J. auf der Diele liegen. Er trat zu ihm und redete ihn an. Aber entsetzt bemerkte er im gleichen Augenblick, daß die Hand und die Jacke des alten Mannes blutig waren. Er beugte sich herab. Und nun sah F. auch die Verletzung, die sich quer über den Hals zog: eine weit auseinanderklaffende Schnittwunde.

F. eilte zu B. zurück, der auf der Bodentreppe saß, und forderte ihn auf mitzukommen.

„Was ist denn eigentlich los?" fragte B.

„Jemand hat ihm den Hals durchgeschnitten! Aber er scheint noch zu leben."

Nun erst ging B. mit in die Bodenkammer. Während er seinen Schwiegervater noch betrachtete, fragte F.: „Haben Sie eine Trage? Wir müssen ihn hinunterschaffen."

„Nein", sagte B., „der bleibt, wo er ist. Hier wird nichts verändert, bis die Polizei eintrifft."

Statt nun endlich einen Arzt zu rufen, ließ B. lediglich einen Landjäger kommen. Der Polizist untersuchte flüchtig den Bodenraum. Dabei stellte er fest, daß sich unterm Dachfirst eine blutbefleckte Pferdedecke und J.s Mütze befanden. Das war aber an einer ganz andern Stelle als die, an der J. jetzt lag. Der Polizist machte sich eine Notiz, daß die rechte Hand des Verwundeten sehr stark mit Blut beschmiert war, die linke dagegen kaum.

Dann begab sich der Landjäger auf seinem Fahrrad zum Gasthaus, um von dort das Kreisgericht anzurufen. Zu seinem Erstaunen fand er B. in der Gaststube sitzen. Er unterhielt sich, laut lachend, mit dem Wirt und den Gästen.

Später erschien der Untersuchungsrichter aus der Kreisstadt mit einem Arzt.

Von Anfang an lag die Untersuchung in den Händen des Gerichts. Die Kriminalpolizei wurde weder jetzt noch zu einem späteren Zeitpunkt hinzugezogen.

Als der Richter und der Arzt den Bodenraum betraten, lag J. immer noch bewußtlos da, nun aber nicht mehr auf dem Rücken, sondern auf dem Bauch, den Kopf zur Seite gedreht. Niemand wußte, wer die Lage des Verletzten verändert hatte.

Der Richter trat zu ihm und rief laut: „Herr J., was ist denn eigentlich passiert?"

Auch jetzt gab J. keine Antwort. Mit Hilfe des Arztes wurde er auf den Rücken gelegt. Der Arzt betrachtete die Wunde und sagte: „Die Luftröhre ist durchgeschnitten. Er erstickt. Ich muß ihm eine Kanüle einsetzen, damit er wieder Luft bekommt."

120

„Hat denn das noch Zweck?" fragte der Richter.

„Ich hoffe", erwiderte der Arzt.

Nachdem man den Verletzten hinuntergebracht hatte, setzte ihm der Arzt eine Kanüle in die Luftröhre ein. Nun wurde J.s Atem ruhiger.

Inzwischen begann der Untersuchungsrichter mit den ersten Vernehmungen. Das Ergebnis war mager genug. Fest stand, daß der alte J. bereits am Tage vorher, und zwar schon am zeitigen Vormittag, das Gut verlassen hatte. Wohin er gegangen war, wußte niemand. Da er manchmal seinen Bruder im Nachbarort besuchte und dort einige Tage blieb, war seine Abwesenheit niemandem aufgefallen.

Der Untersuchungsrichter erfuhr, daß zwischen J. und seinem Schwiegersohn B. ein gespanntes Verhältnis bestand. Es ging um Vermögensstreitigkeiten. Der Konflikt hatte sich so zugespitzt, daß beide sogar einen Prozeß gegeneinander führten. Zu direkten tätlichen Auseinandersetzungen soll es aber nie gekommen sein.

B. bestritt, am Vormittag, als er die Säcke holte, den Bodenraum betreten zu haben. Ein Hütejunge, der in einer Bodenkammer wohnte, erklärte, frühmorgens habe J. noch nicht auf dem Boden gelegen. Die Tat mußte also begangen worden sein, nachdem der Hütejunge die Bodenkammer verlassen und Emilie J. sie betreten hatte. Es erwies sich als unmöglich, ein lückenloses Alibi für alle Personen aufzustellen.

Dann fragte der Untersuchungsrichter nacheinander Emilie, den Gutsbesitzer, den Altsitzer F. und den Landjäger, ob sie auf dem Boden das Messer, das zur Tat benutzt worden war, gesehen und an sich genommen hätten. Aber keiner der Befragten konnte sich an ein Messer erinnern. Der Landjäger wußte, was das bedeutete. „Das heißt Mord", murmelte er.

In diesem Moment betrat der Arzt das Zimmer. Er wendete sich an den Untersuchungsrichter: „Herr J. ist wieder bei Bewußtsein. Vielleicht ist er in der Lage, einige Fragen zu beantworten." Daraufhin begaben sich Untersuchungsrichter, Arzt und die Verwandten des Verletzten in das Zimmer, in dem der Verwundete lag. Als J., dessen Hals lediglich mit einem Notverband umwickelt war, seinen Schwiegersohn erblickte, geriet er in große Erregung, so daß der Richter den B. bat, den Raum zu verlassen.

Der Arzt sagte: „Sprechen kann Herr J. natürlich nicht. Stellen Sie ihm lediglich Fragen, die er mit ja oder nein beantworten wird. Nickt er mit dem Kopf, bedeutet das ja, schüttelt er den Kopf, bedeutet das nein."

So begann die Vernehmung des schwerverletzten J., der sich in einem Schockzustand bei getrübtem Bewußtsein befand.

Ein Mensch mit durchschnittener Kehle war aufgefordert, seine Antworten auf zweifellos suggestiv gestellte Fragen durch Kopfnikken kundzutun! Die Aussage eines solchen Mannes hätte mit äußerster Vorsicht aufgenommen werden müssen; statt dessen benutzte sie der Richter zur Beschuldigung gegen den Schwiegersohn des Alten.

Denn der Richter glaubte dem Kopfnicken des Schwerverletzten entnehmen zu können, daß der Schwiegersohn B. dem Alten diese schreckliche Verwundung zugefügt habe. Er glaubte ferner, J. habe ausgesagt, er sei heute morgen aufgestanden und auf den Boden gestiegen. Dabei wäre ihm sein Schwiegersohn gefolgt und hätte sich mit dem offenen Rasiermesser auf ihn gestürzt. B. habe ihn zu Boden geworfen und ihm dann, trotz heftiger Gegenwehr, mit dem Rasiermesser den Hals durchgeschnitten. Was dann geschehen sei, wisse er nicht mehr, weil er das Bewußtsein verloren habe.

Diese Aussage wurde zu Protokoll genommen und B. daraufhin verhaftet.

Einige Tage später starb J. an den Folgen seiner Verletzung und einer doppelseitigen Lungenentzündung. Hätte man ihn ärztlich versorgt, statt ihn einer sinnlosen Vernehmung zu unterwerfen, dann wäre sein Leben sicherlich zu retten gewesen.

Die Anklage gegen B. stützte sich auf die Aussage des verstorbenen J. und auf die beiden medizinischen Gutachten, die J.s Behauptung Glaubwürdigkeit verliehen. Das erste dieser Gutachten stammte von dem Arzt, der J. als erster ärztlich versorgt hatte und auch einen Eindruck von der Tatortsituation gehabt hatte. Dieser Arzt meinte, es sei eine außerordentlich große Kraft erforderlich gewesen, um dem Opfer eine so schwere Wunde beizubringen. Die Verletzung war acht Zentimeter lang und fünf Zentimeter breit und erstreckte sich unterhalb des Kehlkopf-Ringknorpels. Haut, Zungenbein- und Kehlkopfmuskulatur und die Luftröhre waren durchtrennt.

In seinem Gutachten wies der Arzt ferner darauf hin, daß J. niemals das Rasiermesser unter dem Dach versteckt haben konnte. (Inzwischen hatte man nämlich das Rasiermesser entdeckt: Es war unter der Dachverschalung, genau über der Stelle, wo die blutige Pferdedecke und die Mütze gelegen hatten, verborgen gewesen.) Zu einer derart überlegten Handlung sei der Verletzte nach der Schockwirkung dieses Halsschnitts auf gar keinen Fall mehr fähig gewesen. Man müsse also annehmen, daß J. die Verwundung von fremder Hand zugefügt worden sei.

Das zweite medizinische Gutachten, das im Prozeß eine Rolle spielte, war das Obduktionsprotokoll. Darin heißt es u. a.: „Ob die Wunde am Hals von eigener Hand oder durch die Hand eines Dritten gesetzt wurde, läßt sich mit absoluter Sicherheit nicht entscheiden. Die weitaus größere Wahrscheinlichkeit hat die Annahme, daß die Verletzung von einer dritten Person verursacht worden ist. Dafür spricht die Lage der Wunde in dem unteren Teil des Halses, demgegenüber Selbstmörder meist den oberen Teil bevorzugen. Ebenso spricht der stark zerlappte Wundrand dafür, daß eine fremde Person durch mehrere Schnitte die Verletzung produzierte.“

Auf diese zwei Gutachten gestützt, erhob die Staatsanwaltschaft Anklage gegen B.

Die Voruntersuchung hatte widersprüchliche Meinungen der Dorfbewohner über das Verhältnis des mutmaßlichen Täters zu seinem Opfer ergeben. Zwar wurde der verstorbene Gutsbesitzer J. von den meisten als ein brutaler, egoistischer, hinterlistiger Mensch bezeichnet, B. im allgemeinen als ruhig und verträglich, aber andererseits hielt es auch kaum jemand für denkbar, daß sich der Alte selbst umgebracht haben könnte.

So kam es zum Schwurgerichtsprozeß. Die Verteidigung wies darauf hin, daß bei der Voruntersuchung beträchtliche Unterlassungssünden begangen worden waren. So hatte das Gericht versäumt, das zur Tat begangene Messer auf Fingerabdrücke untersuchen zu lassen. Es gab kein einziges Foto vom Tatort. Niemand hatte im Protokoll die Art der Blutspuren sowohl in der Umgebung als auch am Verletzten selbst vermerkt. Die ganze Voruntersuchung offenbarte ein unglaubliches Maß von Rückständigkeit, Dilettantismus und engstirnigem Ressortdenken, denn von Anfang an hatte man alles getan, um die Kriminalpolizeistelle und die Gerichtsmedizin auszuschließen.

Trotz dieser Hinweise der Verteidigung auf die unzulängliche Voruntersuchung verurteilte das Schwurgericht B. zu zehn Jahren Zuchthaus wegen Totschlags. In der Urteilsbegründung stützte sich das Gericht auf die Aussagen des Verstorbenen und die medizinischen Gutachten, die einen Selbstmord für wenig wahrscheinlich hielten. Denn – so hieß es in der Urteilsbegründung – „der Verstorbene hätte das Rasiermesser nur dann an die Stelle befördern können, wo es gefunden worden ist, wenn er sich den Schnitt dort im Liegen beigebracht hätte, wo Decke und Mütze gefunden worden sind. Nach den wissenschaftlichen Feststellungen ist nun aber bisher kein Selbstmord im Liegen begangen worden, sondern im Stehen oder Sitzen, weil der Selbstmörder nur dann genügend Armfreiheit hat. Auf der anderen Seite ist jeder Mord durch Halsabschneiden bisher an dem Opfer verübt worden, wenn es lag …“

B.s Anwälte legten Revision ein und beantragten, die Professoren Nippe, Strauch und Straßmann, führende Männer auf dem Gebiet der gerichtsmedizinischen Praxis und Forschung, als Sachverständige hinzuzuziehen. Sie sollten in einem Obergutachten zum Obduktionsprotokoll und den daraus gezogenen Schlußfolgerungen Stellung nehmen. Nachdem das Urteil aufgehoben und die Revisionshandlung an die erste Instanz zurückgewiesen worden war, erhielt der Revisionsprozeß durch diese drei Kapazitäten der deutschen gerichtlichen Medizin bald eine ganz andere Wendung.

Den Obergutachtern standen für ihr Gutachten lediglich das Obduktionsprotokoll zur Verfügung und das Präparat der verletzten Halspartie, das die Obduzenten nach der Sektion hergestellt hatten.

Obwohl die drei Professoren in einigen Schlußfolgerungen voneinander abwichen, kamen sie in den wesentlichen Punkten zu übereinstimmenden Auffassungen. Ohne auf die geringfügigen Differenzen näher einzugehen, wollen wir hier nur den Kern ihrer gemeinsamen Ansichten herausarbeiten, der den Vorgängen um den Tod des J. eine ganz andere Deutung gab.

124

Die beiden Obduzenten hatten die Meinung vertreten, der stark zerlappte Wundrand zwinge zur Annahme, eine fremde Person habe mehrere Schnitte vollführt. Die Obergutachter waren auch der Meinung, daß mehrere Schnitte stattgefunden hatten. Nippe sprach von fünf bis sechs Schnitten, Straßmann hielt wenigstens vier und höchstens acht für erwiesen, und auch Strauch akzeptierte eine mehrfache Schnittführung. Aber die große Erfahrung, die alle drei Obergutachter mit Halsschnittverletzungen hatten, führte sie zu anderen Schlußfolgerungen als damals die Obduzenten. Denn in der gerichtsmedizinischen Praxis stößt man immer wieder auf die Beobachtung, daß sich gerade Selbstmörder mehrere Schnitte beibringen.

So erklärte Nippe: „Die Frage Mord oder Selbstmord spitzt sich zu einem beträchtlichen Teile dahin zu, wieviel Schnitte geführt wurden. Bei der Feststellung, daß kein lebenswichtiges Organ plötzlich durch die Schnittverletzung zerstört wurde und daß auch keine schnelle Bewußtlosigkeit eingetreten sein konnte, ist nämlich der wesentliche Schluß der, daß ein Mord sehr unwahrscheinlich wird, wenn eine größere Anzahl von Halsschnitten geführt worden ist, da sich jemand wohl gegen einen oder zwei unvermutet geführte Halsschnitte nicht wehren kann, während Abwehr gegen eine Reihe von Halsschnitten unbedingt erfolgt."

Strauch verwies darauf, daß sich mehrfache Schnittführung gerade beim Selbstmörder findet, ohne daß dieser geistesgestört sein muß. Und auch Straßmann betonte, man begegne beim Selbstmord „sehr häufig Halsschnittwunden, die durch mehrere Schnitte erzeugt worden sind".

Ein weiteres wichtiges Problem war die Frage, die sich nach dem Fund des unter dem Dach versteckten Rasiermessers ergeben hatte. Bei der Verurteilung des B. war das Gericht von der Meinung ausgegangen, das Opfer hätte nach einer so schweren Verletzung nicht mehr das Messer verbergen können. Das könne nur der Mörder getan haben.

Alle drei Obergutachter hielten diese Auffassung für falsch. Straßmann wies nach, der Halsschnitt habe zwar Luft- und Speiseröhre eröffnet, aber die großen Kopfnickermuskeln, die Halsarterien und -venen und die wichtigsten Nervenbahnen seien nicht verletzt worden.

Es sei deshalb unwahrscheinlich, daß J. sofort nach der Verletzung bewußtlos geworden wäre. Er sei ja auch entfernt von der Stelle aufgefunden worden, an der die Verletzung erfolgt war. Da niemand Schleifspuren bemerkt habe, müsse also J. selbst dorthin gegangen sein. Das Bewußtsein habe sich erst später getrübt, als Folge des Blutverlusts und der beginnenden Erstickung. Deshalb hielt Straßmann für möglich, daß J. das Messer versteckt hatte.

Nippe äußerte dieselbe Meinung. Auch Strauch erklärte: „Nach diesen Feststellungen ist es jedenfalls sehr wohl möglich, daß J. nach der Halsverletzung noch allerlei Handlungen vornehmen konnte wie den Ort wechseln und die Waffe an die Stelle bringen, an der sie gefunden wurde. Kennen wir doch aus der Wissenschaft Fälle, in denen Halsverletzte, bei denen die großen Halsgefäße glatt durchgetrennt waren, bei denen Speiseröhre und Kehlkopf durchschnitten waren, bei denen die Schnittwunde bis in die Wirbelsäule ging, noch imstande waren, fünfundzwanzig Schritte zu laufen ... Laute von sich zu geben, zu sprechen, zu schreien, einen Gartenzaun zu überklettern, ein Messer tief in die Erde zu stechen."

Das Urteil der ersten Instanz hatte sich u. a. auf die eigenartige Ansicht gestützt, der Verletzte könne nur dann das Messer unter der Dachverschalung versteckt haben, wenn er sich den Schnitt im Liegen beigebracht hätte.

Die Polizei hatte weder den Tatort noch die Lage und Stellung des Verletzten fotografiert. Das erschwerte es den Obergutachtern, diese Behauptung der Erstgutachter zu überprüfen. Denn die bisher gehörten „Sachverständigen" hatten erklärt: Noch niemals sei ein Selbstmord im Liegen begangen worden.

Professor Nippe widersprach energisch: „In jeder Lage sind sowohl Selbstmord durch Halsschnitt wie auch Mord durch Halsschnitt schon beobachtet worden ... Ebenso ist der Selbstmord durch Halsschnitt im Liegen durchaus etwas Häufiges."

Strauch dagegen erkärte, ihm sei nicht bekannt, daß sich ein Selbstmörder im Liegen einen Halsschnitt beigebracht habe. Selbstmörder würden bei Ausführung des Halsschnittes stets sitzen oder stehen. Strauch betonte jedoch, die Meinungsverschiedenheit mit Nippe sei in diesem Fall unerheblich. Denn er stimme mit Nippe

126

darin überein, daß sich J. die ersten Schnitte durchaus im Stehen beigebracht haben könne.

Straßmann meinte, daß sich der Selbstmörder im allgemeinen die Schnitte im Stehen oder Sitzen beibringe, während der Mord durch Halsschnitt zumeist am liegenden Opfer ausgeführt werde. Ihm sei aber auch bekannt, daß Selbstmörder mitunter ihre Tat im Knien oder Liegen ausgeführt und umgekehrt Mörder ihren Opfern den tödlichen Schnitt im Stehen oder Sitzen beigebracht hätten.

Im medizinischen Gutachten, auf das sich das Urteil der ersten Instanz gestützt hatte, war behauptet worden, die Richtung der Schnittwunde sei typisch für einen Mord. „Beim Selbstmörder würde der Schnitt von links unten nach rechts oben gehen, während im vorliegenden Falle der Schnitt genau waagerecht verläuft."

Nippe wandte sich gegen diese Meinung und betonte, gerade das Gegenteil sei die Regel. Beim rechtshändigen Selbstmörder verlaufe der Schnitt, entsprechend der messerführenden Hand, häufiger von links oben nach rechts unten oder einfach quer über den Hals. Straßmann vertrat die gleiche Ansicht.

Diese sehr detaillierten Gutachten dreier Experten widersprachen also in allen wesentlichen Punkten entschieden der Ansicht des Gerichts, dem Opfer sei die tödliche Verletzung von fremder Hand zugefügt worden. Die Obergutachter betonen, daß kein einziges Indiz für diese Theorie spreche.

Mit großer Wahrscheinlichkeit sei vielmehr anzunehmen, daß sich J. die Wunde selbst beigebracht habe.

Die Frage, ob der verletzte Selbstmörder hätte gerettet werden können, wenn sein Schwiegersohn sofort einen Arzt gerufen, der die Wunde fachgerecht behandelt hätte, wurde nicht erörtert. Es kam zu einem Freispruch mangels Beweisen.

Die drei Obergutachter konnten deshalb unabhängig voneinander zu der Meinung kommen, es handele sich mit großer Wahrscheinlichkeit um einen Selbstmord, weil sich bei gleicher Todesart auch bestimmte Symptome gleichförmig wiederholen. Solche Symptome waren im vorliegenden Falle die Schnittrichtung, die Anzahl der Schnitte, die Wunde selbst und die Lage des Opfers.

Was die Schnittrichtung betrifft, so hängt sie von der Bewegungsrichtung des Armes ab und der Hand, die das Messer führt. Beim rechtshändigen Selbstmörder findet sich als natürlichste Bewegungsrichtung ein Schnitt am Hals, der von links oben nach der vorderen Halsmitte, also nach dem Kehlkopf zu, verläuft. Meist wird die Luftröhre durchtrennt, da die irrtümliche Annahme besteht, der Tod trete durch Zerschneiden der Luftröhre ein. Von der Mitte des Halses aus läuft der Schnitt beim Selbstmörder in der Regel dann abwärts, schräg nach unten, weil die Schwere des Armes die Hand naturgemäß nach unten zieht.

Verläuft dagegen die Wunde umgekehrt, also von rechts nach links oder sogar von rechts nach links oben, so spricht das für einen Mord.

Auch die Anzahl der Schnitte kann unter Umständen aufschlußreich für die Kenntnis der Todesart sein. Selbstmörder „probieren" manchmal erst zaghaft einige Schnitte aus, oft dicht neben der späteren tödlichen Wunde, oft auch aber zuerst am Handgelenk. Erst wenn sie merken, daß der Pulsaderschnitt am Handgelenk nicht zum gewünschten Ergebnis führt, gehen sie manchmal zum Halsschnitt über. Diese „Probierschnitte" sind in der Regel oberflächlich, ritzen nur die Haut und liegen meist parallel nebeneinander. Zuweilen findet man bei Selbstmördern auch bereits vernarbte Probierschnitte, die dann auf einen früheren Selbstmordversuch hinweisen. Entdeckt man am Toten dagegen mehrere Schnitte, die nicht parallel, sondern unregelmäßig liegen und allesamt tief gehen, so deutet das eher auf einen Mord hin. Aber wiederum nicht jede tiefe Halswunde läßt auf einen Mord schließen. Auch Selbstmörder haben sich schon den Hals bis auf die Wirbelsäule durchtrennt.

Auch die Lage des Opfers kann auf die Todesart hinweisen. In der Regel tötet ein Mensch sein Opfer, wenn dieses auf dem Rücken liegt. Selbstmörder aber nehmen meist eine sitzende, kniende oder stehende Haltung ein. Es ist jedoch auch schon vorgekommen, daß Mörder ihren Opfern den Hals durchschnitten, als diese saßen oder standen.

Schließlich sei aus dem Gutachten ein letztes Indiz erwähnt, das die Selbstmordtheorie der drei Professoren unterstützte. Am Opfer hatten sich keinerlei Abwehrverletzungen gefunden. Abwehrverletzungen entstehen dann, wenn sich das Opfer gegen seinen Täter wehrt und versucht, Hals und Gesicht gegen das Messer abzuschirmen. Dadurch entstehen oft zahlreiche Stich- und Schnittwunden an den Fingern, an der Hand und an den Armen. Abwehrverletzungen beweisen immer eine Tötung durch fremde Hand. Da J. dem angeblichen Täter an Körperkraft überlegen war, hätte er sich auf jeden Fall gegen seinen Angriff heftig gewehrt.

Daß Abwehrverletzungen fehlten, sprach gegen die Annahme, J. sei ermordet worden.

Was für den Tod durch Halsschnitt gilt, trifft auch für andere Formen eines nicht natürlichen Todes zu, für Erdrosseln, Erhängen, Ertränken, Erschießen. Bestimmte Spuren am toten Körper gestatten es dem Gerichtsmediziner in den meisten Fällen, auch ohne genaue Kenntnis der Tatbegleitumstände Rückschlüsse auf Tathergang und Todesart zu ziehen.

Diese immer wiederkehrenden Symptome an der Leiche bilden den Erfahrungsschatz des Gerichtsmediziners. Professor Prokop weist darauf hin, daß man bei den Opfern eines Verbrechens immer wieder auf gleiche Merkmale stößt, mag das Verbrechen in Europa oder Amerika, heute oder vor hundert Jahren begangen worden sein. Diese Tatsache erklärt er aus der Gleichförmigkeit menschlichen Verhaltens während eines affektgeladenen Ausnahmezustandes. Im normalen Alltag verhalten sich die Menschen entsprechend ihren unterschiedlichen Anlagen, ihrer verschiedenen Erziehung, Bildung und Intelligenz auch verschieden. „In dem Augenblick aber, da durch den Affekt der Intellekt getrübt wird, nivelliert der Einfluß von Affekten verschiedener Art die Handlungsweise abhängig vom Grad der ,Hemmung‘.“

Ähnlich wie unter dem Einfluß von Alkohol tritt die subkortikale Schicht an die Oberfläche; die Herrschaft der Affekte, der Triebe bricht an. In diesem Zustand vollführt der Täter Handlungen, sagt Prokop, die einer „früherer phylogenetischen oder ontogenetischen Periode angehören“.

Das heißt mit anderen Worten, beim Verbrechen „wird der Mensch wieder zum Tier“. Er fällt sozusagen in einen archetypischen Primitivzustand zurück, den sowohl die Gesellschaft in ihrer historischen Entwicklung als auch das Individuum längst überwunden hat. „Das Zertreten und Beißen des Opfers beim oder nach dem Tötungsakt im Affekt, bei Todesangst, bei Gegenwehr oder im Orgasmus zeigen deutlich das Tierische, also den Rückfall auf eine phylogenetisch ältere Stufe ... Es scheint auch, daß der Halsschnitt ein Analogon im Kehlbiß der Tiere findet ..."

Professor Hentig weist ebenfalls auf ähnliche Erscheinungen bei einzelnen Mordarten hin. Professor Strauch sagte, im Falle des Gutsbesitzers J. sei es zum Beispiel bezeichnend, daß der Mann vor seiner Verletzung den ganzen Tag ziellos durch Wald und Feld gelaufen sei. Das täten Selbstmörder häufig, bevor sie Hand an sich legen. Prokop schreibt über diese gleichfalls „archetypische" Reaktion: „Ein anderes Beispiel ist das Sichentziehen der feindlichen Umwelt durch den Selbstmörder. Er will von der Erdoberfläche verschwinden, so wie sich ein gehetztes Tier einscharrt. Mag es ein Rückfall in die ontogenetisch frühere Periode beim Selbstmörder sein, sich tief im Wald zu töten, sich mit Steinen beschwert ins Wasser zu stürzen?" Dieses Gesetz der Gleichförmigkeit menschlichen Reagierens im affektiven Zustand ist auch in der gerichtsmedizinischen Praxis anwendbar. „Wer lange Zeit", sagt Prokop, „auf dem Feld der gerichtlichen Medizin arbeitet, muß zu einem gewissen Ergebnis kommen: Die Fälle ... kehren immer wieder ... Nichts ist neu, und vieles ereignet sich fast haargenau so – vielleicht sogar zur selben Zeit an einer anderen Stelle der Welt ... Dies fällt dem jungen Gerichtsmediziner anfangs nur dann auf, wenn zwei gleichartige Befunde kurz hintereinander zu erheben sind. Da er nicht weiß, daß sich ebendieser Fall jetzt oder kurz zuvor anderswo in der Welt ebenso abspielte, spricht er von Duplizität der Ereignisse, ohne zu ahnen, daß er dabei erstmals mit der Gleichförmigkeit der Welt in Berührung gekommen ist."

Wie schwierig es aber trotzdem sein kann, die für einen Selbstmord typischen Symptome von denen eines Mordes zu unterscheiden, soll ein zweiter Fall zeigen. Denn die grenzenlose Vielfalt des Lebens und Todes variiert die endliche Gleichförmigkeit in unendlicher Weise, so daß sich mit Recht auch wieder sagen läßt: Kein Fall gleicht dem andern.

130

Der Rasiermesser-Fall Nr. 2

Vielleicht wäre der mysteriöse Tod der siebzehnjährigen Henriette Wolf rascher und sicherer aufgeklärt worden, hätte der Winter früher seinen Einzug in den Thüringer Wald gehalten als damals 1868. Spuren im Schnee hätten das Geheimnis dieses Todes vielleicht überzeugender aufgedeckt als ein ermüdender und heftig umstrittener Sensationsprozeß.

Am 27. November hatte der Schäfer Witzmann in der Nähe des Dorfes Crawinkel in einem Waldstück an der Böschung eines Hohlweges die Leiche eines jungen Mädchens mit durchschnittenem Hals entdeckt. Der Schäfer benachrichtigte den Gemeindevorstand, der wiederum den Amtsarzt informierte. Als der Arzt bei der Leiche eintraf, war es schon Nacht. Beim Schein einer Stallaterne besichtigte er die Tote, die inzwischen von Dorfbewohnern erkannt worden war. Das Mädchen hieß Henriette Wolf und war die Tochter des Fuhrmanns Johann Georg Wolf aus Crawinkel.

Der Arzt fand Henriette auf dem Rücken liegend. Friedlich, mit entspannten Gesichtszügen, als ob sie schliefe, lag sie da, den linken Arm eng am Körper, den rechten leicht angewinkelt auf der Brust. In der Hand befand sich ein aufgeklapptes Rasiermesser. Neben der Toten hatte sich eine Blutlache ausgebreitet. Der Amtsarzt betrachtete das Rasiermesser und entdeckte einige Blutspuren daran. Dann schaute er sich um: Fußabdrücke waren aber nicht erhalten, nirgends war der Waldboden aufgewühlt, es gab keine Anzeichen einer Gewalttat. Auch Abwehrverletzungen, die auf einen Kampf zwischen dem Mörder und seinem Opfer hingewiesen hätten, konnte der Arzt nirgends entdecken. Er kam daher zum Schluß, das Mädchen habe sich selbst getötet. Er stellte den Totenschein aus und gab die Leiche zur Bestattung frei.

131

Inzwischen hatten auch die Eltern die Tote identifiziert. Die Familie Wolf galt als ordentlich; Henriette hatte sich mit ihren Eltern und Geschwistern gut verstanden. Sie war vor zwei Tagen verschwunden, als sie einen Wundarzt in Ohrdruf aufsuchen wollte. Dort war sie jedoch nicht erschienen und auch nicht nach Hause zurückgekehrt. Vergeblich hatte man sie gesucht.

Der Schäfer aber glaubte nicht recht an einen Selbstmord und informierte das Kreisgericht von seinem Fund. Das Gericht hielt es für angebracht, den Fall näher zu untersuchen.

So kam eine Untersuchungskommission nach Crawinkel. Aber die Vernehmungen schienen die Selbstmordtheorie des Amtsarztes eher noch zu verstärken. Denn auch die Eltern glaubten daran. Sie wiesen auf ein Briefchen hin, das der Toten aus der Hand oder der Tasche gefallen sein mußte, als man sie daheim vom Wagen hob. Der Brief war mit Siegellack verschlossen. Auf dem Brieftext befanden sich Blutflecke und blutige Fingerabdrücke. Er enthielt nur wenige Worte: „Lieber Vater, ich bin schwanger, anders kann ich mir nicht helfen. Henriette". War Henriette aus Angst vor der Schande in den Tod gegangen?

„So schwer mir dieser Gedanke auch fällt", sagte ihr Vater, „aber ich muß es annehmen." Er erklärte, die Schrift stamme bestimmt von seiner Tochter. Das Rasiermesser, das man bei der Toten gefunden hatte, gehörte ihm.

Die Untersuchungskommission bestätigte die Diagnose des Arztes und hielt damit den Fall für abgeschlossen. Aber dem Staatsanwalt war aufgefallen, daß es auf der Außenseite des Abschiedsbriefes keine Blutflecken gab, sondern nur innen. Da man den Brief aber versiegelt aufgefunden hatte, konnte das nur bedeuten, daß er erst nach der tödlichen Verletzung verschlossen worden sein konnte. War ein Mensch – den Hals bis auf die Wirbelsäule durchtrennt – zu dieser Handlung überhaupt noch fähig?

Bedenklich stimmte den Staatsanwalt ferner das Tatwerkzeug, das schartige Rasiermesser. Wie konnte sich das Mädchen mit einem solchen stumpfen Messer diese furchtbare Verletzung beigebracht haben?

Absonderlich erschien auch die ruhige und friedliche Haltung der

132

Leiche, ebenso die Lage des rechten Arms, der, dem Gesetz der Schwere folgend, ebenso wie der linke Arm hätte heruntersinken müssen.

Der Staatsanwalt bezweifelte einen Selbstmord und war entschlossen, den Fall zu untersuchen.

Inzwischen jedoch hatte man Henriette beerdigt. Die Staatsanwaltschaft ordnete eine Exhumierung an. Vor allem sollte dabei festgestellt werden, ob Henriette tatsächlich schwanger gewesen war.

Bei der Obduktion erwies sich, daß sich das Mädchen im fünften Monat der Schwangerschaft befunden hatte. Aber während die gerichtliche Untersuchungskommission aus diesem Tatbestand die Schlußfolgerung gezogen hatte, Henriette habe sich aus Angst vor der Schande umgebracht, sah die Staatsanwaltschaft darin ein ganz anderes Motiv: Möglicherweise habe der Kindesvater Henriette getötet, weil er das Bekanntwerden ihres Zustandes fürchten mußte. Also sah die Staatsanwaltschaft ihre nächste Aufgabe darin, den Mann zu suchen, der Henriette geschwängert hatte. Die Eltern und Nachbarn konnten keine Auskunft darüber geben. Wäre es ein Mann aus der nächsten Umgebung des Mädchens gewesen, so hätte dieses Liebesverhältnis in solch kleinem Dorf nicht verborgen bleiben können. Deshalb mußte der Mann außerhalb des Dorfes gesucht werden.

Die Staatsanwaltschaft hatte bald festgestellt, daß Henriette im Frühjahr wegen eines schmerzhaften Fingergeschwürs den Frisör Kühn in Ohrdruf aufgesucht hatte, der sie deswegen längere Zeit behandelte. Kühn galt als geschickter „Chirurgus" und besaß eine ausgedehnte Praxis. Man wollte Kühn mehrmals mit Henriette gesehen haben, und zwar außerhalb seiner Praxis, in einem Lokal.

Kühn war mehrmals vorbestraft.

Besonders verdächtig erschien es der Staatsanwaltschaft, daß Henriette am Tage ihres Todes gesagt hatte, sie wolle zu Kühn nach Ohrdruf gehen, daß sie aber nie dort erschienen war. Als man Kühns Alibi für die mutmaßliche Zeit des Todes überprüfte, ergaben sich für diese Stunden einige erhebliche Lücken. Bei einer Haussuchung fand man Papier, das dem des Abschiedsbriefes, und Siegellack, der dem auf dem Abschiedsbrief zu gleichen schien. Man entdeckte auch eine blutbespritzte Blendlaterne. Kühn erklärte, er habe diese

Laterne zum Aderlassen benutzt, aber seine Schwiegermutter, der die Laterne gehörte, behauptete, dazu wäre sie nie verwendet worden. Die Gleichheit des Siegellacks erklärte Kühn damit, daß er Henriette ein Stück davon geschenkt habe.

Kühn wurde verhaftet.

Medizinalrat Dr. Bohlen aus Gotha, der Henriette seziert hatte, gab zu Protokoll, daß die Schnittwunde unterhalb des linken Ohres begann, sich dann nach rechts unten erstreckte, waagerecht über den Kehlkopf verlief und dann mit einer Biegung nach rechts oben endete. Halsschlagadern und Halsvenen, die Muskulatur, die Speiseröhre und der Kehlkopf waren glatt durchtrennt. Neben der tödlichen Wunde, parallel zu ihr laufend, lagen einige oberflächliche Schnitte.

Dr. Bohlen und zwei weitere Sachverständige hielten einen Selbstmord für ausgeschlossen. Sie stützten ihre Ansicht vor allem auf drei Symptome: auf die Tiefe der tödlichen Verletzung, die Schnittrichtung und die Beschaffenheit des Tatwerkzeugs.

Sie waren der Meinung, daß es einer wilden Entschlossenheit bedürfe, sich eine solche Wunde selber beizubringen. Der ängstlichschüchterne Charakter des Mädchens schließe aber eine solche Energie aus.

Zweitens waren die Sachverständigen der Meinung, daß der Verlauf der Wunde für einen Mord spreche. Bei einem Selbstmörder verlaufe die Wunde von oben nach unten. Hier aber ende sie in einer Aufwärtsrichtung.

Drittens sei das stumpfe schartige Messer als Tatwerkzeug völlig ungeeignet, es müsse ein anderes benutzt worden sein. Da man aber kein anderes Messer am Tatort gefunden habe, sei dies ein weiteres Indiz für einen Mord. So verdichteten sich die Beweise gegen den einzigen Mann sehr rasch, mit dem Henriette zur fraglichen Zeit in nähere Berührung gekommen zu sein schien, zumal die Staatsanwaltschaft inzwischen erfahren hatte, daß Kühn mit einigen seiner Patientinnen sexuell verkehrte.

Noch aber blieb eine Frage unbeantwortet: Wie war die abnorm ruhige und friedliche Haltung der Toten zu erklären? Man konnte sich kaum vorstellen, daß sich ein Selbstmörder – nachdem er sich den Hals bis auf die Wirbelsäule durchschnitten hatte – ruhig hinlegen

134

und den Tod abwarten würde. Wahrscheinlicher war, daß der Mörder ihr diese Haltung gegeben hatte. Aber selbst wenn man diese Möglichkeit einbezog, blieb eine weitere Frage offen. Warum hatte sich Henriette nicht gegen ihren Mörder gewehrt? Der tödliche Schnitt war keinesfalls überraschend gekommen, denn neben ihm befanden sich einige andere, wenn auch oberflächliche Schnitte. Diesen verworrenen Tatbestand versuchten die medizinischen Sachverständigen durch eine einleuchtende Hypothese zu erklären. Sie meinten, Henriette müsse vor ihrer Ermordung betäubt worden sein. Und dann wäre es dem Mörder ein leichtes gewesen, ihr den tödlichen Schnitt beizubringen. Bei der polizeilichen Untersuchung wurde festgestellt, daß Kühn für seine Operationen Chloroform verwendete.

Aber auch andere Widersprüche und Ungereimtheiten in diesem Fall schienen sich verhältnismäßig einfach aufklären zu lassen. So entstand die Frage, warum Henriette Wolf das stumpfe Rasiermesser einsteckte, als sie am Tage ihres Todes Kühn aufsuchen wollte. Und warum sie einen kleinen Bohrer in der Rocktasche hatte und ein Stück zusammengewickelte Leinwand, in der sich einige blonde Haare befanden. Man erklärte, Henriette habe damit eine sogenannte sympathetische Kur gegen ihre Schwangerschaft machen wollen. Zu diesem Zwecke habe sie sich mit Kühn im Walde getroffen.

Sympathetische Kuren waren in jener Zeit noch weit verbreitet. Kurpfuscher und „weise" Frauen benutzten die Unwissenheit und Not ihrer Opfer, um sie mit Hilfe wirkungsloser und oft ekelhafter Prozeduren auszuplündern. Die Quacksalber fußten auf der Ansicht, man könne eine Krankheit oder ein anderes Übel auf tote Dinge oder Tiere übertragen. Dann würde der davon befallene Mensch befreit. Professor Herold erinnerte sich, daß noch nach dem ersten Weltkrieg im Vogtland ein Vogelkäfig mit einem Kreuzschnabel neben das Bett eines Kranken gestellt wurde, damit die Krankheit auf den Vogel übergehe. Schien die Krankheit unheilbar, wurde der Kreuzschnabel getötet; er sollte stellvertretend für den Menschen sterben.

Im Fall der Henriette Wolf hatte das Gericht festgestellt, daß in der Ohrdrufer Gegend der Glaube bestand, man könne eine Schwangerschaft dadurch beseitigen, daß man ein Loch in die Erde bohre und darin einige Haare versenke, die vom Vater des unerwünschten

Kindes stammten. Die Haare, die Henriette in ihrem Leinwandpäckchen bei sich trug, waren den Haaren Kühns äußerst ähnlich. Damit war erklärt, warum das Mädchen den Bohrer und das Rasiermesser, mit dem die Haare abgeschnitten worden sein mußten, bei sich gehabt hatte. Auch die Anfertigung des Briefes wurde verständlich. Denn bei sympathetischen Kuren mußte oft ein geheimnisvoller Text auf einen Zettel geschrieben werden, der dann auf dem Körper getragen oder ebenfalls vergraben wurde.

Neben diesen mehr oder weniger überzeugenden Indizien bildete jedoch ein entscheidender Satz der drei medizinischen Sachverständigen den Mittelpunkt der gesamten Beweisführung. Und dieser Satz hieß: „Henriette Wolf kann sich die tödliche Wunde mit dem bei ihr gefundenen Messer nicht selbst beigebracht haben."

Kühns Verteidiger griffen die medizinischen Gutachten an. Sie verwiesen auf einige Meinungsverschiedenheiten der Ärzte und auf den fehlenden Beweis für die Verwendung von Chloroform. Das Gericht stützte sich in seinem Urteil auf Gutachten und Indizien und verurteilte Kühn zum Tode. In der herzoglichen Kanzlei trafen im selben Monat das Todesurteil zur Bestätigung und das Gnadengesuch des Verteidigers ein.

Jetzt gewann der Fall Kühn eine Bedeutung, die über die Grenzen des Herzogtums Coburg-Gotha hinausging. In diesem Jahre nämlich sollte der Norddeutsche Bund, der unter Führung Preußens stand, ein gemeinsames Strafgesetzbuch erhalten. Die Debatten im Reichstag entzündeten sich dabei besonders an der Frage, ob die Todesstrafe noch berechtigt sei. Die Liberalen forderten sowohl im Reichstag als auch öffentlich in der Presse, die Todesstrafe abzuschaffen, während konservative und reaktionäre Kreise die Todesstrafe beibehalten wollten.

Besonders die Erinnerung an 1848 flößte den Reaktionären Angst ein. Die republikanischen Verfassungen hatten damals die Todesstrafe abgeschafft. Nachdem die Reaktion gesiegt hatte, führten die Fürsten die Todesstrafe wieder ein. Sie sahen in ihr nicht nur das äußerste juristische, sondern auch das politische Machtmittel, das sie vor ähnlichen Ereignissen wie die von 1848 bewahren sollte.

Die Entscheidung des Herzogs von Coburg-Gotha, in einem sol-

136

chen Augenblick heftiger öffentlicher Auseinandersetzungen zwischen Konservativen und Liberalen getroffen, würde also von gewichtiger Bedeutung ein, würde eine Art Präzedenzfall schaffen.

Der Herzog war nicht gewillt, sich dem Druck der Opposition und der Öffentlichkeit zu beugen. Der mysteriöse Tod Henriette Wolfs wurde so zu einem willkommenen Anlaß, die Opposition zu diskreditieren, die ohnehin in einer schwierigen Lage war, da die prinzipielle Entscheidung über die Todesstrafe das Urteil über einen so allgemein verhaßten Mörder wie Kühn einschloß. Der Herzog sicherte sich juristisch ab, indem er die Verantwortung dem Eisenacher Appellationsgericht überließ. Er forderte ein Gutachten darüber, ob irgendein Grund zur Begnadigung vorliege. Rein juristisch gesehen, ließ sich schwerlich ein Grund finden, wenn man sich an die Gesetze hielt, die der Herzog nach 1848 wieder eingeführt hatte.

Das Eisenacher Gericht erklärte, wollte man gegenüber Kühn nicht die Todesstrafe aussprechen, so „müsse das einer völligen Aufhebung des Gesetzes über die Todesstrafe gleichkommen". Um das zu verhindern, bestätigte der Herzog im Januar 1870 das Urteil, das am 18. Februar durch das Fallbeil vollzogen wurde.

War Kühn wirklich der Mörder Henriette Wolfs?

Sieht man den Fall mit den Augen der Kriminalistik von damals, möchte man diese Frage bejahen. Viele Indizien sprachen gegen Kühn. Man darf aber nicht übersehen, daß einige dieser Indizien sofort in ihr Gegenteil umschlagen würden, wenn man nicht von der Theorie des Mordes, sondern eines Selbstmordes ausginge.

Dafür nur ein Beispiel: Die Blutflecke, die sich im Innern des Abschiedsbriefes befanden, deuteten nach Meinung des Staatsanwalts auf die Anwesenheit eines anderen, eben des Mörders, da Henriette nach einer solchen Verwundung den Brief unmöglich selbst versiegelt haben konnte. Nun war jedoch festgestellt worden, daß außer der tödlichen Wunde einige oberflächliche Schnitte vorhanden waren. Genausogut könnte man also annehmen, Henriette habe sich erst die „Probierschnitte" beigebracht, hatte dann den Brief mit schon blutigen Händen verschlossen und erst danach den tödlichen Schnitt vollzogen.

Und damit sind wir wieder beim Zentrum der gesamten Beweisführung: beim medizinischen Gutachten. Gemessen an den modernen Erfahrungen der Gerichtsmedizin, erweckt dieses Gutachten und das auf ihm fußende Todesurteil doch einige Zweifel. Professor Otto Prokop weist darauf hin, daß auch Selbstmörder „nach mitunter erst oberflächlichen Schnitten ... bis auf die Wirbelsäule durchschneiden können".

Gerade die oberflächlichen und parallel verlaufenden Wunden am Hals Henriettes und die fehlenden Abwehrverletzungen lassen die Möglichkeit eines Selbstmordes offen. Nippe und Straßmann hatten im Rasiermesser-Fall Nr. 1 betont, daß auch die Schnittrichtung selbst kein so eindeutiges Symptom sei, um schematisch den Mord vom Selbstmord abgrenzen zu können. Leider finden wir in den zeitgenössischen Berichten über den Fall Kühn keinen Hinweis auf die Spuren, die das abrinnende Blut hinterließ, so daß auch dieses so wichtige Indiz fehlt.

Was also heute, hundert Jahre später, von dieser Kriminalaffäre bleibt, ist ein Rest von Zweifel. Der Fall Kühn ist ein dubioser, ein unklarer Fall.

Leser von Kriminalliteratur lieben keine unklaren Fälle. Sie wünschen den Sieg des Rechts und den Triumph der Aufklärung. Sie wollen den Mörder präsentiert bekommen. Ein Kriminalroman, in dem ein mysteriöser Todesfall nicht aufgedeckt wird, schockiert und beunruhigt, denn der Leser fühlt sich um den Schein einer wohlgerundeten Gerechtigkeit betrogen.

Diesem Verlangen kommt der Fall Kühn nicht entgegen. Dichtung darf die Wirklichkeit überschreiten, sie kann sogar ersatzweise zum Fallbeil der Gerechtigkeit werden. Ein Sachbericht aber muß im Bereich der Sache bleiben. Und wenn wir von den großen und erstaunlichen Leistungen der gerichtlichen Medizin sprechen, von ihrem Kampf um Wahrheit und Rechtssicherheit, so sollte man daneben nicht vergessen: Es gibt auch hier Tatbestände, die bis zuletzt einen Zweifel offenlassen. Einen Zweifel nicht völlig ausschalten zu können ist für den Wissenschaftler keine Schande. Verhängnisvoll wirkt sich allerdings aus, wenn Zweifel unterschlagen werden. Das kann – im forensischen Bereich – zu Fehlurteilen und Justizirrtümern führen.

138

Es läßt sich heute nicht mehr feststellen, ob sich in die Affäre Kühn Irrtümer eingeschlichen haben oder ob der Gerechtigkeit Genüge geschehen ist. Aber an diesem Fall beweist sich wieder einmal, daß jahrhundertealtes Erfahrungswissen wohl allgemeine Schlüsse zu ziehen erlaubt. Und wenn auch oft genug ein Fall einem andern aufs Haar zu gleichen scheint, ist er ihm doch nicht gleich, kann und darf er nicht schematisch nach denselben Prinzipien beurteilt werden.

Erfahrungswissen ist notwendig. Es bildet die Grundlage wissenschaftlichen Urteilens. Aber ebenso notwendig sind neue Erfahrungen. Und jeder Fall – so verblüffend ähnlich er einem andern auch sein mag – bringt neue Erfahrung. Gleichförmigkeit schließt also immer die Verschiedenheit in sich ein. Und in diesem Sinn behält das warnende Wort des Gerichtsmediziners Nippe seine Gültigkeit, das er in jenem ostpreußischen Rasiermesser-Fall den Erstgutachtern entgegenhielt: „In der gerichtsmedizinischen Literatur sind viele Erfahrungen anerkannter Wissenschaftler niedergelegt. Es ist selbstverständlich, daß man aus solchen Erfahrungen nur allgemeine Schlüsse ziehen kann und daraus nicht etwa bindend im einzelnen Fall etwas erschließen darf. Für den Einzelfall sind jedoch solche Erfahrungen im Zusammenhang mit andern Befunden und der Würdigung überhaupt aller Umstände des Falles immerhin mit zu berücksichtigen."

4. KAPITEL

Unfälle

UN-FALL, ZU-FALL. Ein Fall – aber was fällt? Und wohin? Und was wird gefällt durch den Fall?

So dunkel das bildhafte Wort, so blitzhaft erleuchtet es die Sache selbst. Der Un-Fall, der Unglücksfall, erscheint als Zu-Fall. Aber wo er hinfällt, mußte er nicht hinfallen. Es hätte auch woanders sein können. Der Zufall ist eine Wirklichkeit, sagt Marx, die nur den Wert des Möglichen hat. Der Zufall überrascht. „Plötzlich und unerwartet" tritt also der Unfall auf, nicht vorausgesehen, doch auch nicht ursachlos. Voraussehbar deshalb bei Kenntnis seiner Ursachen; Schuld erzeugend, wo diese Voraussicht unterlassen wurde. In dem Folgenden geht es um Erkennen der Ursachen todbringender Zufälle durch den Mediziner und um seinen Anteil, Bedingungen zu schaffen, die den Menschen dem blinden Zufall Unfall vorbereiteter gegenübertreten lassen.

Der „Plötzlich und unerwartet"-Fall Nr. 1

Werner Hübner ist fünfunddreißig Jahre alt. Mit seiner Frau und seiner achtjährigen Tochter wohnt er am Rande der Kleinstadt, in einem von den Eltern ererbten Einfamilienhaus. Der Weg zum Betrieb, in dem Hübner als Schweißer arbeitet, ist nicht weit. Hübner geht meist zu Fuß.

Auch an diesem Septembermorgen verläßt er das Haus gegen halb sechs wie immer, wenn er Frühschicht hat. Während er durch den Garten zum Tor geht, blickt er zu den Obstbäumen hinüber. Die letzten Pflaumen müßten eigentlich heute herunter, denkt er, es wird höchste Zeit. Hoffentlich gehen die Kopfschmerzen und dieses Schwindelgefühl bis dahin wieder vorüber ...

Drei Stunden später, kurz vor der Frühstückspause, schweißt Hübner mit seinem Kollegen Peter Stieff eine Kesselnaht. Stieff sieht Hübner plötzlich wanken. Die Schweißzange entfällt Hübners Hand, er versucht sich an der Kesselwand festzuhalten, die Hand greift ins Leere, Hübner stürzt.

„Was ist denn los", ruft Stieff, „hast du dich verletzt?"

Reglos liegt Hübner da, er antwortet nicht. Auch andere Kollegen sind aufmerksam geworden. Sie helfen Stieff, Werner Hübner wieder aufzurichten, aber schlaff hängt er in ihren Armen.

Die Arbeiter blicken sich bestürzt an. In diesem Augenblick denkt jeder das gleiche, aber er wagt es nicht auszusprechen. Stieff holt eine Krankentrage. Sie legen Hübner darauf und bringen ihn vorsichtig in den Sanitätsraum.

Was sie erhoffen, geschieht nicht: Werner Hübner kommt nicht wieder zu Bewußtsein.

Zwanzig Minuten später trifft Dr. Fleischer ein. Er ist seit langem Betriebsarzt des Maschinen- und Apparatebaus und kennt sich aus in diesem Werk. Gespannt verfolgen Hübners Kollegen jede Bewegung des Arztes: das Tasten nach dem Puls, das Abhorchen der Herztöne mit dem Stethoskop. Schließlich streift Dr. Fleischer Arbeitsbluse und Hemd des Verunglückten hoch, hebt den Oberkörper an und betrachtet die Schultergegend. Dann blickt er auf. Inzwischen hat sich der Raum gefüllt. Der Meister, der Abteilungsleiter und zwei Kollegen von der Arbeitsschutzkommission sind eingetroffen. „Herr Hübner ist tot", sagt der Arzt.

Dann geht er zum Tisch und setzt sich. Er legt das Stethoskop in die noch immer geöffnete Arzttasche und nimmt ein Formular heraus.

„War Herr Hübner in letzter Zeit krank?" fragt er. „Hat er Beschwerden gehabt?"

Peter Stieff erinnert sich, daß Hübner manchmal über Atemnot geklagt hat. Er hätte dann immer für einige Zeit das Rauchen aufgegeben. Ein anderer Kollege sagt: „Werner hatte oft blasse, bläuliche Lippen."

Dann fällt Stieff ein, daß Hübner heute morgen geäußert hatte, ihm wäre schwindlig.

Dr. Fleischer nickt. Während er seinen Kugelschreiber hervorholt, fragt ihn der Abteilungsleiter: „Herzinfarkt?"

„Herz-Kreislauf-Versagen", korrigiert der Arzt.

Der Abteilungsleiter, ein fünfzigjähriger, zur Fülle neigender Mann, nickt trübsinnig. „Er war doch erst fünfunddreißig", murmelt er.

Er war doch erst fünfunddreißig – aus diesem Grund auch möchte die Abteilung Gesundheitswesen beim Rat des Kreises die von Dr. Fleischer angegebene Todesursache bestätigt haben. Der Kreisarzt ordnet eine Verwaltungssektion an.

Eine Verwaltungssektion dient der wissenschaftlichen Feststellung der Todesursache. Dr. Walthari vom Institut für gerichtliche Medizin nimmt die Obduktion vor. Aber er findet keine organischen Veränderungen am Herzen, die einen plötzlichen Herztod hervorgerufen haben könnten.

Bei der äußerlichen Besichtigung hatte jedoch Dr. Walthari an der Leiche eine scheinbar oberflächliche Verletzung entdeckt, die sich, fast unter dem Kopfhaar verborgen, an der linken Seite des Schädels über dem Ohr befand.

Bei der Eröffnung des Schädels stößt der Arzt dann auf eine ausgedehnte Blutung zwischen Schädelknochen und harter Hirnhaut – ein epidurales Hämatom. Ein Hämatom bildet sich, wenn nach Gewalteinwirkung auf den Schädel eine Hirnhautschlagader reißt. Wo aber hatte sich der Tote die Verletzung zugezogen? Beim Sturz vom Kessel bestimmt nicht, denn die Beschaffenheit der Wunde und des Hämatoms weist auf ein Alter von mindestens einem Tag hin.

Da hier also ein nicht natürlicher Tod vorliegt, informiert Dr. Walthari die Kriminalpolizei. „Wenn Sie nach dem Ursprung der tödlichen Verletzung forschen", sagt er zu Leutnant Merkel, der den Fall übernommen hat, „so bedenken Sie bitte eines: Gerade für solche epidurale Blutungen ist es charakteristisch, daß der Betroffene Stunden oder sogar Tage nach der Verletzung mehr oder weniger beschwerdefrei sein kann. Erst mit wachsendem Hirndruck schwindet das Bewußtsein, und der Tod tritt ein."

Leutnant Merkel sucht zuerst den Betrieb auf. Peter Stieff, der mit dem Verstorbenen befreundet war, kann sich nicht erinnern, daß sich Werner Hübner in den letzten Tagen seines Lebens am Kopf verletzt hätte. Auch die andern Kollegen wissen nichts. „Hatten Sie kürzlich eine Feier?" fragt Merkel schließlich.

„Eine Feier?" Stieff blickt verständnislos.

„Eine Feier. Vielleicht wurde getrunken. Denn solche Verletzungen können entstehen, wenn ein Betrunkener stürzt. Oder bei einer Schlägerei."

„Nein", sagt Stieff, „eine Feier fand nicht statt. Ich wüßte auch nicht, daß Werner in den letzten Tagen betrunken gewesen wäre. Und eine Schlägerei? So ein Typ war Werner nicht."

Merkel fährt an den Stadtrand, wo Hübners Häuschen steht. Frau Hübner ist ruhig und gefaßt, als sie Merkels Anliegen erfährt. Sie schickt das Kind hinaus und bittet den Leutnant, Platz zu nehmen. Aber auch sie weiß nichts von einer Verletzung.

„Ich arbeite ja auch, und mein Mann hatte immer Schichtdienst. Da sieht man sich manchmal nur wenige Stunden am Tag. Ich weiß dann natürlich auch nicht immer genau, was alles zu Hause passiert.

Und mein Mann war kein wehleidiger Mensch, der über eine geringfügige Verletzung geklagt hätte."

„Geringfügig?" fragt Merkel ruhig. „Sie führte zu seinem Tode."

Er sieht, Frau Hübner ist dem Weinen nahe. „Entschuldigen Sie, Frau Hübner", sagt er, „aber wir müssen doch alles tun, um den Tod ihres Mannes aufzuklären."

„Wozu denn", schluchzt die Frau, „was habt ihr denn davon. Was ändert es denn?"

„Jeder unklare Todesfall muß aufgeklärt werden", erwidert Merkel geduldig. „Das liegt doch im Interesse aller Bürger, es gehört zur Rechtssicherheit in unserer Gesellschaft." Aber er fühlt, daß diese Worte die Frau gar nicht erreichen.

Frau Hübner steht auf. „Ich weiß wirklich nichts, es tut mir leid, aber ich kann Ihnen nicht helfen."

Merkel nickt und erhebt sich auch. „Jedenfalls danke ich Ihnen, Frau Hübner."

Er verabschiedet sich und verläßt das Haus, geht durch den Garten auf das Tor zu. Rechts sieht er mehrere Obstbäume stehn. Die Pflaumen müßten gepflückt werden, denkt er, wer wird das jetzt tun?

An einem der Bäume lehnt eine Leiter. In Kopfhöhe ist eine Sprosse zerbrochen. Beide Enden stecken noch im Holmen der Leiter.

Merkel geht zurück und bittet Frau Hübner, mit ihm in den Garten zu kommen. Neugierig tritt das Kind hinzu. „Wissen Sie, wann die Sprosse zerbrochen ist?" fragt Merkel.

„Nein", erwidert die Frau.

„Vielleicht ist Ihr Mann, als die Sprosse brach, von der Leiter gestürzt? Ist es möglich, daß er Ihnen das nicht erzählt hat?"

„Möglich schon. Denn seit Monaten habe ich ihn gebeten, eine neue Leiter zu besorgen, weil die hier schon ziemlich morsch ist. Aber er hat sie immer wieder repariert und gesagt, sie hielte schon noch eine Weile aus. Vielleicht hat er mir deshalb den Sturz verschwiegen."

„Ja, Papa ist von der Leiter gefallen", sagt da plötzlich das Mädchen. „Als er Pflaumen pflückte."

„Hat er sich da weh getan?" fragt Merkel.

146

„O ja, am Kopf", erwidert das Mädchen. „Er hat sich ganz still hin-
gesetzt. Und dann ist er aufgestanden und hat gesagt, aber erzähl
Mutti nichts davon, sonst schimpft sie wegen der Leiter." Wieder beginnt Frau Hübner zu weinen. Merkel verabschiedet sich rasch.

„Ein Sturz von der Leiter", fragt er Dr. Walthari, „ware das die Erklärung?"

„Gewiß", erwidert der Arzt.

„Auch ohne Schädelbruch?"

„Ein epidurales Hämatom kann auch entstehen, ohne daß die Schädelknochen gebrochen sind."

Damit ist der plötzliche Tod des Arbeiters Werner Hübner aufgeklärt. Es war kein natürlicher Tod, wie der Arzt annahm, sondern
Hirnhautblutung infolge eines Unfalls, eines Sturzes von der Leiter.

Der „Plötzlich und unerwartet"-Fall Nr. 2

Mit heulender Sirene und aufgesteckter Rotkreuzflagge fährt ein Krankenwagen über die Landstraße. Obwohl die meisten Wagen, die er überholt oder die ihm entgegenkommen, an den Straßenrand fahren, kommt das Krankenauto doch nicht schnell genug voran. Der Verkehr ist nachmittags zu dicht in diesem Industriezentrum.

Links und rechts der Landstraße dehnen sich die Halden des Braunkohlenreviers. Rauchschwaden liegen wie eine Decke dichter Watte über dem Land.

Endlich erreicht der Krankenwagen die nächste Stadt. Jetzt ist es nicht mehr weit bis zur Klinik. Durch das geöffnete Tor fährt er bis zum Eingang der Ambulanz. Eilig reißen die beiden Pfleger die Tür des Wagens auf und heben vorsichtig die Krankentrage heraus. Unter der Decke sieht der Kopf eines Mannes hervor. Das Gesicht ist gedunsen und blau verfärbt. Während die Helfer den Ankömmling ins Haus bringen, steigt noch ein Mann aus dem Auto. Es ist Max Hilpert, ein Arbeitskollege des Verunglückten. Unschlüssig folgt er den Krankenträgern. Als er hinter ihnen ins Behandlungszimmer eintreten will, bedeutet ihm eine Schwester, draußen zu warten.

Der Arbeiter setzt sich auf eine Bank, nimmt die Mütze vom Kopf und steckt sich eine Zigarette an, aber dann erinnert er sich, daß er hier nicht rauchen darf, und drückt sie wieder aus. Er merkt, daß seine Hände zittern. Beruhige dich, denkt er, es wird nicht so schlimm sein. Günther muß durchkommen. – Aber Günter Geyer, der da drin auf der lederüberzogenen Pritsche liegt, ist bereits tot. Oberarzt Dr. Vollmeyer und sein Kollege konnten nichts mehr tun. Sorgfältig untersuchen sie den Toten.

Eine halbe Stunde später wird Hilpert, der noch immer draußen wartet, hereingebeten. „Ihr Kollege ist verstorben", sagt Dr. Vollmeyer.

Hilpert blickt scheu auf den toten Mann; erleichtert sieht er, daß dessen Gesicht mit einem Laken zugedeckt ist.

„Nehmen Sie Platz", fordert ihn der Oberarzt auf. „Und nun erzählen Sie bitte, was eigentlich passiert ist."

„Ja, ich weiß auch nichts weiter, Herr Doktor. Plötzlich, während der Arbeit, ist er umgefallen. Als wir ihn aufhoben, war er schon bewußtlos. Wir trugen ihn hinaus an die frische Luft und ..."

„Wo arbeiten Sie, Herr Hilpert?"

„In der Kesselanlage. Wir reinigten gerade einen Heizkessel. Bitte, Herr Doktor, was ist denn nun mit Günter Geyer passiert?"

„Möglicherweise ist er erstickt."

Hilpert hat das Gefühl, daß der Arzt einer klaren Antwort ausweicht. „Erstickt?" fragt der Arbeiter, und der Zweifel in seiner Stimme ist unüberhörbar.

„Ja, Herr Hilpert, Sie haben richtig gehört. Ihr Kollege muß erbrochen und dann den erbrochenen Mageninhalt eingeatmet haben. Die Luftwege wurden verstopft, und daran ist er erstickt."

Der Oberarzt blickt Hilpert an, als erwarte er von ihm eine Erklärung oder zumindest eine Antwort.

Aber Hilperts Zweifel formen eine neue Frage: „Wieso soll er Erbrochenes eingeatmet haben? Das tut doch kein normaler Mensch!"

„O doch. Wenn jemand schwer betrunken oder ohnmächtig ist."

„Günter war nicht betrunken", sagt Hilpert bestimmt.

„Aber wahrscheinlich bewußtlos. Sie sagten doch selbst, er sei plötzlich umgefallen. Dabei könnte er sich sogar eine Gehirnerschütterung zugezogen haben."

„Aber warum ist er denn umgefallen?" ruft der Arbeiter. „Günter war doch völlig gesund."

„Nun, wir werden es klären", erwidert der Arzt und steht auf. Hilpert ist entlassen. Langsam geht er über den Hof der Klinik auf die Straße. Wie komme ich jetzt nur wieder in den Betrieb zurück, denkt er, es sind immerhin vierzehn Kilometer. Ich werde einen Laster anhalten. Vielleicht nimmt mich einer mit ...

Hilperts letzte Frage ist auch Dr. Vollmeyers Problem. Zwar hatte er auf den Totenschein als Todesursache Aspirationstod angegeben. Aber warum hatte Günter Geyer erbrochen? Trunkenheit oder eine epileptische Krankheit schieden nach Hilperts Aussagen aus.

Dr. Vollmeyer leitet eine Verwaltungssektion in die Wege. Zugleich informiert er die Volkspolizei.

Die Aufklärung des Todesfalles wird Leutnant Merkel übertragen. Bevor er am nächsten Tage den Betrieb aufsucht, in dem Günter Geyer gearbeitet hat, ruft er das Institut für gerichtliche Medizin an.

Dr. Walthari sagt: „Die Obduktion hat die Diagnose Dr. Vollmeyers bestätigt – Aspirationsstod. Also Erstickung infolge Einatmens von Erbrochenem." Dann gibt er dem Leutnant einige Hinweise, in welcher Richtung die Ermittlung von medizinischer Sicht aus zu führen wäre.

Merkel fährt in den Betrieb. Ihn interessiert vor allem der Arbeitsplatz des Verstorbenen. Immer wieder konzentrieren sich seine Fragen auf die gleichen Punkte, die schon Dr. Vollmeyer wichtig erschienen waren: Hatte sich Günter Geyer vor seinem Tode in normalem Zustande befunden? Hatte er etwa getrunken oder doch an einer schweren Krankheit gelitten?

Aber Merkel erfährt nichts, was ihn weitergebracht hätte. Noch einmal beginnt das gleiche von vorn, wieder mit den gleichen Fragen, nur in einem anderen Zusammenhang. Schließlich wird es einem älteren Arbeiter zuviel.

„Wir haben Ihnen doch alles gesagt, was wir wissen. Wo nichts ist, ist nichts. Günter Geyer hatte erbrochen, na schön, wem passiert es nicht mal, daß ihm speiübel wird. Mir ging es vorgestern so, als ich ihn mit hinausgetragen habe, und ich habe auch kein Aufhebens davon gemacht. Also laßt uns jetzt mal endlich in Ruhe, wir haben schließlich zu tun."

Merkel will auf diesen Einwand heftig entgegnen, aber irgend etwas in den Worten des alten Arbeiters beunruhigt ihn. Noch ist er sich nicht klar, was es sein könnte. So fragt er: „Ihnen war auch übel?"

„Ja", brummt der Alte unwirsch, „mir auch. Aber ich rede nicht dauernd davon."

Merkel geht jetzt in die dritte Runde, aber nur mit einer einzigen

Frage: Haben sich gestern auch bei anderen Kollegen Unwohlsein und Übelkeit gezeigt? Es findet sich noch ein Arbeiter, der erklärt, ihm sei ebenfalls hundeelend geworden. Erst an der frischen Luft habe er sich wieder wohler gefühlt. Merkel bedankt sich bei den Kollegen des Verstorbenen und kehrt zurück. Er versucht das Gehörte in einen Zusammenhang zu bringen. Handelt es sich vielleicht um eine Lebensmittelvergiftung?

Merkel fährt direkt zu Dr. Walthari, um mit ihm die Situation zu besprechen.

Dr. Walthari sagt: „Ich glaube, Sie haben da wirklich etwas Wichtiges entdeckt. Daß andere Arbeiter in gleicher Weise erkrankt sind, engt natürlich die Diagnose beträchtlich ein."

„Sie glauben also auch, es handle sich um die gleiche Erkrankung, obwohl sie bei Geyer tödlich verlief und bei den beiden andern keine Folgen hatte?"

„Ein Gift zum Beispiel, das drei Menschen zu sich nehmen, kann auf jeden der drei anders wirken, sogar wenn es sich um die gleiche Menge handelt. Wenn nun aber die Menge verschieden ist ..."

„Sie denken an ein Gift?" fragt Merkel.

„An ein Atemgift zum Beispiel. Es lähmt das Atmungssteuerungszentrum und ruft blitzartig den Tod hervor. Blausäure gehört dazu."

„Aber dann wären doch die andern unmöglich mit dem Leben davongekommen!"

„Ich sagte doch, vielleicht haben sie eine geringere Menge eingeatmet."

„Und woher, Herr Doktor, soll in diesem Betrieb Blausäure kommen?"

„Blausäure ist noch nicht das gefährlichste Atemgift. Es gibt auch andere, bei denen drei Atemzüge genügen ..." Nach kurzem Nachdenken fügt er hinzu: „Ich kann wirklich erst dann etwas dazu sagen, wenn ich mich am Unfallort umgesehen habe. Ich fahre heute nachmittag mit Ihnen hinaus."

„Einverstanden", sagt Merkel, „vielen Dank, Herr Doktor. Ich habe trotzdem noch eine Frage. Ließ sich denn bei der Obduktion kein Vergiftungsanzeichen feststellen?"

„Ich habe nichts gefunden. Solche Gifte hinterlassen kaum eine

151

Spur. Da der Tod schon nach wenigen Atemzügen erfolgt, ist hinterher im Organismus chemisch schwer etwas nachzuweisen."

„Wie wollen wir dann eine solche Vergiftung überhaupt kostatieren?"

„Das wird sich finden, Herr Merkel", erwidert der Arzt kurz. „Holen Sie mich bitte gegen vierzehn Uhr ab."

Kurz vor fünfzehn Uhr sind sie im Betrieb. Dr. Walthari wünscht den Werkleiter zu sprechen. Man sagt ihm, der Werkleiter sei in einer Sitzung.

Dr. Walthari blickt Merkel an.

„Ich muß darauf bestehen", sagt Merkel, „daß er an der Ermittlung über den tödlichen Betriebsunfall teilnimmt."

Fünf Minuten später erscheint Werkleiter Hoffmann. In seinem Blick liegt leichte Unruhe. „Ein tödlicher Unfall? Meinen Sie den Tod von Günter Geyer? Wieso soll denn das ein tödlicher Unfall sein? Das ist unmöglich."

„Herr Hoffmann", erwidert Dr. Walthari, „wollen wir uns erst einmal an Ort und Stelle umsehen?"

Hoffmann nickt. Die drei gehen in den Kesselraum.

Dr. Walthari orientiert sich über die technische Anlage und wendet sich dann an Leutnant Merkel: „Welcher Kessel wurde während des Unfalls gereinigt?"

„Dieser dort."

„Und womit, Herr Hoffmann?"

„Die Kesselsteinablagerungen entfernen wir, wie allgemein üblich, mit Salzsäure."

Dr. Walthari läßt sich den Arbeitsvorgang demonstrieren. Nichts Außergewöhnliches, denkt Merkel dabei, wo soll hier ein gefährliches Gift herkommen? Zugleich registriert Merkel den chemischen Sachverstand Waltharis, der aus jeder seiner gezielten Fragen spricht.

Hoffmann hat seine Erläuterungen beendet und fügt hinzu: „Ja, ich wüßte also wirklich nicht, warum man hier von einem Unfall sprechen sollte."

Merkel sieht den Ärger auf Waltharis Gesicht. Aber noch zwingt sich der Arzt zu ruhiger Sachlichkeit. „Und was geschieht nach dem Reinigungsvorgang mit der Salzsäure, Herr Hoffmann?"

152

„Sie fließt hier ab." Hoffmann zeigt auf eine Bodenrinne.

„Und wozu wird diese Rinne sonst benutzt?"

„Wir spülen die Aschenreste mit einem Wasserstrahl aus den Kesseln. Sie fließen auch durch diese Rinne ab."

Dr. Walthari nickt. Er beugt sich herab und nimmt eine Aschenprobe aus der Rinne. „Das wär's, Herr Hoffmann. Ich möchte jetzt gern noch einmal ins Labor. Wenn Sie uns den Weg dorthin zeigen würden – wir wollen Sie jetzt nicht mehr länger beanspruchen. Und vielen Dank für Ihre Auskünfte."

Im Labor schüttet Dr. Walthari die Aschenprobe in ein Reagenzglas. Dann gibt er Salzsäure dazu. Merkel, der dicht neben Walthari steht, verzieht das Gesicht. Ein übler Geruch wie von faulen Eiern verbreitet sich.

Der Arzt schüttet den Inhalt des Reagenzglases ins Becken und läßt ausgiebig Wasser darüberlaufen. Dann erbittet er von der Laborantin die chemische Analyse der Braunkohle, die zum Heizen der Kessel benutzt wird.

Auf der Heimfahrt sagt er zu Merkel: „Die Braunkohle, die hier verwendet wird, enthält ziemlich viel Schwefel. Ich nehme an, beim Heizvorgang entstehen aus dem Schwefel und anderen Metallverbindungen, die sich in der Braunkohle befinden, Schwefelsulfide. Nun haben Sie ja vorhin gesehen – in der Abflußrinne lagen Aschenreste. Und jetzt lassen Sie mal durch diese Rinne Salzsäure abfließen während der Kesselreinigung! Sie verbindet sich mit den Sulfiden in den Aschenresten zu Schwefelwasserstoff."

In diesem Augenblick fällt Merkel wieder ein, woran ihn der widerlich faule Geruch bei Waltharis Laborversuch erinnerte, an ein Experiment seines Chemielehrers, das dieser mit dem für Merkel unvergeßlichen Satz kommentiert hatte: „Chemie ist, wenn's knallt und stinkt."

Und dunkel erinnerte er sich auch noch, daß der Chemielehrer dieses Gas als sehr gefährlich bezeichnet hatte.

„Ein sehr gefährliches Gas", sagt Walthari gerade. „Es kann beim Einatmen sofort den Tod herbeiführen, unter Umständen noch schneller als Blausäure."

Merkel ist von dieser Feststellung betroffen. Nach langem Schweigen fragt er schließlich: „Und Schwefelwasserstoff wäre in der Leiche nicht nachweisbar?"

„Kaum. Und selbst wenn wir ihn fänden, so besagt das noch nichts, denn er bildet sich auch bei der Leichenfäulnis."

„Aber wie können Sie dann die Vergiftung beweisen?"

„Nur experimentell. Wir müssen den Unfallvorgang an Ort und Stelle rekonstruieren. Vielleicht mit einem Tierexperiment." Er fügt hinzu: „Das ist ungewöhnlich, aber es bleibt uns kein anderer Weg."

Walthari bittet Merkel, die Betriebsleitung davon zu verständigen, daß eine weitere Untersuchung am Unfallort erforderlich sei. Merkel erhält noch Hinweise, wie der Betrieb das Experiment vorbereiten soll. Einige Tage später ist es soweit.

Werkleiter Hoffmann hat Merkel und Walthari schon erwartet. Als er sich mit den beiden zum Kesselraum begibt, schließen sich ihnen zwei andere Männer an: Dr. Schippler, ein Assistenzarzt Waltharis, und ein Institutsgehilfe. Der Gehilfe trägt einige kleine Holzkäfige. Skeptisch blickt Hoffmann auf die Meerschweinchen in den Käfigen.

„Sie halten immer noch eine Schwefelwasserstoffvergiftung für möglich, Herr Doktor? Zugegeben – vom rein chemischen Standpunkt geht die Formel auf. Aber betrachten wir die Sache praktisch, dann erscheint die Theorie doch ziemlich abwegig. Denn die Kessel werden immer auf die gleiche Weise gereinigt, unter Beachtung aller Unfallschutzbestimmungen. Und nie ist etwas passiert ..."

„Aber diesmal *ist* es passiert", erwidert Walthari scharf. Hoffmann zieht es vor, nichts mehr zu sagen.

Im Kesselraum ist alles vorbereitet. Die gleichen Bedingungen wie zur Zeit des Unfalls sind wiederhergestellt, soweit dies eben bei der Rekonstruktion eines solchen Vorganges möglich ist. Dr. Walthari ist sich über die Schwierigkeit seines Unternehmens im klaren. Hoffmanns Einwand, bisher sei niemals etwas passiert, läßt sich natürlich nicht von der Hand weisen. Wo war denn nun eigentlich die Spur des Zufalls? Was hatte sich innerhalb der gewohnten Ordnung des Arbeitsvorgangs verändert und damit die Bedingungen für den Unfall geschaffen? Und würden sich diese veränderten Bedingungen nun beim Experiment wiederholen, so daß sie auch nachweisbar würden?

Dr. Walthari läßt sich nochmals genau die Stelle zeigen, an der

154

Günter Geyer ohnmächtig umfiel. Hier, an der Abflußrinne, stellt er die Käfige auf. Dann müssen alle den Raum verlassen, nur Walthari, sein Assistent, Merkel und Hoffmann bleiben zurück.

Dr. Schippler übergibt jedem eine Spezial-Frischluftmaske. Sie ist mit einem Schlauch an eine Druckluftpumpe angeschlossen. Die vier Männer stülpen sich die Masken über das Gesicht. Hoffmann leitet Salzsäure durch die Rinne. Bald zeigt das Gasprüfgerät, daß sich Schwefelwasserstoff bildet. Gespannt starren vier Augenpaare auf die Tiere in den Holzkäfigen. Und dann geschieht es. So plötzlich, daß man glaubt, etwas übersehen zu haben – irgendeinen wichtigen Vorgang, der dem Tod der Tiere vorangegangen sein müsse, als Zwischenstufe, als Überleitung. Nein, kein Übergang. Die Tiere fallen plötzlich um.

Dr. Schippler geht zum Tor und reißt es weit auf. Hoffmann will die Maske abnehmen, aber Dr. Walthari hält seine Hand fest. Die vier Männer gehen hinaus.

Mit unsicheren Händen zerrt der Werkleiter an seiner Maske. Als sein Gesicht endlich frei ist, atmet er tief die frische Luft ein und blickt Walthari hilflos an.

„Uns bleibt jetzt nur noch eins, Herr Hoffmann", sagt Walthari. „Wir werden die Tiere obduzieren. Wenn wir an ihnen die gleichen Symptome feststellen – Atemlähmung und Erstickung –, dann wäre in Verbindung mit den Ermittlungsergebnissen bewiesen, was Günter Geyers Tod hervorgerufen hat: eine Schwefelwasserstoffvergiftung."

Merkel fährt mit Walthari sofort ins Institut zurück. Die Obduktion der Meerschweinchen bestätigt Waltharis Hypothese.

„Der Rest bleibt für Sie, Herr Merkel", sagt Dr. Walthari. „Klären Sie, ob und welche Unfallschutzbestimmungen nicht beachtet wurden. Sorgen Sie dafür, daß die Unfallschutzkommission sie präzisiert, damit sich ein solcher Unfall nicht wiederholt."

Diese beiden Fälle zeigen: Nicht nur der gewaltsame Tod durch fremde oder eigne Hand, auch der Tod als Folge eines Unfalls hat seine Probleme – Probleme, die nicht nur den Arzt, der den Totenschein auszufertigen hat, vor oft genug schwierige Situationen stellt, sondern die sich auch auf das Zusammenleben der Menschen auswirken und dadurch bestimmte gesellschaftliche Konsequenzen mit sich bringen.

Schon im Kapitel über den Selbstmord hatten wir darauf verwiesen, wie wichtig es ist, daß der Arzt, der zu einem Toten gerufen wird, die Todesursache richtig erkennt und daß er gut daran tut, in allen unklaren Fällen eine Sektion zu veranlassen.

Im Fall dieser Schwefelwasserstoffvergiftung hatte sich der Leichenschauarzt nicht damit begnügt, eine allgemeine und nichtssagende Todesursache anzugeben, sondern er hatte eine gerichtsmedizinische Obduktion in die Wege geleitet. Die Aufklärung dieses Betriebsunfalls durch Leipziger Gerichtsmediziner ist nicht nur ein Musterbeispiel dafür, wie man zu einer Hypothese über die Todesursache kommen und diese Hypothese dann experimentell beweisen kann – eine solche Aufklärung zeigt auch den gesellschaftlichen Nutzen: Die Ursache eines Unfalls festzustellen heißt, zugleich auch die Voraussetzungen zu schaffen, daß sich ein solcher Fall nicht wiederholt.

Denn auch ein Unfall, der uns meist als ein Zufall erscheint, als etwas Plötzliches und Unerwartetes, hat ja seine Ursache. Nur sind diese Ursachen im Augenblick ihres Wirkens nicht bekannt oder nicht sichtbar. Der Mensch kommt sich ihnen gegenüber oft wie blind vor und empfindet das Geschehen als unfaßbar oder „tragisch", wie es so oft in den Todesanzeigen heißt.

Da aber auch der Zufall-Unfall seine Ursachen hat, wären deshalb auch viele Unfälle eigentlich zu vermeiden gewesen – durch Aufmerksamkeit, Vor-Sicht oder gewissenhafte Beachtung der Unfallschutzbestimmungen. Das trifft für einen Verkehrsunfall genauso zu wie für einen Unfall im Betrieb oder im Haushalt.

Der Gerichtsmediziner, der einen Unfall als Todesursache erkennt, scheint damit in eine Situation gestellt zu sein, die mir kürzlich ein Dramaturg folgendermaßen schilderte: „Er bearbeitet einfach sein Fachgebiet, und es genügt ihm, den Fall analytisch zu klären, nachdem das Unheil geschehen ist." Dieser Dramaturg mißversteht allerdings die Aufgabe der Gerichtsmedizin gründlich. Gewiß, zuerst sieht es so aus, als trete der Gerichtsmediziner erst dann auf den Plan, „nachdem das Unheil geschehen ist". Doch gerade das

156

ist ja zunächst einmal auch seine spezielle Aufgabe: Die Ursache dieses Unheils zu klären, insoweit sie vom Körper des Toten ablesbar ist. Trotzdem würde man die gesellschaftliche Bedeutung der Gerichtsmedizin völlig verkennen, wollte man sie auf die nachträgliche Aufklärung eines Geschehens beschränken.

Denn mit der Feststellung der wirklichen Todesursache werden in solchen unklaren Fällen doch zugleich die Ursachen des betreffenden Unfalls sichtbar, die vorher nicht bekannt waren und dadurch den Unfall bewirkt hatten. Und das sollte ja in der Regel dazu führen, diese Ursachen zu beseitigen und den Tod noch anderer Menschen durch gleiche Ursachen zu verhindern.

So birgt die Arbeit des Gerichtsmediziners viele vorbeugende Möglichkeiten. Natürlich kann man aber nicht erwarten, daß sich diese prophylaktische Tätigkeit des Gerichtsmediziners sozusagen in einem mechanischen Selbstlauf vollzieht. Prophylaktisch wirksam werden kann die Gerichtsmedizin nur dort, wo die gesellschaftlichen Voraussetzungen dafür gegeben sind, wo also die Gesellschaft daran interessiert ist, das Leben und die Gesundheit ihrer Bürger auf jede erdenkliche Weise zu schützen. In einem sozialistischen Staat ist es deshalb selbstverständlich, daß der Gerichtsmediziner diese gesellschaftliche Pflicht wahrnimmt. Durch Vorträge, Zeitungsartikel und bei der öffentlichen Auswertung von Kriminalfällen, als Berater in Fachkommissionen und Gutachter trägt er mit dazu bei, Ursachen von Gefahren für Leben und Gesundheit der Bürger zu zeigen und darauf zu dringen, diese Gefahrenquellen zu beseitigen.

Der „Plötzlich und unerwartet"-Fall Nr. 3

Gertraud Fleming ist zweiunddreißig Jahre alt. Sie arbeitet als Verkäuferin in einem Konsum für Kurzwaren, ihr Mann ist Meister in einer Gießerei. Die Flemings haben zwei Kinder – eine siebenjährige Tochter und einen vierjährigen Sohn.

An diesem Märzabend 1964 ist Frau Fleming gegen halb sieben zu Hause. Die Kinder sind schon aus Kindergarten und Hort zurück. Während Frau Fleming ihren Mantel auszieht, kommt Margit angelaufen, um die Mutter zu begrüßen. Sie hält ein Heft in der Hand und ruft: „Heute habe ich ganz allein gerechnet, sieh mal, es ist alles richtig!"

Aber Frau Fleming wehrt ab: „Jetzt nicht, Margit, ich sehe mir's später an, ich muß mich erst einen Augenblick hinlegen."

Enttäuscht geht das Mädchen ins Zimmer zurück. Die Mutter sieht es und sagt: „Nur eine Viertelstunde, Margit. Ich fühle mich nicht ganz wohl, weißt du."

„Bist du krank, Mutti?" fragt Margit erschrocken.

„Nein, nein. Ich bin mit dem Fahrrad gestürzt, und beinahe wäre ich unter ein Auto gekommen. Aber es ist nichts weiter passiert, nur ein paar Schrammen. Ich schalte euch noch den Fernseher an, und wenn das Sandmännchen kommt, bin ich auch wieder da. Dann mache ich rasch das Abendessen."

Sie geht mit Margit ins Wohnzimmer, um den Apparat einzustellen.

„Wo ist denn Vati heute?" fragt Margit.

„Ich glaube, er hat noch eine Versammlung und kommt etwas später."

Frau Fleming fühlt plötzlich eine solche Leere im Kopf, daß ihr schwarz vor Augen wird. Sie bleibt stehen und versucht ganz tief zu atmen. Dann geht sie langsam zum Fernsehapparat, schaltet ihn ein und schleppt sich hinaus, um sich im Schlafzimmer aufs Bett zu legen.

Als Herbert Fleming heimkommt, sitzen die Kinder noch immer vor dem Fernsehapparat. Der Wetterbericht wird gerade durchgegeben, es ist gleich halb acht.

„Guten Abend", sagt Fleming und legt seine Tasche auf den Tisch. „Warum seid ihr denn nicht im Bett?"

„Wir müssen noch Abendbrot essen, Vati", erwidert Margit.

„Ja, wo ist denn Mutti?"

„Sie hat sich hingelegt."

Fleming geht ins Schlafzimmer. Auf der Türschwelle bleibt er stehen und fragt: „Ist dir nicht gut?"

Aber seine Frau antwortet nicht.

Schläft sie denn so tief, denkt er und tritt ans Bett. „Gertraud", ruft er und nimmt ihren Arm. Merkwürdig leblos liegt er in seiner Hand. Er rüttelt kräftig an den Schultern seiner Frau. Entsetzt läßt er los und fühlt undeutlich, wie sein Herz plötzlich zu hämmern beginnt. Ohne seinen Kindern etwas zu sagen, eilt er hinaus auf den Flur und läutet an der gegenüberliegenden Tür.

Frau Pätzold öffnet. Sie ist Rentnerin. Nur mühsam versteht sie den Sinn der zusammenhanglosen Sätze, die der Mann ausstößt. Sie spürt, daß etwas Schlimmes geschehen sein muß. Sie holt ihren Mann, und gemeinsam gehen sie in Flemings Wohnung.

Frau Pätzold nimmt das Handgelenk der leblosen Frau. Sie sucht nach dem Puls. Dann murmelt sie: „Ich glaube, sie ist tot."

„Aber das ist doch unmöglich!" ruft Fleming.

„Ich habe schon viele Tote gesehen, Herr Fleming", sagt die alte Frau, „und ich wünschte, ich würde mich irren."

Fleming kann sich nicht mehr auf den Beinen halten. Schwerfällig läßt er sich auf dem Bettrand nieder. Er starrt vor sich hin, unfähig, einen Entschluß zu fassen.

Frau Pätzold sagt leise: „Es muß sich doch jemand um die Kinder kümmern. Ich mach' das schon, Herr Fleming."

Fleming antwortet nicht.

Während Frau Pätzold hinausgeht, ruft sie ihrem Mann zu: „Und du holst einen Arzt!"

Fleming bleibt allein zurück, allein mit einer ganz kleinen, leisen Hoffnung …

Aber als die von Pätzold verständigte Ärztin etwa eine Stunde später eintrifft, hat Fleming seine Hoffnung schon aufgegeben. Frau Dr. Faber kann nur noch Frau Flemings Tod feststellen.

Fleming nimmt die Nachricht ohne sichtbare Erschütterung hin, der Schock sitz zu tief. „Wie ist das bloß möglich, Frau Doktor", stammelt er, „wie ist das bloß möglich. Als sie heute morgen zur Arbeit fuhr, war sie noch völlig gesund."

„Was sind denn das eigentlich für Verletzungen, Herr Fleming?" fragt die Ärztin und zeigt auf einige Hautabschürfungen an Stirn und Wange der Toten.

Fleming bemerkt die Wunden erst jetzt. Er zuckt mit den Schultern. Aber Frau Pätzold, die neben ihm steht, wendet sich an die Ärztin: „Die Kinder sagten vorhin etwas von einem Unfall."

Frau Dr. Faber horcht auf: „Ein Unfall?"

„Frau Fleming muß auf dem Heimweg mit dem Fahrrad gestürzt sein. Sie hatte den Kindern erzählt, dabei wäre sie beinahe unter ein Auto gekommen."

Während sich Frau Faber im Bad die Hände wäscht, denkt sie über diese Auskunft nach. Sie kennt Frau Fleming, denn sie hat schon mehrmals die beiden Kinder behandelt. Sie kennt Frau Fleming nur als gesunde Frau …

Als Frau Dr. Faber das Bad verläßt, sagt sie zu Fleming, der im Korridor auf sie wartet: „Ich kann mir nur eines denken, Herr Fleming, daß Ihre Gattin bei dem Unfall eine tödliche Verletzung erlitten hat."

„Aber das ist unmöglich, Frau Doktor. Es sind doch nur ein paar Hautabschürfungen."

„Immerhin schlug sie, den Wunden nach zu urteilen, mit dem Kopf aufs Pflaster. Ein Schädelbruch ist da nicht ausgeschlossen oder eine Gehirnblutung."

„Aber sie konnte doch aufstehen, weiterfahren und heimkommen! Sie hat sich mit den Kindern unterhalten und … Nein, nein, das ist ausgeschlossen."

„Herr Fleming, selbst bei tödlichen Verletzungen wie einer Gehirn-

160

blutung kann der Verletzte bisweilen noch längere Zeit auf den Beinen sein und vernünftig und zielgerichtet handeln."

Fleming erwidert nichts. Er wendet sich plötzlich um und murmelt: „Entschuldigen Sie."

Die Ärztin zieht sich den Mantel über und tritt an die halboffene Tür des Wohnzimmers, in dem Fleming verschwunden ist. Sie sieht Fleming am Tisch stehen und sich Weinbrand in ein Wasserglas gießen.

„Auf Wiedersehen, Herr Fleming", sagt Frau Dr. Faber. Fleming zuckt zusammen und versucht ein verkrampftes Lächeln. „Ich mußte erst mal einen Schluck trinken, Frau Doktor."

Die Ärztin nickt. Dann sagt sie: „Auf jeden Fall lasse ich die Todesursache genau feststellen, Herr Fleming. Sie hören wieder von mir."

Fleming geht zur Tür und reicht der Ärztin die Hand. „Vielen Dank, Frau Doktor, und ..."

Er kann nicht weitersprechen. Die Ärztin verabschiedet sich von ihm, und er ist ihr dankbar, daß sie nicht mehr viel Worte macht.

Noch am gleichen Abend benachrichtigt Frau Dr. Faber die Volkspolizei und zugleich den Rat des Kreises, Abteilung Gesundheitswesen. Der Kreisarzt ordnet eine Verwaltungssektion zur Feststellung der Todesursache an.

Leutnant Merkel setzt sich telefonisch mit der Verkehrspolizei in Verbindung. Er möchte wissen, ob Frau Flemings Verkehrsunfall aufgenommen worden ist. Ja, wird ihm geantwortet, er wurde registriert.

„Ich komme gleich mal zu euch hinüber", sagt Merkel und legt auf. Dann geht er mit Meister Albrecht die Unfallmeldung sorgfältig durch.

Nach dieser Meldung hat sich folgendes zugetragen: Der Berufskraftfahrer Willi Tanndorf, angestellt beim Kreislandwirtschaftsrat, fuhr um 17.10 Uhr mit einem Wartburg die Heinrich-Heine-Straße entlang. Hinter der Kreuzung Bahnhofstraße sah er eine Radfahrerin vor sich. In dem Augenblick, als er sie überholen wollte, schlug das Fahrrad plötzlich links aus. Tanndorf bremste scharf und brachte den Wagen auch schnell zum Halten, so daß dieser nur mit geringer

Wucht das Fahrrad traf. Die Fahrerin stürzte dabei und streifte mit dem Kopf Kühlerhaube und Kotflügel des Wagens.

Soweit die Aussage des Kraftfahrers. Er hatte darauf gedrungen, daß die Volkspolizei den Unfall aufnahm, obwohl die Radfahrerin das nicht wollte.

„Es ist ja weiter nichts passiert", hatte sie zu dem Verkehrspolizisten gesagt, „wozu also erst die Umstände?"

Befragt, wie es zu dem Unfall gekommen sei, hatte Frau Fleming geantwortet, das wisse sie nicht so recht. Ihr sei plötzlich schwindlig geworden, sie habe das Gefühl gehabt, ohnmächtig zu werden, dabei sei sie wohl zu weit auf die Straßenmitte geraten und von dem Auto erfaßt worden.

Die Vorortstraße war zur Zeit des Unfalls nicht sehr belebt gewesen. Deshalb gab es für die kritischen Sekunden des Zusammenstoßes keinen Zeugen. Da jedoch die Aussage der Frau nicht der Aussage des Kraftfahrers widersprach, schien die Sachlage klar zu sein.

„Merkwürdig ist nur die Zeit des Unfalls", sagt Leutnant Merkel. Meister Albrecht blickt ihn fragend an. „Frau Fleming ist doch Verkäuferin und hat keinesfalls vor achtzehn Uhr Dienstschluß. Aber der Unfall geschah schon nach siebzehn Uhr."

„Vielleicht", meint Albrecht, „hat sie nur eine Stunde abgefeiert."

„Schon möglich", erwiderte Merkel. „Aber sicherheitshalber werde ich doch noch die Verkaufsstellenleiterin fragen, warum Frau Fleming schon um fünf gegangen ist."

Die Antwort bestätigt die Aussage der Verunglückten selbst: „Frau Fleming hat sich seit Stunden nicht wohl gefühlt und über Kopfschmerzen und Übelkeit geklagt. Da habe ich sie eben heimgeschickt."

Nun stand also fest: Frau Fleming war plötzlich erkrankt, hatte sich deshalb nicht richtig im Straßenverkehr verhalten und ihren tödlichen Unfall vermutlich selbst verschuldet.

Als Merkel seinen Bericht in die Maschine schreibt, denkt er: Ähnlich wie der Fall Werner Hübner. Wie sich alles wiederholt. Beide Male ein Sturz – dort von der Leiter, hier vom Fahrrad.

Beide Male Gehirnblutung, und beidemal erfolgte der Tod erst Stunden später.

Merkel kann in diesem Moment noch nicht wissen, daß diese Überlegungen falsch sind. Mögen sich Fälle auch wiederholen, das Leben ist zu vielfältig, der Zufall zu sprunghaft, gleiche Erscheinungen haben zu verschiedene Ursachen, und was miteinander übereinzustimmen schien, zeigt sich später oft als rein äußerliche Ähnlichkeit.

Das muß auch Merkel erfahren, als er am nächsten Tag Dr. Waltharis Sektionsprotokoll erhält. Zu seiner Überraschung stellt er fest, daß der Gerichtsmediziner die Ansicht widerlegt, die junge Frau sei durch eine Gehirnblutung infolge eines Verkehrsunfalls verstorben.

Immer wieder überfliegt Leutnant Merkel die entscheidenden Sätze des Protokolls, die seine abschließende Untersuchung in eine völlig andere Richtung drängen.

Merkel schickt einen Genossen zu Fleming und läßt diesen bitten, sofort zu einer Befragung ins Amt zu kommen. Eine halbe Stunde später sitzt Fleming vor dem Leutnant.

„Entschuldigen Sie, Herr Fleming, daß ich Sie so Hals über Kopf hierhergebeten habe. Sie haben sicher noch anderes zu tun, als sich mit mir zu unterhalten. Aber da sind einige Dinge, die ich gern mit Ihnen gemeinsam klären möchte. Sie betreffen die Ursache des plötzlichen Todes Ihrer Frau."

Flemings Blick ist noch immer verstört. Aber er bemüht sich, ruhig zu bleiben. „Wenn ich Ihre Fragen beantworten kann – gern. Aber von dem Verkehrsunfall weiß ich doch noch weniger als Sie."

„Wie lange waren Sie eigentlich verheiratet, Herr Fleming?"

„Fast neun Jahre", erwidert der Mann leise.

Merkel nickt. „Verstanden Sie sich gut mit Ihrer Frau?"

Halb fragend, halb beunruhigt blickt Fleming den Leutnant an. Er antwortet nicht.

Merkel fährt fort: „Ich meine, gab es Zerwürfnisse in Ihrer Ehe?"

„Ich weiß nicht, was diese Frage soll", murmelt Fleming.

„Hatten Sie die Absicht, sich von Ihrer Frau zu trennen?"

Fleming will heftig entgegnen, aber so ruhig wie möglich sagt er: „Wie kommen Sie bloß darauf? Ich habe mich immer mit meiner Frau verstanden, wir haben sehr gut zusammen gelebt, da können Sie fragen, wen Sie wollen."

„Aber vielleicht empfanden Sie Ihre Kinder als Last?"

„Genosse Leutnant, möchten Sie mir jetzt nicht lieber offen sagen, was Sie eigentlich von mir wollen? Meine Frau ist noch nicht unter der Erde, ich weiß nicht, wo mir der Kopf steht, und Sie ..."

Er ist zu erregt, um weitersprechen zu können. Heftig atmend sitzt er vor Merkel.

Merkel blickt zum Fenster hinaus, als er die nächste Frage stellt. „Wußten Sie, daß Ihre Frau wieder ein Kind erwartete?"

Fleming antwortete nicht. Erst als ihm der Leutnant wieder seinen Blick zuwendet, sagt er: „Ja, natürlich. Von Anfang an. Wir hatten uns sehr auf das dritte Kind gefreut."

„Warum hat sie dann einen Abtreibungsversuch unternommen?"

„Woher wissen Sie denn das?" fragt Fleming hastig und unbedacht.

„Sie hatten also Kenntnis von der Abtreibung?"

„Das ist jetzt wohl völlig nebensächlich, Genosse Leutnant. Meine Frau ist tot!"

„Infolge der versuchten Abtreibung!" vollendet Merkel.

Fleming scheint das Atmen zu vergessen. Bestürzt faßt er sich in einer sinnlosen Bewegung ins Haar. Sein Gesicht verzerrt sich. „Sie wollen doch nicht behaupten ... Das ist doch unmöglich! Diese – diese Einspritzung, die liegt doch Tage zurück!"

Merkel nimmt das Sektionsprotokoll und liest Fleming die entscheidenden Sätze daraus vor: „Schwangerschaft zu Beginn des zweiten Monats ... Abhebung der Plazenta durch Einspritzung einer Flüssigkeit ... Gasblasen in den Gehirnkapillaren, Ischämie ..., so daß zusammenfassend gesagt werden kann, der Tod der F. ist durch protrahierte Luftembolie als Folge eines Abtreibungsversuchs eingetreten."

Drückend ist das Schweigen zwischen den beiden Männern. Merkel beginnt als erster wieder zu sprechen: „Ich muß diese Frage noch an Sie richten, Herr Fleming. Haben Sie Ihre Frau zu dieser Handlung überredet?"

„Wir hatten uns gemeinsam dazu entschlossen. Sehen Sie, wir waren aus dem Gröbsten heraus, das älteste Kind ist sieben, meine Frau und ich, wir verdienten ganz gut. Dann kam das Pech mit dem dritten Kind. Meine Frau hätte dann bestimmt aufhören müssen zu arbeiten. Aber vor uns stand die Anzahlung auf unsern Wagen, den wir bestellt hatten, und da dachten wir ...“

Er bricht ab. Er kann nicht mehr weitersprechen. Merkel sagt leise: „Sie fürchteten einige Unbequemlichkeiten mit dem dritten Kind und faßten diesen verhängnisvollen Entschluß. Haben Sie nie daran gedacht, daß das immer ein Spiel mit dem Leben ist?“

Dieser Tod ist, wie die beiden anderen „unerwarteten und plötzlichen“ Todesfälle, letztlich ebenfalls ein Unfalltod. Im Unterschied zu jenen beiden Unfällen war sich jedoch der Leichenschauarzt von vornherein darüber klar, daß es sich um einen Unfalltod handelte. Aber die Ironie dieser Diagnose bestand darin, daß sich hier zwei Unfälle gekreuzt hatten. Der Zufall hatte sich sozusagen potenziert – er wiederholte sich in einem zweiten Unfall, der jedoch keine Beziehung zum vorangegangenen hatte, was die Todesursache betraf; aber die Fehldiagnose setzte ihn dazu in Beziehung.

Eine solche Fehldiagnose kann sich verhängnisvoll auswirken: Wäre sie nicht von der gerichtsmedizinischen Obduktion korrigiert worden, hätte womöglich der Kraftfahrer, der an dem Verkehrsunfall beteiligt war, in ein Verfahren wegen fahrlässiger Tötung verwickelt werden können.

Natürlich erhebt sich hier die Frage: War die Fehldiagnose des Leichenschauarztes vermeidbar? Die Ärztin hatte keine Ahnung von der Abtreibung. Und der Ehemann hätte aus freien Stücken bestimmt nichts darüber gesagt, zumal auch er den Abtreibungsversuch seiner Frau, der ja schon mehrere Tage zurücklag, nicht mit deren Tod in Verbindung brachte.

Jede fünfte aller Frauen, die eine Abtreibung mit ihrem Leben bezahlen müssen, stirbt an Luftembolie. Sie gehört also zu den häufigsten Todesursachen bei Abtreibung.

Eine Luftembolie entsteht dann, wenn der Abortus durch Einspritzen einer Flüssigkeit in die Gebärmutter hervorgerufen werden soll. Mit der Flüssigkeit kann nämlich Luft in die Gebärmutter gelangen. Dagegen hilft auch keine Vorsicht. Professor W. Schwarzacher bewies experimentell, daß beim Einspritzen von Flüssigkeit in die Gebärmutter Druckverhältnisse entstehen, die dem Zusammenwirken zweier Düsen entsprechen. Ein Flüssigkeitsstrahl, der einer Düse entströmt, reißt zum Beispiel die ihn umgebende Luft mit sich, wenn er gegen eine als Leitapparat dienende zweite Düse gerichtet ist. „Bei einer Einspritzung in den Uterus ... wirkt der Halskanal der Gebärmutter gewissermaßen als Leitdüse", bemerkte Schwarzacher, so daß dann „nicht geringe Mengen von Luft aus der Scheide ... unter ziemlich hohem Druck mit in den Uterus gerissen werden."

Über den venösen Blutkreislauf dringt so die Luft bis in die rechte Herzkammer vor und vermischt sich mit dem Blut zu Schaum. Das Herz steht plötzlich still. Die Luft kann aber auch über die Lungenschlagader in die Lunge geraten und die Haargefäße verstopfen, so daß die linke Herzkammer nicht mehr mit genügend Blut versorgt werden kann. In selteneren Fällen kommt es auch zu einer Embolie in den Hirngefäßen; Vorboten des Todes sind Krämpfe, Lähmungen, Bewußtslosigkeit.

Diese Formen einer blitzartig verlaufenden Embolie überraschen ihre Opfer meistens noch während der Abtreibungshandlung. In diesem Fall ist die Diagnose nicht schwierig. Die Lage und der Zustand der Toten, aber auch die für die Abtreibung benutzten Werkzeuge weisen deutlich auf den Tathergang hin.

Neben dieser plötzlichen gibt es noch eine verzögerte Luftembolie. Um eine solche protrahierte Luftembolie handelte es sich in dem von uns geschilderten Fall. Sie tritt immer dann ein, wenn sich die in den Uterus gepreßte Luft zuerst in Form eines Luftdepots sammelt und erst nach Stunden oder sogar Tagen über die Hohlvenen in das Herz gelangt. Da das Opfer dann plötzlich auf der Straße, im Autobus, am Arbeitsplatz umfällt, liegt für den Arzt die Verlegenheitsdiagnose „Herzschlag" nahe.

Deshalb weisen die Gerichtsmediziner immer wieder darauf hin, daß der plötzliche Tod einer sonst gesunden jungen Frau Verdacht erregen muß. Gibt es für solch einen Tod keine erkennbaren Ursachen, so ist an die Möglichkeit einer Luftembolie zu denken.

Dieser Fall hat neben seiner medizinischen auch seine gesellschaftlich-soziale Seite. Die gesetzlich ermöglichte Schwangerschaftsunterbrechung in der DDR beseitigte eine der häufigsten Ursachen für tödliche Unfälle, die bei eigenmächtiger Schwangerschaftsunterbrechung auftraten.

166

Der Cumberland-Fall

Zu Neujahr 1911 sollte die Hochzeit sein. Am Silvestertag traf der Bräutigam, der dreiunddreißigjährige Obstzüchter Charles Edward Twigg aus Virginia, in Cumberland am Potomac ein. Hier wohnte seine Braut, die achtundzwanzigjährige Grace Elosser, deren Eltern wohlhabende Bürger der Stadt waren.

Im Haus der Elossers fand man an diesem Tag wenig Zeit für den Schwiegersohn. Die Eltern der Braut hatten mit den Vorbereitungen für das Hochzeitsfest zu tun. Grace war bei Twiggs Ankunft überhaupt nicht zu sprechen, da ihr die Schneiderin gerade das Brautkleid anprobierte. Nur May Elosser, Graces jüngere Schwester, setzte sich mit dem künftigen Schwager zusammen, um mit ihm zu plaudern.

Gegen Mittag konnte Twigg seine Braut begrüßen. Sie wirkte nervös und erregt. „Diese Unruhe heute!" sagte Twigg etwas ärgerlich.

„Aber das mußt du doch verstehen", erwiderte Grace. „Einen solchen Tag gibt es eben nur einmal im Leben." Diese Antwort versöhnte ihn wieder.

„Ist denn wenigstens *ein* Zimmer im ganzen Haus, wo wir uns ungestört hinsetzen können, Grace?"

„Bestimmt das Wohnzimmer."

Das Wohnzimmer war tatsächlich wie eine friedliche Insel.

„Nur etwas kalt", sagte Grace, als sie sich mit Charles auf das Sofa setzte. „Heute hat niemand daran gedacht, Feuer zu machen."

Aber als ihr Bräutigam den Ofen anheizen wollte, fand er keine Zündhölzer. Grace ging in die Küche hinunter, um eine Schachtel zu holen. Als sie die Küche wieder verließ, sagte sie: „Wir sind im Wohnzimmer, Ma." Ihre Mutter, die gerade die Zubereitung einer Cremespeise beaufsichtigte, nickte, ohne recht hinzuhören.

Später, kurz vor fünfzehn Uhr, fiel Mrs. Elosser ein, daß Grace und

Charles noch gar nicht gegessen hatten. Sie ging zum Wohnzimmer und klopfte. Niemand antwortete. Sie klopfte nochmals, aber im Zimmer blieb es still. Mrs. Elosser zögerte einzutreten und wollte wieder in die Küche zurückgehen. Nach wenigen Schritten blieb sie stehen, trat nochmals zur Tür und pochte erneut, diesmal besonders laut. Lange wartete sie auf Antwort. Dann öffnete sie die Tür.

Sie war noch nicht über die Schwelle getreten, als sie Grace und Charles auf dem Sofa sah. Der Kopf des jungen Mannes lehnte an der Schulter seiner Braut. Die beiden schienen eingeschlafen zu sein. Mrs. Elosser trat näher. „Ihr wollt wohl den ganzen Nachmittag verschlafen?" rief sie. „Habt ihr denn gar keinen Hunger?"

Doch die beiden wachten nicht auf. Mrs. Elosser berührte den Arm ihrer Tochter. Ihre Hand zuckte zurück. Als sie Grace an der Schulter rüttelte, sank der Oberkörper des Mädchens um. Entsetzt sah die Mutter, daß Grace tot war. Auch Charles lebte nicht mehr. Mrs. Elosser eilte hinaus, um ihren Mann und die beiden anderen Töchter zu holen.

Graces Vater behielt als einziger einen klaren Kopf. „Bringen wir sie ins Schlafzimmer, vielleicht ist sie nur bewußtlos!"

Gemeinsam trugen sie Grace hinaus. Elosser bemühte sich mit Wiederbelebungsversuchen ab. Aber alle Hilfe kam zu spät.

Kurz darauf erschienen zwei Ärzte, die man herbeigerufen hatte. Während Dr. Broadrup die tote Grace untersuchte, sah sein Kollege Dr. Foard, wie May Elosser, Graces jüngere Schwester, plötzlich zu Boden sank. Arme und Beine des Mädchens zuckten wie im Krampf, Schaum trat auf die Lippen, die Augen waren starr aufgerissen.

Dann verlor sie das Bewußtsein.

Mays Ohnmacht machte das Durcheinander im Schlafzimmer vollkommen. Mrs. Elosser weinte laut und mußte mit ihrer andern Tochter hinausgeschickt werden. Nur Mr. Elosser blieb mit den zwei Ärzten zurück. Dr. Foard versuchte, May wieder zu Bewußtsein zu bringen. Inzwischen beendete Dr. Broadrup die Untersuchung der toten Grace und ihres Bräutigams.

„Meine Herren", fragte Elosser gefaßt, „was ist denn nun eigentlich geschehen?"

Die Ärzte blickten sich an. Elosser bemerkte ihr Zögern. „Sagen Sie mir die Wahrheit. Was ist passiert?"

168

Dr. Foard begann als erster zu sprechen. „Das ist alles sehr merk-würdig, Mr. Elosser. Wir möchten Ihnen vorschlagen, den Untersu-chungsrichter zu benachrichtigen."

„Den Untersuchungsrichter? Aber Sie wollen doch nicht etwa be-haupten, daß wir hier den Untersuchungsrichter brauchen!"

Die Ärzte schwiegen.

Elosser drängte: „So sagen Sie mir doch endlich, warum Sie mir den Untersuchungsrichter ins Haus schicken wollen!"

„Es wäre besser für uns alle", erwiderte Dr. Foard kurz.

„Ich verlange eine Antwort!" rief Elosser.

„Nun gut, Mr. Elosser. Dieser Fall verlangt eine gerichtliche Klä-rung."

„Aber was denn für einen ‚Fall', um Himmels willen!"

„Das wird die Leichenöffnung erweisen. Bitte, Mr. Elosser, verste-hen Sie doch unsere Lage. Der Tod der beiden jungen Leute ist mehr als mysteriös. Wir vermuten eine Vergiftung."

„Vergiftung?" fragte Elosser verständnislos.

Foard deutete auf die noch immer ohnmächtige May. „Sollten die Krämpfe und die Bewußtlosigkeit wirklich ein Zufall sein? Nein, Mr. Elosser. Ich habe Mays Anfall sehr genau beobachtet. Er gleicht den Symptomen einer Blausäurevergiftung."

Bald traf auch der Untersuchungsrichter ein. Nachdem er sich mit den Ärzten beraten hatte, ordnete er eine Sektion an.

An dem Tag, an dem ihre Hochzeit stattfinden sollte, lagen Grace und Charles Twigg auf dem Sektionstisch.

Elosser war ein reicher Mann. Der Untersuchungsrichter versprach ihm, alles zu tun, um den Fall bald aufzuklären. Deshalb berief er eine Expertenkommission, die die beiden Todesfälle genau untersu-chen sollte. Ihr gehörten Dr. Foard und Dr. Broadrup, ferner die bei-den Prosektoren und zwei Chemiker an.

Am 2. Januar übergab die Kommission der Presse den Obduktions-befund. Unter anderem war festgestellt worden:

1. Kurz vor ihrem Tod hatten die beiden je ein Stück Kaugummi zu sich genommen. Der Kaugummi befand sich noch im Mund der Toten.

2. Die Zungenspitzen der Leichen waren gerötet und verletzt.

3. Auch der Kehlkopf beider wies eine unnatürliche Rötung auf.

4. Im Magen von Grace und Charles hatte man Spuren von Blausäure entdeckt.

Die Kommission schloß daraus, daß der Tod durch Lähmung des Atemzentrums infolge von Blausäurevergiftung eingetreten war.

Nun hatte sich der Untersuchungsrichter zu entscheiden, in welcher Richtung die Ermittlungen zu führen waren. Nach diesem Befund gab es für ihn nur zwei Möglichkeiten: Entweder hatten die beiden Selbstmord begangen, oder sie waren ermordet worden.

Er vernahm zuerst die Elossers, später auch Nachbarn und Bekannte der Familie. Er erfuhr, daß Twigg ebenso wohlhabend war wie seine Braut und daß sich die beiden immer sehr gut verstanden hatten. Niemand konnte sich erklären, warum die beiden sich einen Tag vor ihrer Hochzeit das Leben hätten nehmen sollen. So kam der Untersuchungsrichter zur Ansicht, es müsse ein Mord vorliegen. Er suchte nach dem Motiv und nach der Möglichkeit, die bestanden hatte, das Liebespaar zu vergiften.

Zusammen mit der Staatsanwaltschaft ging die Untersuchungsbehörde systematisch an die Aufklärung heran. Zuerst hatte man angenommen, der Kaugummi könnte mit Zyankali versetzt gewesen sein. Aber die chemische Analyse der im Mund gefundenen Gummireste bestätigte diese Hypothese nicht. Die Ärzte gelangten nun zu der Meinung, das Gift müssen den Opfern in flüssiger Form beigebracht worden sein. Da Blausäure aber innerhalb weniger Augenblicke tötet, mußten die beiden also dort, wo sie gefunden worden waren, ihr Leben beendet haben. Die Ärzte erklärten dem Untersuchungsrichter, sie hätten im Wohnzimmer nichts Verdächtiges bemerkt. Wo aber war dann das Gefäß, in dem das Gift aufbewahrt und transportiert worden war?

Ein achtjähriger Junge hatte nämlich ausgesagt, er habe zur fraglichen Zeit durchs Wohnzimmerfenster geblickt und neben den beiden Toten eine grüne Flasche und zwei Gläser auf dem Tisch stehen sehen. Da aber beim Eintreffen der Ärzte keine Flasche und keine Gläser vorhanden waren, mußte sie jemand beiseite gebracht haben. Das konnte nur eine Person aus dem Hause Elosser gewesen sein.

Sorgfältig untersuchte die Polizei das Haus der Elossers. Boden und Keller, Küche und Zimmer kamen an die Reihe, auch die Müllgrube wurde nicht vergessen. Man fand jedoch keine Spur der grünen Flasche und keinen Hinweis auf das Gift.

In den nächsten Tagen erfuhr die Untersuchungsbehörde noch einige weitere Umstände: Erst eine halbe Stunde nach Auffinden der Toten hatte man die Ärzte benachrichtigt. Twiggs Leiche war im Wohnzimmer liegengeblieben. Anfangs wurde den Ärzten nur die Leiche von Grace gezeigt.

Bevor sich Twigg mit Grace verlobte, hatte er sich für ihre jüngere Schwester May interessiert. Deshalb war es zwischen den Schwestern zu heftigen Eifersuchtsszenen gekommen. Der Haß beider war so tief, daß sie sich zu Weihnachten nichts geschenkt hatten.

So glaubte die Untersuchungsbehörde, man müsse den Mörder im Hause Elosser suchen. Die Presse, die den Fall sensationell aufblähte, veröffentlichte die absurdesten Spekulationen. Bald zweifelte niemand mehr daran, daß May Elosser das Liebespaar aus Eifersucht ermordet hatte. Der Staatsanwalt machte sich dieses Gerücht ebenfalls zu eigen. Er stellte die Hypothese auf, May habe den beiden eine mit Blausäure vermischte Limonade gegeben und selbst ein wenig davon getrunken, um durch ihre eigene Erkrankung den Verdacht von sich abzulenken.

Wieder ließ der Untersuchungsrichter das Haus um und um kehren, aber die grüne Flasche fand keiner. Trotzdem glaubte der Staatsanwalt seiner Sache so sicher zu sein, daß er am 6. Januar die Grand Jury einberief. Sie sollte entscheiden, ob gegen May Elosser Anklage wegen Mordes zu erheben sei. Die Verhandlung zog sich fast einen ganzen Tag hin. Die Geschworenen hörten sich eine Reihe von Zeugen an. Auch die Expertenkommission kam noch einmal zu Wort. Die Ärzte und Chemiker erklärten mit aller Bestimmtheit, es läge eine Zyankalivergiftung vor. Die Geschworenen waren von der Beweiskraft der chemisch-medizinischen Analyse beeindruckt. Aber trotzdem erschienen ihnen die Indizien für eine Täterschaft May Elossers nicht ausreichend.

Öffentlichkeit und Presse waren verärgert, daß es zu keinem Mordprozeß gegen May kommen würde. Um so wilder wucherten immer neue Gerüchte, die das Interesse am Fall Twigg-Elosser wachhielten.

Jetzt trat auch die Familie Twigg auf den Plan. Unter der Wirkung der Massenhysterie beschuldigten die Twiggs die Familie Elosser offen, Charles Twigg ermordert zu haben.

Die Presse nahm diese Zuspitzung des Falles begierig auf. An jenen Januartagen beschäftigte sich auch der Cumberlander Arzt Dr. Littlefield mit dem rätselhaften Tod des Liebespaares. Anlaß dazu hatte ihm eine Lücke in der Untersuchung gegeben. Die Blausäurevergiftung löst heftige Krämpfe während des Todeskampfes aus, denn durch die Lähmung des Atemsteuerungszentrums erstickt das Opfer. Alle Zeugen aber hatten bekundet, daß die beiden Toten wie Schlafende ausgesehen hätten. Dieses Bild paßte also gar nicht zu einer solchen Vergiftung.

So erschien Dr. Littlefield eines Tages Ende Januar im Haus Elossers und bat, sich einmal das Wohnzimmer ansehen zu dürfen. Elosser, der jede Gelegenheit ergriff, die er ermöglichen könnte, den Fall zu klären, war sofort dazu bereit. Littlefield sah sich lange und sorgfältig am „Tatort" um. Schließlich wies er auf den kleinen Ofen, der in der hinteren Ecke des Zimmers stand.

„Ist das ein Gasofen?"

„Ja, wir heizen ihn mit Naturgas."

Während Elosser die Vorzüge einer solchen Heizung pries, trat der Arzt an den Ofen heran. Er betrachtete ihn von allen Seiten und öffnete auch die Ofentür. „Seit wann ist die Tür schon gesprungen?" wollte er wissen.

„Da muß ich meine Frau fragen. Ich kümmere mich nicht um die Heizung."

Mrs. Elosser erklärte, die Tür sei schon seit dem Herbst schadhaft. Diese Auskunft schien Dr. Littlefield zu genügen. Er verabschiedete sich und bemerkte dabei, er würde bald wiederkommen.

In den nächsten Tagen las er eine Reihe medizinischer und chemischer Schriften. Er fuhr auch in das benachbarte Erdgasgebiet. Dort wurde das Gas gewonnen, das die Elossers in ihrem Ofen verwendeten. Dr. Littlefield unterhielt sich mit Fachleuten über die Zusammensetzung des Gases.

Immer mehr festigte sich dabei seine Meinung, daß eine Kohlenoxidvergiftung den Tod der beiden jungen Leute hervorgerufen hatte.

Denn auch bei der unvollständigen Verbrennung von Naturgas entsteht Kohlenoxid (CO).

Doch bevor sich Littlefield mit seiner Theorie an den Staatsanwalt wandte, wollte er ihr durch ein Experiment größere Beweiskraft geben. Als Zeugen gewann er einen Kollegen, den Arzt Dr. Hawkins.

Eines Morgens erschienen die beiden Ärzte bei Elosser. Dr. Littlefield trug einen geschlossenen Korb, in dem sich eine Katze befand. Er bat Mrs. Elosser, den Gasofen wie üblich anzuheizen. Als der Ofen brannte, stellte der Arzt den Korb auf das Sofa. Dann verließ er mit den andern das Zimmer. Erst zwei Stunden später betraten Elosser und die Ärzte wieder das Wohnzimmer. Genausolange waren Twigg und Grace Elosser darin gewesen, bis man sie tot aufgefunden hatte.

Dr. Littlefield öffnete den Korb. Die Katze war tot. Und auch sie zeigte keine Spuren eines Todeskampfes.

Als der Arzt dem Staatsanwalt von diesem Experiment berichtete, stieß er zwar auf höfliches Interesse, aber zugleich auch auf Unglauben. Zu viele Theorien waren bereits aufgestellt worden, als daß ein naturwissenschaftlich ahnungsloser Staatsanwalt einem solch ungewöhnlichen Beweis vertraut hätte. Immerhin ließ er aber den Tierversuch vor mehreren Zeugen wiederholen.

Wiederum wurde eine Katze nach knapp zwei Stunden tot aus dem Zimmer geholt.

Immer noch zweifelnd, befragte der Staatsanwalt einen Experten für Erdgas, ob unter den fraglichen Umständen eine Kohlenoxidvergiftung möglich sei. Der Sachverständige bejahte. Nun sah sich der Staatsanwalt zwei angeblich wissenschaftlichen Theorien über die Todesursache gegenüber. Denn auch nach den Kohlenoxidexperimenten beharrte die erste Expertenkommission auf ihrer Behauptung, das Liebespaar sei an einer Blausäurevergiftung gestorben.

Der Staatsanwalt lud Dr. Littlefield erneut vor.

„Wie ich hörte, haben Sie inzwischen einen dritten Tierversuch gemacht?"

„Ja, diesmal mit einem Kaninchen. Ich habe es mit Blausäure vergiftet und dann seziert. Das Blut zeigt eine völlig andere Färbung als bei den mit Kohlenoxid vergifteten Katzen."

„Aber wie zum Teufel erklären Sie sich dann", rief der Staatsanwalt verwirrt, „daß bei der Sektion der Toten Blausäure im Magen gefunden wurde!"

„Der menschliche Speichel enthält Spuren von Blausäure. Der Kaugummi verstärkte den Speichelfluß, und es gelangte mehr Speichel in den Magen als üblich."

„Diese Erklärung liegt unter dem Niveau Ihrer üblichen Beweise, Doktor", erwiderte der Staatsanwalt etwas ironisch. „Nun, wie dem auch sei – ich möchte Ihnen eine Chance geben. Da Sie von Blutunterschieden bei Blausäure- und Kohlenoxidvergiftung sprachen, sollte man das Blut der Toten untersuchen. Ich werde die Exhumierung anordnen."

Drei Sachverständige untersuchten die Blutproben. Der namhafteste von ihnen war der Chefchemiker Dr. Lynch aus Washington. Alle drei bestätigten in ihrem Gutachten: „Die Proben zeigen die Anwesenheit von Kohlenoxid. Der Tod ist unzweifelhaft auf Kohlenoxidvergiftung zurückzuführen."

Dr. Littlefield hatte also recht behalten.

Die Staatsanwaltschaft gab die weitere Untersuchung des Falles auf. Aber die Gerüchte über eine Ermordung des Liebespaares wollten nicht verstummen.

Schließlich verkaufte die Familie Elosser ihr Haus in Cumberland und zog fort. Das sahen manche Leute als Schuldgeständnis, ja als eine Flucht an.

Das Elosser-Haus kam in den Besitz von zwei älteren Damen. Im Februar 1913 wurde die eine von ihnen im früheren Wohnzimmer der Elossers bewußtlos aufgefunden. Der Arzt, der sofort geholt wurde, ließ das Fenster öffnen und machte Wiederbelebungsversuche. Die Frau konnte gerettet werden. Dieses Ereignis rief die Erinnerung an den Tod des Liebespaares wieder wach.

Noch immer stand derselbe Ofen mit der schadhaften Tür im Zimmer. Nun erst wurde er von Fachleuten gründlich untersucht. Sie stellten fest, daß der Kamin durch zwei Ziegelsteine verstopft war. Infolgedessen hatte der Rauch nicht vollständig abziehen können, und Kohlenoxid war durch den Riß der Ofentür ins Zimmer eingeströmt.

Dieser Fall ist das klassische Beispiel eines tödlichen Unfalls durch Kohlenoxid. Klassisch deshalb, weil er alle Merkmale und Merkwürdigkeiten dieses so häufigen Unfalls in sich vereint: Das Gift ist unsichtbar, geruchlos, ohne Geschmack. Seine Herkunft ist oft schwer festzustellen, es kann überall auftreten, wo eine Verbrennung stattfindet. Das Gift wirkt rasch. Wer es einatmet, kann sich nicht mehr selber retten.

Seine Spuren am Toten sind nicht immer eindeutig. Es ist also wie kaum ein zweites Gift geeignet, den Tatbestand zu verschleiern.

Kohlenoxid ist ein sogenanntes Blutgift. Das Hämoglobin, der Sauerstoffträger des Blutes, verbindet sich mit dem Kohlenoxid sehr viel leichter als mit dem lebensnotwendigen Sauerstoff. So verdrängt das Kohlenoxid den Sauerstoff, der Atmungsvorgang der Zellen wird gelähmt, es tritt eine innere Erstickung ein.

Eine ähnliche Wirkung hat Zyanwasserstoff. Deshalb war im Fall Twigg-Elosser auch die Hypothese aufgetaucht, es handle sich um eine Blausäurevergiftung.

Dr. Littlefield hatte jedoch entgegengehalten, im Magen sei deshalb Blausäure gefunden worden, weil der menschliche Speichel Spuren von Blausäure enthalte. Tatsächlich kommt im Speichel Thiozyanwasserstoffsäure vor, also gewissermaßen „Thioblausäure". Aber die Gerichtsmediziner halten dieses Problem auch heute für noch nicht völlig geklärt, obwohl Professor Prokop neuerdings bestätigte, daß er in gelagerten menschlichen Mägen Blausäure feststellen konnte.

Einen interessanten Hinweis, woher die Blausäure in den Mägen der beiden Toten stammen könnte, gibt M. Jacta. Er meint, daß die beiden jungen Leute kurz vor ihrem Tode Marzipan oder Gebäck gegessen haben könnten, zu dessen Herstellung Bittermandelöl verwendet worden ist. Das Öl bitterer Mandeln enhält bekanntlich Blausäure.

Die Symptome einer Kohlenoxidvergiftung sind verhältnismäßig einfach zu erkennen, denn bei einer akuten CO-Vergiftung entstehen hellrote Totenflecke, die bis ins Hellkirschrote übergehen können. Auch Organe und Gewebe nehmen diese Färbung an. Da solche Leichenflecke jedoch auch bei anderen Todesursachen vorkommen, wird dadurch die Diagnose auch wieder erschwert. Erst eine Obduktion kann eindeutig feststellen, ob eine Kohlenoxidvergiftung vorliegt. Die sicherste Methode ist, Kohlenoxid im Blut nachzuweisen, und zwar chemisch oder spektrographisch

Während die Giftigkeit von Kohlendämpfen schon seit Jahrhunderten bekannt ist, sind die biologischen Wirkungen des Kohlenoxids erst seit etwa hundert Jahren entdeckt und untersucht worden. Auch hier mußten die Ärzte und Chemiker manchen durch Unwissenheit genährten Aberglauben überwinden. Sich vom naturwissenschaftlichen Standpunkt aus zum Tod durch Kohlendampf zu äußern, war noch im 18. Jahrhundert so gefährlich, daß es Wissenschaftler aus Furcht vor der Kirche nicht wagten, mit ihrem Namen für das Ergebnis ihrer Forschung einzustehen.

So zitiert Prokop aus einer Schrift von Friedrich Hoffmann, die 1726 erschienen ist. Darin beschäftigte sich Hoffmann mit der Kohlenoxidvergiftung, setzte sich aber zugleich auch mit unwissenschaftlichen und abergläubischen Auffassungen seiner Zeit auseinander.

„Das der Dampf von frisch angezündeten Holtz-Kohlen, zumahl in einem niedrigen, engen und zugemachten Gemach, die Menschen gar schnell aller ihrer Sinne berauben, ja, wenn nicht bald Hülfe geschieht, gar tödten könne, ist leider durch die Erfahrungen und durch viele hin und wieder geschehene betrübte Exempel zu vorigen und unseren Zeiten genugsam bekannt."

Aber, so erklärt Hoffmann, die Anzeichen einer solchen Vergiftung seien oft überirdischen Mächten zugeschrieben worden. „Die Herren Geistlichen, nebst dem gemeinen Mann, fielen gar auf den Teuffel und meynten, derselbe hätte diese Leute durch göttliches Verhängniß umgebracht, daß auch hin und wieder, ja überall, diese Geschichte als ein besonderes Exempel der Macht und Gewalt des Satans ausgegeben und von den Cantzeln deklamiret und auch deshalb die Cörper der Verstorbenen als ein Abscheu durch den Henker hinausgeschleppt und verscharret wurden.

Bey so gestelten Sachen konnte ich aus Liebe der Wahrheit und die Menschen hinführo vor den schädlichen Kohlen-Dampf zu warnen nicht unterlassen, sondern schrieb in etlichen Bogen ein teutsches Bedencken von dieser Begebenheit, darinn ich ... mit gründlichen rationibus und klaren Beweißthümern darthat, daß und wie der Kohlen-Dampf denen Menschen gar leicht das Leben rauben könne, und endlich viel heylsame Erinnerungen beyfügte, wie man sich vor dergleichen Dampf ... hüten sollte ... Weil aber so viele Menschen von hohen und niedrigen, auch Medici, ja Medicinae Professores selbst auf berühmten Universitäten, mit den Vorurtheil eingenommen waren, daß es was Übernatürliches sei, und der Satan unmittelbar an diese gottlose Leute Hand gelegt, daß sie umkommen, so gab diese Schrifft ohne Namen heraus ..."

Heute kennt man nicht nur die biologische Wirkung des Kohlenoxids ziemlich genau, sondern auch die einzelnen Stadien des Vergiftungsvorganges selbst. So hat vor hundert Jahren ein Selbstmörder den Verlauf der Vergiftung in allen Einzelheiten bis zum Beginn der Bewußtseinstrübung notiert. Auch Vergiftete, die gerettet worden sind, beschrieben die Vorzeichen der Vergiftung. Sie zeigen sich als Kurzatmigkeit, Kopfschmerz, rasche Ermüdung, Brechreiz, Halluziationen. Der Zustand des Menschen ist dabei individuell verschieden. Manche bezeichnen ihn als qualvoll und schmerzhaft, andere als angenehm. Meist macht sich die Vergiftung für den Betroffenen zu spät bemerkbar. Strömt beispielsweise Leuchtgas aus, so verändert sich dabei die Reizschwelle des Geruchssinns, er paßt sich sozusagen dem Leuchtgasgeruch an und nimmt ihn überhaupt nicht oder zu spät wahr. Dann aber ist die Vergiftung schon so weit fortgeschritten, daß die rasch eintretende Bewußtlosigkeit das Opfer daran hindert, den Raum noch zu verlassen. Deshalb ist der Fall Twigg-Elosser so charakteristisch für eine Kohlenoxidvergiftung. Sie überraschte die beiden, während sie auf dem Sofa saßen, und sie konnten sich nicht mehr retten.

Wir erwähnten schon, daß die Kohlenoxidvergiftung alle andern Vergiftungen an Häufigkeit übertrifft. Das Kohlenoxid ist praktisch allgegenwärtig; es tritt überall dort auf, wo ungenügende Luftzufuhr eine vollständige Verbrennung verhindert, vor allem bei Verbrennungen von Kohle in Ofen und Herd. Auch bei ausgedehnten Bränden entsteht Kohlenoxid, bei Sprengungen in Bergwerken, in den Gärkellern von Brauereien. Man findet es in allen technischen Feuerungsanlagen. So enthalten die Gichtgase der Hochöfen 20 bis

30 Prozent CO. Bekanntlich gibt es das Gift auch in den Auspuffga-
sen der Kraftfahrzeuge. Selbst der Raucher begegnet ihm täglich. Im
Tabakrauch ist bis zu 1 Prozent Kohlenoxid enthalten.

Die zahlreichsten CO-Vergiftungen aber ruft das Leuchtgas hervor.
Es enthält im Durchschnitt etwa 7 Prozent CO. Da das Gift selbst geruchlos ist, wird das Leuchtgas mit Geruchsstoffen versetzt. Diese
Warnung ist aber nur dort wirksam, wo das Gas direkt in die Luft
entströmt. Tritt es jedoch aus unterirdischen Leitungen aus, so verliert es auf seinem Weg durch die Erde und die Mauern diese Ge-
ruchsstoffe und wird zu einem noch weit gefährlicheren, weil nicht
mehr spürbaren „Filtergas".

Das „Archiv für Toxikologie" berichtete 1954, daß beim unterirdischen Defekt einer Gasleitung Leuchtgas ausströmte und Vergif-
tungserscheinungen bei einer ganzen Familie hervorrief. Der Arzt
aber hielt diese Symptome für eine Lebensmittelvergiftung. An „Filtergas" dachte niemand. So konnte es weiterhin in die Wohnung gelangen. In der folgenden Nacht tötete es noch zwei Menschen.

Auf welche unberechenbare und oft unglaubliche Weise der Zufall
Vergiftungen durch Kohlenoxid zu arrangieren scheint, sollen einige
charakteristische Fälle zeigen. In Wirklichkeit kann man hier allerdings selten von „Zufall" sprechen. Unvorsichtigkeit, Nachlässigkeit,
Unwissenheit, aber auch Schäden an Heizanlagen sind die realen Ursachen tödlicher Unfälle. Daß sie oft erst zu spät als Unfälle erkannt
werden und dann auch noch weitere Menschenleben gefährden können, bewies der Fall Twigg-Elosser nicht allein.

Der Duschkabinen-Fall

1. September in einer süddeutschen Stadt. Die letzten Tage waren kühl gewesen, zu kühl für den August. Auch in den Zimmern hatte sich die Kälte bereits ausgebreitet und ließ empfindliche Leute frösteln. Aber heute schien noch einmal der Sommer angebrochen zu sein. Die Sonne brannte, von Süden kam ein kräftiger Föhn.

Die siebzehnjährige Helga F., die im Bundespostamt der Stadt arbeitete, hatte ihren Dienst um 15 Uhr beendet. Bevor sie heimging, wollte sie noch duschen. Sie stieg in den Keller hinunter, wo sich die Badeanlage befand, zog sich aus, legte ihre Wäsche auf einen Schemel, trat in die rechte Duschkabine und drehte die Brause auf.

Als ihr plötzlich schwindlig wurde, verließ sie die Kabine, um sich anzukleiden. Aber noch bevor sie nach ihrem Büstenhalter greifen konnte, mußte sie erbrechen ...

Eine Kollegin fand sie eine halbe Stunde später, zusammengesunken, vor dem Schemel kniend, tot. Sie holte sofort einen Arzt. Er sah sich die Tote an. Ihr Gesicht war blaß, die Hautfarbe blaßrosa. Auf den Lippen befand sich etwas hellroter Schaum. Der Arzt nahm Herzversagen an. Er gab dem Mädchen noch eine Strophanthin-Injektion, aber ohne Erfolg. Er benachrichtigte den amtlich zugelassenen Leichenschauarzt.

Inzwischen wurde die Tote in die Wohnung ihrer Eltern gebracht. Der Leichenschauarzt konnte sie also erst dort besichtigen. Anzeichen für einen Mord fanden sich nicht.

„War Ihre Tochter herzkrank?" fragte er die Eltern.

Die Eltern wußten es nicht, aber sie sagten, Helga habe manchmal blaue Lippen gehabt. „Nun, dann ist es ja klar", sagte der Arzt. „Eine Herzschwäche. Und dann das heiße Bad nach dem Essen ..."

„Herztod" stand auf dem Totenschein. Die Tote wurde zur Bestattung freigegeben.

Am 22. September, also drei Wochen später, wieder um 15 Uhr, forderte die gleiche Duschkabine ein zweites Opfer. Der fünfundvierzigjährige Postschaffner Max B. hatte in der rechten Kabine geduscht und war tot unter der Brause gefunden worden.

Wieder stand „Herzschlag" auf dem Totenschein. Aber die zuständige Polizeidienststelle sah darin mehr als nur die mysteriöse Wiederholung eines Zufalls. Sie beauftragte den Obermedizinalrat Dr. Berg, Leiter der Abteilung Kriminaltechnik beim Bayrischen Landeskriminalamt, eine gerichtliche Obduktion des Max B. vorzunehmen.

Herz- und Gefäßsysteme ergaben keinen Anhaltspunkt für einen plötzlichen Tod durch Kreislaufversagen. Dagegen wies das Blut eine helle, kirschrote Farbe auf. Auch die Muskeln und inneren Organe hatten die gleiche Verfärbung. Der CO-Gehalt des Blutes betrug 75 Prozent.

Da bereits 50 bis 60 Prozent Kohlenoxid im Blut tödlich wirken, stand ohne allen Zweifel fest, daß Max B. an einer Kohlenoxidvergiftung gestorben war.

Deshalb wurde die Exhumierung der Leiche von Helga F. angeordnet. Trotz einiger Schwierigkeiten, bei einer vier Wochen alten Leiche den CO-Gehalt des Blutes festzustellen, konnte mit Sicherheit eine Kohlenoxidsättigung von 64 Prozent nachgewiesen werden.

Wo aber kam das tödliche Gas her? In den Duschkabinen selbst war keine Kohlenoxidquelle zu finden. Also mußte es auf einem bisher unbekannten Wege in die Duschkabine gelangt sein, und zwar in die rechte, denn nur dort hatten sich die beiden tödlichen Unfälle ereignet. Polizisten, Mediziner und Bauchfachleute entdeckten schließlich nach einer Reihe von Experimenten den Weg des Gases.

In der rechten Duschkabine befand sich eine Öffnung, die in die Waschküche nebenan führte. Wie aber kam das Kohlenoxid in die Waschküche? Sie wurde nämlich nicht mehr benutzt. Man überprüfte den Kamin der Waschküche und stellte fest, daß dieser Kamin an seinem oberen Ende mit dem Kamin aus dem Heizkeller zusammentraf. Beide Kamine besaßen also einen gemeinsamen Schornstein, aber der Bauunternehmer hatte entgegen der Vorschrift keine Trennwand zwischen ihnen gezogen. Es bestand also sozusagen der Mechanismus „kommunizierender Röhren", nur daß beide Kamine nicht unten, sondern oben miteinander verbunden waren.

Es bedurfte besonderer Witterungsbedingung, daß kohlenoxidhaltige Rauchgase, die im Kamin des Heizkellers emporstiegen, durch den Kamin der Waschküche wieder herabgedrückt wurden und von der Waschküche in die Duschkabine zogen. In seinem abschließenden Bericht schrieb Dr. Berg: „Auf Grund dieser Untersuchung konnte mit Sicherheit ausgesagt werden, daß die CO-Quelle für beide Todesfälle die Abgase des Niederdruckwasserbereiters waren ... Voraussetzung hierfür war das Auftreten einer besonderen Föhn-Wetterlage, die durch ansteigende Außentemperaturen nach vorangegangenen kühlen Tagen mit niedrigen Innentemperaturen gekennzeichnet ist."

Aus dem Bericht geht nicht hervor, ob die Staatsanwaltschaft den für den unvorschriftmäßigen Kaminbau verantwortlichen Bauunternehmer zur Rechenschaft gezogen hat. Sie erhob jedoch gegen den Leichenschauarzt Anklage wegen fahrlässiger Tötung, denn, so argumentierte sie, der Postschaffner wäre nicht verstorben, wenn der Arzt die Todesursache bei Helga F. richtig erkannt hätte.

Obermedizinalrat Dr. Berg wurde als Gutachter für die Staatsanwaltschaft hinzugezogen. In der eingehenden Untersuchung des Falles kam er zu dem Schluß, daß der Leichenschauer sich fahrlässig verhalten hatte. Zugleich wies Dr. Berg jedoch darauf hin, daß „der eigentliche Schuldige und Verantwortliche für diese in kriminalistischer Hinsicht ganz unhaltbaren Zustände" der Gesetzgeber sei. Noch immer gäbe es in der Bundesrepublik keine einheitlichen Bestimmungen für die Leichenschau. Alle die „unklaren Vorschriften hätten schon längst ergänzt oder neu verfaßt werden müssen".

Eine der ungewöhnlichsten Kohlenoxidvergiftungen ereignete sich 1955 in Lübeck. Man könnte sie den *Erbsen-Topf*-Fall nennen.

Ein fast achtzigjähriges Ehepaar wurde tot in seiner Wohnung aufgefunden. Die Leiche des Mannes lag in der Küche vor dem Gasherd, die der Frau in dem Schlafzimmer nebenan, dessen Tür weit geöffnet war.

181

Anzeichen für ein Tötungsverbrechen gab es nicht. Die hellrote Färbung der Totenflecke deutete auf eine Kohlenoxidvergiftung hin. Deshalb untersuchte die Kriminalpolizei zuerst den Gasherd in der Küche, zumal die beiden Flammen noch gebrannt hatten, als die Hausbewohner die Toten entdeckten.

Gasfachleute stellten jedoch fest, daß weder die Gasleitung noch die Brenner undicht waren. Daraufhin untersuchten sie, ob etwa die Töpfe zu dicht über den Flammen gestanden und eine vollständige Verbrennung des Leuchtgases verhindert hatten. Aber die Experimente ergaben keine Störung des Verbrennungsvorganges.

Schließlich untersuchte man die beiden Gefäße selbst. Das eine, ein Teekessel, hatte anscheinend nur Wasser enthalten. Der Boden des anderen, ein Kochtopf, war mit einer verkohlten Masse bedeckt. Ein Chemiker stellte fest, daß es sich dabei um verteerte Erbsen handelte.

Daraus ergab sich die Schlußfolgerung, daß der alte Mann die Erbsen mit Wasser auf die Flammen gesetzt hatte. Während sie kochten, hatte er sich auf dem Sofa in der Küche ausgeruht und war dabei eingeschlafen. Nachdem das Wasser im Topf verkocht war, begannen die Erbsen über den Flammen zu verkoken. Der Topfdeckel zeigte starke Teerspuren. Durch den nicht völlig geschlossenen Topfdeckel strömte mit den Rauchschwaden zugleich Kohlenoxid aus und verbreitete sich in der Küche und im angrenzenden Schlafzimmer.

Diese Hypothese wurde dann experimentell bestätigt. Es heißt in dem Bericht: „Sehr bemerkenswert war bei diesem Versuch die Feststellung, daß die Zersetzung innerhalb ganz kurzer Zeit erfolgt, so daß die Verschwelungsschwaden eine erhebliche CO-Konzentration aufweisen. Nach vollständiger Verkokung läßt die CO-Bildung wieder nach. Eine eigentliche Veraschung ist weder bei dem Versuch noch bei dem Unglücksfall aufgetreten. Es handelt sich um eine echte Verschwelung, worauf auch die starke Teerbildung an der Innenfläche des Topfdeckels hinweist ...

Die bei dem Unfall verkokten vermutlich 400 g Erbsen können ... eine CO-Menge von 38 Litern erzeugt haben ...“

Schon diese wenigen Beispiele von Todesfällen durch Kohlenoxid zeigen, wie vielgestaltig gerade diese Vergiftung auftritt. Unfälle bringen immer wieder Überraschungen mit sich. Der Zufall schafft zuweilen einmalige, nie dagewesene und niemals wiederkehrende Situationen. Aber statt aus solchen außergewöhnlichen Ergebnissen auch außergewöhnliche Schlußfolgerungen zu ziehen, versucht der Mensch oft, das Ungewöhnliche wieder in die ausgefahrenen Gleise der Gewohnheit zurückzulenken. Dann kann es auch vorkommen, daß bei der Untersuchung eines unnatürlichen Todes die Ursache nicht erkannt wird.

„Gerade bei Kohlenoxidvergiftungen ist die Dunkelziffer, also die Zahl der unaufgeklärten Fälle, besonders hoch", bemerkt Medizinalrat Dr. W. Weimann. In seiner Sammlung von Kohlenoxidvergiftungen verweist er darauf, daß hier die Grenzen zwischen Unfall, Selbstmord und Tötung durch fremde Hand oft verwischt sind oder, wenn es sich um Mord handelt, leicht verwischt werden können. Schon öfter versuchte ein Mörder, einen Mord mit Hilfe von Kohlenoxid als Unfall oder Selbstmord zu tarnen.

In der nordfranzösischen Stadt Rennes, so berichtet Weimann, wäre einer Ehefrau fast ein perfekter Mord gelungen. Ihr Mann mißhandelte sie und die drei Kinder häufig, wenn er betrunken war.

Als er wieder einmal mit einem schweren Rausch heimkam und Todesdrohungen gegen die Familie ausstieß, entschloß sich die Frau, ihn zu töten.

Am nächsten Morgen stand der Mann noch immer unter der Einwirkung des Alkohols. Er verlangte heißes Rasierwasser. Sie stellte einen bis oben gefüllten Wasserkessel auf den Gasherd. Dann drehte sie den Gashahn auf, ohne jedoch die Flamme zu entzünden, und verließ mit ihren Kindern die Wohnung und den inzwischen wieder eingeschlafenen Mann. Als sie Stunden später zurückkam, lag er tot im Bett. Die Polizei nahm an, der Kessel sei übergekocht und habe die Flamme erstickt, ohne daß es der Betrunkene im Schlaf bemerkt hatte.

Die Frau erzählte diese Tat einer Freundin. Als sie sich einige Jahre später mit ihr zerstritt, teilte es diese Freundin der Polizei mit.

Berühmt ist ein anderer CO-Mord, der in Nürnberg abgeurteilt

183

wurde. Hier hatte eine siebenunddreißigjährige Frau ihre Mutter vergiftet. Es sollte wie ein Unfall aussehen. Bevor sie jedoch den Gashahn öffnete, hatte sie den Kanarienvogel ihrer Mutter aus dem Zimmer geholt und in Sicherheit gebracht. Nachdem sie festgestellt hatte, daß die Mutter tot war, schaffte sie den Käfig mit dem Vogel wieder zurück.

Als die Polizei den lebendigen Vogel neben der Toten sah, war ihr klar, daß hier ein Mord geschehen war. Kleintiere sind wegen ihrer geringen Atemfläche und rascheren Atmung noch weitaus empfindlicher gegen Kohlenoxid als der Mensch.

Bei einem Todesfall in einer kohlenoxidhaltigen Umgebung hat der Kriminalist immer darauf zu achten, daß das Blut des Toten auf Kohlenoxid untersucht wird. Enthält es kein Kohlenoxid, so liegt ein Mord vor. Denn dann ist das Opfer erst, als es nicht mehr atmete, also nach seinem Tode, mit Kohlenoxid in Berührung gekommen.

Weimann erwähnt einen Fall, in dem das Opfer durch einen Stich in die Achselhöhle getötet und dann in eine rauchgefüllte Wohnung gebracht wurde.

Wenn auch das Kohlenoxid die meisten Unfälle verursacht, werden trotzdem Kriminalpolizei und Gerichtsmediziner bei einer solchen Vergiftung besonders mißtrauisch sein, weil es, wie Weimann sagt, „gerade bei CO-Vergiftungen besonders leicht ist, aus einer Verbrechenssituation nachträglich eine klassische Unfall- oder Selbsttötungssituation herzustellen".

Ende eines Sonntags

Es ist ein schöner Sommertag. Schon am Morgen zeigt das Thermometer fast dreißig Grad an.

„Ich möchte baden fahren!" sagt die vierjährige Monika Leipold zu ihren Eltern.

„Du weißt doch, Moni", erwidert die Mutter, „Vati muß noch arbeiten, und ich habe auch noch allerhand zu tun. Aber nach dem Mittagessen fahren wir bestimmt."

Als jedoch das Lehrerehepaar Leipold mit Monika nach dem Mittagessen in den Trabant steigt, stehen schon die ersten Wolken am Himmel. Plötzlich ist auch die Sonne verschwunden, Wind kommt auf.

Heinz Leipold blickt empor. „Das gibt bald ein Gewitter. Und ehe wir am See sind ..."

Monika bemerkt das Zögern in der Stimme ihres Vaters. „Ich will doch aber gern baden!" ruft sie.

„Nun, wir werden ja sehen", sagt Käthe Leipold vermittelnd, und die drei fahren los.

Drei viertel Stunden dauert die Fahrt. Als der Wagen am Strandbad hält, fallen schon die ersten Regentropfen. Ein kühler Wind weht; aber das Kind ist nicht zu halten. Während die Eltern die Sachen aus dem Kofferraum holen, hat Monika schon ihren Badeanzug an und eilt davon.

„Moni!" ruft die Mutter, doch das Mädchen plantscht im See. Heinz Leipold nickt seiner Frau zu. „Kommst du auch mit ins Wasser? Es ist bestimmt noch ganz warm."

Die Eltern schwimmen bis zur Mitte des Sees. Das Kind vergnügt sich mit seinem Gummitier.

Immer wieder wirft sich Monika bäuchlings ins Wasser und versucht so lange wie möglich unterzutauchen. „Nun aber 'raus!" sagt die Mutter. „Du hast ja schon ganz blaue Lippen."

„Mir ist aber gar nicht kalt!"

„Noch fünf Minuten", erwidert die Mutter, „bis wir angezogen sind."

Die Eltern haben sich angekleidet und holen Monika. Jetzt friert sie wirklich tüchtig. Der Regen wird stärker. Betrübt blickt sie auf den Strand, sie möchte gern noch bleiben. Doch ihr Vater erklärt, daß die Sonne heute bestimmt nicht mehr herauskäme.

„Was fangen wir nun mit dem angebrochenen Nachmittag an?" fragt Leipold, als sich der Wagen in Bewegung setzt. „Wir könnten einen kleinen Umweg machen und Buschs besuchen."

„Aber wir haben uns doch gar nicht angemeldet", entgegnet Käthe Leipold. „Wer weiß, ob ihnen unser Besuch recht ist. Schließlich sind sie erst vor zwei Wochen eingezogen und haben sicher noch manches zu tun."

„Sie zeigen uns bestimmt gern die neue Wohnung."

Es ist halb vier, als Leipolds an der Tür der Familie Busch klingeln. Frau Busch, eine Schulfreundin Frau Leipolds, beteuert, Leipolds würden auf gar keinen Fall stören. Aber Ingo Busch, ihr Mann, ebenfalls Lehrer, hat noch seine alte Arbeitshose an. Auf seinem Gesicht finden sich Gips- und Ölspuren. „Setzt euch inzwischen", sagt er. „Martina kocht Kaffee, und ich schließe schnell noch die Wandleuchte im Wohnzimmer an. Dann bin ich fertig, und wir trinken gemütlich Kaffee."

Leipolds begleiten Ingo Busch ins Wohnzimmer, das schon vollständig eingerichtet ist. „Die Wohnung zeigen wir euch dann später", sagt Busch und dübelt einen Haken für die Wandleuchte über dem Heizkörper ein.

Frau Leipold hört, daß Monika niest. „Du wirst dich doch nicht erkältet haben?" fragt sie besorgt.

„Sie erwärmt sich schon wieder", sagt Busch und hängt die Wandleuchte an den Haken. „Wir haben heute zum erstenmal die Etagenheizung ausprobiert. Monika kann sich doch einen Moment an die Heizung setzen. Und ich ziehe mich jetzt schnell um."

Frau Leipold rückt einen Stuhl an die Heizung. Aber Monika will sich unbedingt auf die Heizrippen setzen. „Laß sie doch", sagt

Busch, „das hält der Heizkörper schon aus." Frau Leipold legt ein Kissen nach oben und setzt Monika darauf.

Inzwischen ist der Kaffee fertig geworden. Leipolds und Buschs machen es sich am Tisch gemütlich. Monika hat ihren Spaß daran, die Lampe über ihrem Kopf ein- und auszuschalten.

„Nun ist es aber genug", sagt die Mutter, „du wirst die Lampe noch kaputtmachen."

Frau Busch gießt den Kaffee ein. In diesem Augenblick hören die vier am Tisch einen leisen Schrei und gleich danach ein heftiges Poltern.

Alle blicken erschrocken zu Monika hin. Sie ist von dem Heizkörper herabgestürzt.

Frau Leipold springt auf und eilt zu ihrem Kind. Es liegt auf der Erde, stumm, ohne sich zu bewegen. Die Eltern heben Monika hoch.

„Sie ist bewußtlos!" ruft Käthe Leipold bestürzt. Jetzt sieht sie auch die Wunde an der Stirn. Etwas Blut ist herausgetreten, das die Mutter abtupft.

„Nur keine Aufregung", sagt Busch, „sie ist sicher vor Schreck ohnmächtig geworden. Wir legen sie einige Minuten hin, dann kommt sie wieder zu sich."

Aber die Mutter befürchtet eine ernsthafte Verletzung. „Wir rufen doch lieber einen Arzt."

„Das dauert zu lange, Käthe", sagt Leipold. „Wir fahren am besten gleich in die Poliklinik."

Leipold und Busch tragen das Kind in den Wagen. Busch fährt mit, um seinem Freund den kürzesten Weg in die Klinik zu zeigen.

Dort geht dann alles sehr schnell – wie ein wirrer Traum.

Gerade erst haben die beiden Männer das Kind aufs lederbezogene Sofa gelegt, noch stehen die Eltern wartend neben dem Arzt, der das Mädchen untersucht, als sie den schrecklichen Satz hören: „Ihr Kind ist tot."

Stunden später.

Heinz Leipold weiß nicht, wie er es geschafft hat, in dem dichten Sonntagsverkehr seine Frau und sich heimzufahren, in dem Wagen, dessen Rücksitz leer ist. Er erinnert sich noch undeutlich, daß sie Monika nicht mitnehmen durften.

Die eigene Wohnung kommt ihnen fremd und feindlich vor. Ruhelos läuft Leipold auf und ab und blickt immer wieder auf seine Frau, die wie leblos im Sessel sitzt und vor sich hin starrt. Die wenigen Worte, die sie bisher gesprochen hat, waren voll quälender Selbstvorwürfe: *Ich* habe Monika auf die Heizung gesetzt. *Ich* bin schuld, daß sie heruntergefallen ist."

Aber das Schweigen ist noch schlimmer als alle verzweifelten Worte.

Plötzlich steht Käthe Leipold auf und fordert: "Fahr mich zurück, ich will Monika sehen."

Es ist schon dunkel, als sie wieder in der Poliklinik ankommen. Aber die Eltern können ihr Kind nicht mehr sehen. Eine Schwester teilt ihnen mit, es sei bereits in die Bezirkshauptstadt übergeführt worden, weil dort die genaue Todesursache festgestellt werden soll.

Frau Leipold begreift nicht sofort. Erst als ihr erklärt wird, daß eine Obduktion vorgenommen wird, verwandelt sich ihre Apathie in heftige Empörung. "Ich lass' mir doch mein Kind nicht zerschneiden", ruft sie verzweifelt, "ich verlange mein Kind zurück!"

Vergeblich versucht die Schwester, die erregte Frau zu beruhigen. Schließlich holt sie einen Arzt zu ihrer Unterstützung. Aber Frau Leipold will erst dann die Klinik verlassen, wenn man ihr mitteilt, wohin ihr Kind gebracht worden ist ...

Am nächsten Morgen erscheint sie im Institut für gerichtliche Medizin, um die Obduktion zu untersagen. Dr. Walthari bittet Frau Leipold in sein Zimmer.

"Ich verstehe ja Ihre Gefühle, Frau Leipold, aber Sie müssen auch uns zu verstehen versuchen."

"Sie wollen nur an meinem Kind herumexperimentieren", erwidert Frau Leipold eigensinnig.

"Aber das sind ja – entschuldigen Sie – sehr veraltete Vorstellungen, Frau Leipold. Sie sind Lehrerin, ein aufgeschlossener Mensch. Verstehen Sie doch, daß wir wissen müssen, woran Ihre Tochter wirklich gestorben ist."

"Ich habe sie getötet", sagt die Mutter stumpf. "Ich habe sie auf die Heizung gesetzt."

„Der Sturz von der Heizung war bestimmt nicht die Todesursache."

Frau Leipold horchte auf. „Nicht? Aber – sie ist doch so tief gefallen!"

„Ich habe mir das Kind bereits flüchtig angesehen. Es hat einen Knöchelbruch. Also ist es mit den Füßen zuerst auf den Boden geprallt, nicht mit dem Kopf."

„Aber die Wunde an der Stirn?"

„Wahrscheinlich nur eine Streifwunde, Frau Leipold."

Dr. Walthari sieht die Verwirrung auf dem Gesicht der Frau. Er weiß, daß sich jetzt ein erster Zweifel daran regt, daß sie wirklich schuldig sei am Tode ihres Kindes. Er steht auf und sagt ruhig: „Vielleicht glauben Sie mir nun, wie notwendig eine Obduktion auch in Ihrem Interesse ist. Ich hoffe bestimmt, daß ich Ihnen die Last der Selbstvorwürfe nehmen kann."

Dr. Walthari geht. Frau Leipold wartet, wartet ...

Vor Beginn der Obduktion untersucht Dr. Walthari sorgfältig die Leiche. Ihm fällt eine starke Blutstauung in den Venen der Gliedmaßen auf. Die rechte Hand des Kindes ist zur Faust geballt, sie läßt sich wegen der noch bestehenden Leichenstarre nur nach Durchtrennung der Beugsehnen am Handgelenk öffnen.

Dr. Walthari entdeckt an der Kuppe des Zeigefingers eine kaum sichtbare ovale graubraune Hautveränderung. Er präpariert die Hautstelle heraus, um sie unter dem Mikriskop zu untersuchen ...

Die anschließende Obduktion ergibt Blutstauung im Lungenkreislauf und starkes Lungenödem. Das sind Symptome, die verschiedenen Ursprung haben können und noch keine eindeutige Feststellung der Todesursache gestatten würden, läge nicht bereits das Ergebnis der mikroskopischen Untersuchung des Hautstückes vor.

„Ihre Tochter ist nicht an den Folgen des Sturzes verstorben", sagt Dr. Walthari nach der Obduktion. „Als sie vom Heizkörper herunterfiel, lebte sie bereits nicht mehr. Oder sie stürzte zumindest als Sterbende herab. Der Tod erfolgte durch elektrische Energie."

Frau Leipold blickt den Arzt fassungslos an und fragt: „Elektrizität? Aber woher kam denn der elektrische Schlag?"

„Ich habe eine Strommarke an ihrem rechten Zeigefinger gefunden.

Sie muß also mit der rechten Hand irgendeinen Stromleiter berührt haben. Bitte überlegen Sie ganz ruhig: Befand sich in der Nähe des Heizkörpers ein Kabel, ein elektrisches Gerät?"

Frau Leipold denkt nach. Dann schüttelt sie den Kopf. „Nur eine Wandlampe", erwidert sie, „Herr Busch hatte sie gerade montiert, als wir kamen."

„Und wo befindet sich die Lampe?"

„Über dem Heizkörper."

„So daß Ihr Kind sie mit der Hand erreichen konnte?"

„Ja, Monika hat die Lampe immer ein- und ausgeschaltet."

Dr. Walthari nickt. „Ich werde das überprüfen lassen, Frau Leipold. Es ist kein Trost für Sie, ich weiß, wenn Sie nun die wirkliche Todesursache Ihres Kindes kennen. Aber – vielleicht finden Sie nun ein wenig Ruhe, wenn ich Ihnen versichere: Sie haben keinerlei Schuld an dem Unfall."

Er geleitet Frau Leipold hinaus.

Dann verständigt er die Volkspolizei.

Die Volkspolizei untersuchte den Vorfall weiter. Elektrosachverständige stellten fest, daß Herr Busch die Wandleuchte unsachgemäß montiert hatte. Demzufolge stand sie unter Strom. Durch den breitflächigen Kontakt mit dem Heizkörper war das Kind in Erdverbindung gekommen. Als es mit dem Finger die metallene Lampe berührte, schloß sich der Stromkreis.

Unfälle durch Elektroenergie sind meistens vermeidbar. Die zunehmende Elektrifizierung in allen Lebensbereichen, sagt Professor Herold, und die damit verbundene Allgegenwart elektrischer Anlagen und Geräte lassen die elektrische Energie zu einer praktisch überall und jederzeit vorhandenen Gefahr werden. Wenn trotzdem die Zahl der elektrischen Unfälle im Vergleich zu den Unfällen überhaupt relativ klein ist, so ist das vor allem einer umfassenden Unfallprophylaxe zu verdanken, wie sie besonders in dem Vorschriftenwerk Deutscher Elektrotechniker und in zahlreichen Arbeitsschutz-Verordnungen zum Ausdruck komme. Professor Herold verweist darauf, daß jedoch eine verhältnismäßig große Zahl aller elektrischen Unfälle tödlich verlaufe. Falsch sei auch die Meinung vieler Menschen, nur hochgespannter Strom sei tödlich. Gerade der niedergespannte Gebrauchsstrom verursache die meisten Todesfälle.

Wie der Tod der Monika L. bewies, ist nicht jeder tödliche Unfall durch elektrischen Strom als Elekrotod erkennbar. Deshalb ist es für den Gerichtsmediziner unerläßlich, bei allen unklaren Todesfällen – vor allem aber auch dann, wenn der innere Befund die Möglichkeit eines Elektrotodes ergibt – nach den äußeren Spuren der Elektrizität zu suchen. Das sind die sogenannten Strommarken. Sie entstehen, wenn elektrischer Strom in bestimmter Stärke in den lebenden Körper eindringt. Sie sind sehr oft ein Abbild des elektrischen Leiters, mit dem der Körper in Berührung gekommen ist.

Tod durch elektrischen Strom erfolgt dadurch, daß der menschliche Körper einen Stromkreis schließt. Entscheidend für die tödliche Wirkung ist nicht so sehr die Stromspannung als die Stromstärke, die bekanntlich in Ampere gemessen wird.

Bereits 0,1 Ampere können tödlich wirken. Welche Stromstärke aber beim Eintritt von Strom in den Körper entsteht, hängt nach dem Ohmschen Gesetz vom Widerstand ab, den der Körper ausübt. Dieser Widerstand wechselt je nach den Bedingungen.

Es ist ein Unterschied, ob der elektrische Leiter auf eine große Hautfläche einwirkt oder auf eine sehr kleine. Trockene Haut leitet weniger als feuchte.

Auch die einzelnen Gewebe leiten besser oder schlechter. Der Widerstand in den einzelnen Knochen ist wesentlich größer als in den Muskelgeweben oder gar im Blut.

Entscheidend für die Stromwirkung ist auch die Erdverbindung des Körpers: aus welchem Material die Schuhe bestehen, ob die Füße trocken oder feucht sind, ob es ein hölzener Fußboden ist oder bloße Erde, ob ein Teppich oder eine Gummimatte den Boden bedeckt.

Auch die Dauer der Stromeinwirkung spielt eine Rolle. Der Widerstand verändert sich bei längerer Einwirkung. Wenn die Gewebe verkohlen, kann der Widerstand so groß werden, daß der Stromeintritt unterbrochen wird.

Wodurch bei Einwirkung von elektrischer Energie der Tod hervorgerufen wird, ist noch nicht in allen Punkten geklärt. Der Strom geht den Weg des geringsten Widerstandes, er bevorzugt Muskeln und

Blutgefäße. Fast immer wird das Herz unmittelbar betroffen. Der Tod tritt im allgemeinen durch Herzversagen ein, bisweilen auch durch Gehirnlähmung.

Wie viele andere Elektrounfälle wäre der Tod der vierjährigen Monika L. vermeidbar gewesen.

Der Tod kam per Nachnahme

Ein Novembertag 1958. Es ist kurz vor 18 Uhr. Frau Hiller, fünfzig-
jährig, die als Aufwartefrau in einem Mannheimer Geschäftshaushalt
arbeitet, kommt jeden Abend am Zeitungskiosk vorüber. Dort kauft
sie sich manchmal eine Zeitung oder eine Illustrierte.

Heute läßt sie sich die „Praline" geben.

Als sie heimkommt, ist ihr Mann schon da. Sie hört es an der lau-
ten Radiomusik, die aus dem Wohnzimmer ertönt. Frau Hiller geht
hinein. Tief im Sessel sitzt ihr Mann und döst vor sich hin. Neben
dem Sessel stehen leere Bierflaschen. Frau Hiller nimmt sie auf, um
sie hinauszutragen. Der Mann erwacht und brummt einen Gruß.

„Wieviel Flaschen hast du denn heut schon wieder getrunken?"
fragt sie gereizt.

„Nicht mehr als zehn", erwidert er und schläft wieder ein.

Auf dem Küchentisch befinden sich zehn leere Flaschen. Hat er
doch schon wieder vierzehn Bier getrunken, denkt die Frau. Immer
von neuem rechnet sie die gleiche Rechnung, obwohl sie weiß, daß
sich nichts daran ändert. Monat für Monat vertrinkt ihr Mann an die
zweihundert Mark, seit Jahren schon. Aber nicht nur der Verlust des
Geldes bekümmert sie. Hubert Hiller ist zu einem trägen, stumpfen
Menschen geworden, den nichts mehr interessiert als Schlaf, Bier
und Radiomusik. Die Wohnung müßte renoviert werden. Wozu, sagt
er gleichgültig. Verschiedene Möbel bedürfen dringend einer Reparatur. Warum, fragt er, mich stört's nicht.

Bisher hatte er wenigstens nur abends getrunken. Aber nun war er
auch schon mehrmals angeheitert zur Arbeit erschienen, erzählte ihr
ein Kollege. Hubert Hiller arbeitet als Kupferschlosser bei einer Bau-
firma. Er ist fünfundfünfzig. Es heißt, daß Entlassungen im Betrieb
bevorstünden. Frau Hiller weiß, ihr Mann wird einer der ersten sein.

Und wo soll er dann noch einmal Arbeit finden, in seinem Alter und seinem Zustand?

Frau Hiller stellt eine Bratpfanne auf den Gasherd. Sie will die restlichen Kartoffeln von gestern braten. Während die Kartoffelscheiben langsam bräunen, setzt sich die Frau an den Küchentisch und blättert in der Illustrierten.

Ein fettgedrucktes Wort fängt ihren Blick:

Trinker?

Sie sieht ihren Mann vor sich, tief im Sessel, träge, willenlos, abgewirtschaftet. Noch einmal liest sie:

Trinker?

Rasche Entwöhnung durch d. geruch- u. geschmacklose, vollk. unschädl. ALKOLIT (löst sich spurlos auf). Auch ohne Wissen des Patienten! Altbewährte Original-Kurpackung (ca. 30jähr. medizin. Praxis) – 40 Tabletten – 9,80 DM u. Nachn. liefert nur AKO-WELT, Abt. 725e, Stuttgart-Süd

---

Und noch einmal jedes Wort: Rasche Entwöhnung ... ohne Wissen des Patienten ... altbewährt ... vollkommen unschädlich ...

Eine Woche später wird sie vom Postamt benachrichtigt, daß eine Nachnahme aus Stuttgart eingetroffen sei. Hoffentlich ist der Zehnmarkschein gut angelegt, denkt Frau Hiller, als sie das kleine Päckchen in Empfang nimmt.

Daheim liest sie aufmerksam die Gebrauchsanweisung für die weißen Tabletten. In hartnäckigen Fällen sind dem Trinker täglich bis zu sechs Tabletten, möglichst ohne sein Wissen, in Flüssigkeit zu verabreichen, steht darin.

Frau Hiller schüttet die Tabletten in die Kaffeemühle und mahlt sie zu körnigem Pulver. Am nächsten Morgen gibt sie einige Messerspitzen davon in die Kaffeeflasche ihres Mannes, die er mit zur Arbeit nimmt.

194

Nach einer Woche ist das Mittel verbraucht. Aber Hubert Hiller trinkt noch immer seine zwölf bis fünfzehn Flaschen Bier ...

Ein halbes Jahr später schreibt Frau Hiller einen Brief an das Versandhaus AKO-WELT in Stuttgart und beschwert sich, daß sich noch kein Erfolg gezeigt hätte, obwohl sie inzwischen sechs Packungen ALKOLIT gekauft habe.

Wenige Tage danach bekommt sie folgende Antwort:

„Sehr geehrte Frau Hiller! Bestätige Ihr Schreiben betreffend AL-KOLIT. Die Tabletten sind schon in Ordnung. Aber, wie Sie glauben, bei einem Trinker, der ein derartiges Quantum Alkohol zu sich nehmen kann und mit einigen Tabletten geheilt werden soll, das gibt es nun nicht. Da heißt es nur weitermachen, bis der Erfolg eintritt. Bei einer derartigen Natur müssen Sie schon mit einigen Packungen rechnen, wofür, wie Sie in der Anleitung lesen, Klinikpackungen billiger abgegeben werden. Hochachtungsvoll Gottlob Weigel".

Zugleich schickt Versandhändler Gottlob Weigel eine neue Packung Tabletten mit. Die Dose ist rot und weiß gefleckt wie die sechs anderen. Aber die Tabletten, so kommt es Frau Hiller vor, haben diesmal eine leicht gelbliche Färbung.

Am 24. Juni 1959 trinkt Hubert Hiller zum Abendbrot einige Flaschen Bier, dazu ißt er Hering in Gelee. Bald darauf wird ihm übel. Er muß brechen und bekommt heftigen Durchfall. Auch am 25. verträgt er das Abendessen nicht. Wieder muß er brechen. Frau Hiller sieht es mit geheimer Freude. Endlich, denkt sie, beginnt das Mittel zu wirken.

Als sie am 26. abends von der Arbeit kommt, sitzt ihr Mann wieder im Sessel. Aber er schläft nicht. Und auch das Radio ist stumm. Hubert Hiller zittert heftig und bemerkt nicht, daß seine Frau das Zimmer betreten hat. Sie fragt: „Geht es dir nicht gut?"

Er zuckt erschrocken zusammen. Sie sieht, daß seine Lippen ganz blau sind. Statt zu antworten, greift er nach einer Bierflasche, trinkt sie in wenigen Zügen leer und murmelt, das Bier sei heute viel zu warm.

Frau Hiller blickt ihn besorgt an. Sie fühlt plötzlich eine unbestimmte Angst und sagt: „Geh doch hinaus an die frische Luft, vielleicht wird dir dann besser." Hiller erhebt sich schwerfällig. Er taumelt, als sei er betrunken, und verläßt das Zimmer.

Aber schon zehn Minuten später hört ihn seine Frau zurückkommen. Sie eilt ins Wohnzimmer, um zu sehen, wie es ihm geht. Als sie ins Zimmer tritt, steht er unbeweglich mitten im Raum, dann sinkt er plötzlich zusammen. Seine Augen sind weit geöffnet, das Gesicht wird rasch gelb, dann blau, der Atem geht schnell und pfeifend.

Als sie ihn auf die Couch zu ziehen versucht, ist er bereits bewußtlos. Eine Nachbarin ruft einen Krankenwagen. Auf dem Transport in die Klinik stirbt Hiller.

In der Nachbarschaft wundert sich niemand über Hillers plötzlichen Tod. Man nickt vielsagend mit dem Kopf und meint: „Das mußte ja mal so kommen. Totgesoffen hat er sich."

Der Leichenschauarzt allerdings teilt diese landläufige Meinung nicht und beantragt eine Obduktion.

Tatsächlich ergibt die Sektion auch keinerlei Hinweis auf einen natürlichen Tod. Die Beschaffenheit der inneren Organe deutet eher auf eine Vergiftung hin. Die Mediziner des Pathologischen Instituts entschließen sich deshalb zu einer feingeweblichen Untersuchung. Dabei stellt sich ein schwerer toxischer Kreislaufkollaps als Todesursache heraus. Nun beginnen sich die Ärzte für die Vorgeschichte des Todesfalles zu interessieren. Sie erfahren, daß Hiller ein Trinker gewesen ist. Die Ärzte lassen sich die Symptome seiner Krankheit genau schildern. Frau Hiller erzählt den Hergang der langwierigen Entwöhnungskur. Sie übergibt den Ärzten den Rest des ALKOLIT.

Das Gerichtsmedizinische Institut faßt das Ergebnis der Analyse zusammen: „… hatten wir auf Grund der Vorgeschichte, besonders der geschilderten charakteristischen Symptome und des gesamten pathologisch-anatomischen Befundes nicht den geringsten Zweifel daran, daß der plötzliche Tod des Mannes auf eine DAR zurückzuführen war."

Außerdem wird noch betont, daß das ALKOLIT in Verbindung mit Alkoholgenuß den plötzlichen unnatürlichen Tod Hillers verursacht hatte.

Der Tod erfolgte durch eine DAR, hieß es in dem Bericht. DAR ist die Abkürzung für Disulfiram-Alkohol-Reaktion. Disulfiram wird eine chemische Verbindung genannt, die seit Ende der vierziger

196

Jahre zur Behandlung des chronischen Alkoholismus benutzt wird. Disulfiram selbst kann nicht als unbedingt gesundheitsschädlich angesehen werden, obwohl es Müdigkeit, Schwindel, Brechreiz und Konzentrationsschwäche hervorruft.

Seine entscheidende Wirkung entfaltet es erst, wenn es im menschlichen Körper mit Alkohol zusammentrifft. Wer Disulfiram eingenommen hat und danach nur ein bis zwei Gläser Schnaps trinkt, spürt bald ein heftiges Unwohlsein. Es beginnt mit Rötung des Kopfes, Schwindel, Herzklopfen, Übelkeit, Atemnot, Erbrechen, Durchfall, Schweißausbrüchen und steigert sich bei entsprechender Menge bis zum völligen Vernichtungsgefühl. Bewußtlosigkeit und tödlicher Kreislaufkollaps sind dann das letzte Stadium.

Diese Disulfiram-Alkohol-Reaktion im menschlichen Körper beruht nach den heutigen Kenntnissen auf einer komplexen Störung des Alkoholabbaus im Organismus, wobei u. a. die Enzyme, die den Alkoholstoffwechsel fördern, in ihrer Wirkung gehemmt werden.

Dr. H. Reh vom Institut für gerichtliche Medizin in Düsseldorf weist deshalb darauf hin, daß eine solche Kur nur unter strenger ärztlicher Aufsicht erfolgen darf. Wegen der Gefahr unkontrollierten Gebrauchs wurde das Disulfiram unter Rezeptzwang gestellt.

Die Untersuchung, die dieser Gerichtsmediziner nach dem tödlichen Unfall Hillers begann, brachte eine erschreckende Bilanz: In Westdeutschland umgehen gewissenlose Geschäftemacher den Rezeptzwang und verkaufen auch dieses Mittel im freien Handel. Unter der Überschrift „Lebensgefährliche rezeptpflichtige Alkoholentwöhnungsmittel im Versandhandel" beschreibt der Gerichtsmediziner die Praxis solcher Leute, die Leben und Gesundheit kranker Menschen aufs Spiel setzen, um ihren Profit zu machen.

Dr. Reh und eine Gruppe von Chemikern untersuchten eine Anzahl von Alkoholentwöhnungsmitteln, die der Versandhandel anbietet und frei verkauft: Abstinal, Alkolit, Alosen, Antiko, Bonibal. Alle diese Präparate enthalten Disulfiram oder Brechweinstein. Brechweinstein hat ähnliche Wirkungen wie Disulfiram und steht deshalb ebenfalls unter Rezeptpflicht. Diese Mittel, so stellten die Untersucher fest, „können in Verbindung mit einem unkontrollierten Alkoholgenuß zu lebensbedrohlichen Erscheinungen führen".

197

Gottlob Weigel, der Besitzer des Versandhauses Stuttgart-Süd, der wegen fahrlässiger Tötung Hubert Hillers vor Gericht gestellt wurde, entpuppte sich als ehemaliger Fremdenlegionär und Krimineller. Er war wegen Betruges, Urkundenfälschung und unerlaubten Handels mit Arzneimitteln vierundzwanzigmal vorbestraft. Das Gericht stellte fest, daß Weigel die lebensgefährlichen Folgen des rezeptpflichtigen Disulfirams und Brechweinsteins kannte. Weigel, der vom Tode Hillers wußte, hatte trotzdem weiterhin sein Alkolit inseriert und verkauft.

Dr. Reh spürte etwa ein Dutzend solcher Versandhäuser auf, die ähnliche Präparate vertrieben. Der Handel mit diesen Mitteln ist ein einträgliches Geschäft. Weigel konnte allein für die Werbung in fünfzehn Zeitungen und Illustrierten monatlich etwa 4 000 Mark ausgeben.

Die Versandhäuser betrügen ihre Kunden auf doppelte Weise: Erstens versichern sie, die Alkoholentwöhnungsmittel seien rezeptfrei und völlig unschädlich. Zweitens nutzen sie auch finanziell die Situation ihrer Kunden skrupellos aus. Der Einkaufspreis einer Packung Alkolit beispielsweise beträgt etwa 2 DM. Da Weigel sie jedoch für etwa 10 DM verkaufte, hatte er einen Profit von 400 Prozent! Man kann sich den Gewinn dieser Versandhäuser vorstellen, wenn man bedenkt, daß nach vorsichtigen Schätzungen allein das Mittel Alkolit an mindestens 100 000 Kunden verkauft worden ist – wobei je eine Kur immer eine ganze Anzahl von Packungen erfordert.

Aber nicht nur diese Versandhäuser machen sich der fahrlässigen Tötung schuldig. Ebenso verantwortungslos handeln die Hersteller dieser Mittel. Dr. Reh nennt u. a. einen Apotheker, einen Gastwirt und eine Arzneimittelfirma. Man darf jedoch weder die Hersteller noch die Händler als die Alleinschuldigen ansehen. Denn sie können nur so lange ihr lebensgefährliches Gewerbe treiben, wie der Staat sich gleichgültig gegenüber diesen Zuständen verhält. Obwohl schon seit Jahren viele Sachverständige gegen den unverantwortlichen und weitverbreiteten Handel mit rezeptpflichtigen Präparaten energisch protestieren oder Strafanzeige erstatten, schreitet der Staat nicht dagegen ein. Angeblich sei die Rechtslage unklar und kein entsprechendes Gesetz vorhanden.

Dr. Reh bemerkt abschließend: „Eine Verurteilung wegen fahrlässiger Tötung ist unseres Wissens bisher in der Bundesrepublik noch nicht erfolgt, obwohl wir der festen Überzeugung sind, daß sich schon zahlreiche ähnliche Todesfälle ereignet haben, die weder dem Leichenschauarzt noch den Ermittlungsbehörden zur Kenntnis gekommen sind."

Aus den Fällen, die wir in diesem Kapitel über den Unfalltod geschildert haben, wird ersichtlich, warum jeder tödliche Unfall genauso sorgfältig untersucht werden muß wie beispielsweise ein Mord. Denn die Grenzen zwischen natürlichem Tod, Unfall, Selbstmord, fahrlässiger oder versätzlicher Tötung sind nicht immer gleich zu erkennen. Ein Unfall erscheint als natürlicher Tod, und in extremen Fällen kann er mit einem Mord verwechselt werden. Oder er stellt sich, wie in den letzten beiden Fällen, als fahrlässige Tötung heraus. Mögen aber auch die äußeren Begleitumstände zuweilen unklar und verschleiert sein – die gerichtsmedizinische Obduktion macht die Spuren tödlicher Gewalt am menschlichen Körper sichtbar und zieht ihre Schlüsse. Welche Maßnahmen die Gesellschaft dann trifft, um den Unfall wirklich auf den Zufall zu beschränken und vermeidbare Unfälle weiter zu vermindern, das hängt davon ab, ob sie den Profit oder den Menschen als das Höchste ansieht.

5. KAPITEL

Morde

Das ist das Motiv: Geldgier, Eifersucht, Rache, Angst, Überdruß. Und da ist die Gelegenheit: im Wald, auf der Straße, im Auto, im Schlafzimmer, in der Badewanne. Die Mittel: Beil und Revolver, Strick und elektrischer Strom, Gift und Bakterien.

Und zuerst immer im Verborgenen: die Mörder – primitive, infantile oder wissenschaftlich gebildete, kranke und geistig gestörte Menschen, sie alle vom Wahn erfüllt, die Tötung eines anderen könnte ihren Konflikt mit der Umwelt, mit der Gesellschaft wie durch ein Wunder beseitigen. Das kann kein Mord. Im Gegenteil, er bringt den Täter nur in einen noch tieferen, nun ausweglosen Konflikt. Mörder töten nicht nur ihre Opfer – sie töten schließlich auch sich selbst; denn der Mord an einem Menschen – das ist auch die Ermordung des Menschlichen im Mörder.

Mord heißt, die Tötung vorzubereiten. Zur Vorbereitung gehört nicht nur, daß der Täter den Tod seines Opfers herbeiführen, sondern auch von sich selbst ablenken will. Die meisten Mörder hoffen, ihnen werde der perfekte Mord gelingen. Deshalb tarnen sie die Tat: Sie soll von vornherein nicht als Mord erkannt werden, sie wird also verschleiert.

Diese Schleier sind: Selbstmord, Unfall oder natürlicher Tod. Während der polizeilichen oder gerichtlichen Ermittlungen hilft der Gerichtsmediziner mit, jene Schleier zu heben und den Mord als Mord sichtbar werden zu lassen.

Denn wenn der Mörder auch glaubt, sich ins Dunkel gestellt zu haben – durch die Spuren, die er hinterläßt, am Tatort und nicht zuletzt am Körper seines Opfers, weist er doch immer wieder auf sich selbst.

201

Der „schöne Schlaf"

Stille liegt über der Kleinstadt, nur hinter wenigen Fenstern brennt noch Licht. Es ist gleich Mitternacht.

Ein Wartburg fährt durch die menschenleeren Straßen, biegt ins Neubauviertel ein und hält vor einem Reihenhaus mit bunten Balkons. Ein Mann steigt aus dem Wagen und geht ins Haus. Es ist Dr. Veith, der erst jetzt von seinen Krankenbesuchen zurückkommt. Bald werden zwei Fenster im ersten Stock hell, gleich darauf zwei andere nebenan.

Wenig später läutet im Nachbarhaus ein Telefon. Aus dem Schlaf geschreckt, greift Dr. Winter nach dem Hörer und murmelt mechanisch: „Kreisarzt Doktor Winter."

„Hier ist Veith", hört er die andere Stimme sagen.

Er richtet sich auf: „Ja, was ist denn?"

„Können Sie bitte gleich mal zu mir herüberkommen, Herr Kollege?" fragt Veith.

Winter kommt Veiths Stimme erregt vor. „Was ist denn passiert?" fragt er.

„Meiner Frau muß etwas zugestoßen sein. Bitte kommen Sie sofort."

Dr. Winter hat sich rasch angekleidet. Unten an der Haustür erwartet ihn schon sein Kollege. Stumm eilen die beiden nach oben. Veith führt Winter ins Schlafzimmer. Im Ehebett liegt Gisela Veith. Ihre Augen sind geschlossen. Das Gesicht kommt Dr. Winter gedunsen vor.

„Helles Licht", sagt er, und Veith schaltet alle Lampen an. Flüchtig untersucht Winter die Frau. Es gibt keinen Zweifel, sie ist tot.

Dann richtet er sich auf. Die Blicke der Männer begegnen sich. Scheinbar ruhig sagt Dr. Veith: „Ich wollte nur noch ihre Bestätigung."

Winter drückt seinem Kollegen stumm die Hand. Veith nickt einen Dank. „Es ist noch unvorstellbar für mich", fügt er leise hinzu.

Die zwei Ärzte verlassen das Schlafzimmer. Dr. Winter reinigt sich die Hände. Dann setzt er sich an den Couchtisch im Wohnzimmer, um den Totenschein auszufüllen. „Ja", sagt er, „sie war doch chronisch herzkrank."

„Herzversagen, natürlich", erwidert Veith, „daran ist nicht zu zweifeln."

Winter gibt ihm keine Antwort. Nachdenklich klopft er mit dem Druckstift auf die Tischplatte. Dann blickt er seinen Kollegen an und fragt: „Ist Ihnen nichts aufgefallen?"

„Aufgefallen?" wiederholt Veith überrascht. „Was denn?"

Winter erhebt sich und geht hinaus. Bald kommt er mit einem Wasserglas und einem Buch in der Hand zurück. Er hält Dr. Veith das Glas entgegen; es ist leer. Aber auf dem Boden befindet sich ein weißer Belag. Dann stellt Winter das Glas auf den Tisch, benetzt den kleinen Finger, entnimmt damit dem Bodensatz eine Probe und kostet sie.

Veith beobachtet ihn gespannt. Winter zieht aus dem Buch, das er mitgebracht hat, einen Zettel, der zwischen den Seiten hervorsah, und überreicht ihn Veith. Veith überfliegt die wenigen Zeilen und läßt die Hand sinken.

„Mein Gott", murmelt er.

Dr. Winter blickt seinen Kollegen lange an, dann fragt er leise: „Aber warum hat sie das gemacht? Ich kannte sie als einen so lebensfrohen Menschen."

„Äußerlich, nur äußerlich", erwidert Veith. „Sie war nervös, labil und litt seit langem an Schlaflosigkeit. Deshalb hatte ich ihr auch das Schlafmittel verordnet. Wenn ich gewußt hätte, daß sie es dafür verwendet ..."

Er bricht ab und starrt vor sich hin.

Dann sieht er, wie Winter entschlossen nach seinem Stift greift. „Aber das können Sie doch nicht hineinschreiben, Herr Kollege", sagt er bestürzt. „Wenn das publik würde – eine Arztfrau! Und Selbstmord!"

Dr. Winter gibt keine Antwort. Reglos wartet Dr. Veith, bis er den Totenschein unterschrieben hat und sich erhebt. Dann blickt Veith auf den Totenschein. Als Todesursache ist vermerkt: „Herzversagen bei chronischer Herzschwäche."

Dankbar reicht er dem Kollegen die Hand und begleitet ihn hinaus.

Am nächsten Morgen ruft Kreisarzt Dr. Winter den Bezirksarzt an und teilt ihm mit, daß die Frau eines Kollegen, Gisela Veith, wahrscheinlich mit Hilfe von Schlaftabletten Selbstmord begangen habe. Der Bezirksarzt fordert den Kreisarzt auf, eine Verwaltungssektion der Toten zu veranlassen.

Daraufhin setzt sich Dr. Winter mit dem Prosektor des Pathologischen Instituts in Verbindung und erteilt ihm den Auftrag für die Verwaltungssektion. Aber der Prosektor bittet das Institut für gerichtliche Medizin, die Obduktion zu übernehmen. Vermutlich liege Selbstmord vor, soweit aus einem Abschiedsbrief hervorgehe. Die Volkspolizei sei noch nicht benachrichtigt worden.

Mit einem Assistenten fährt Dr. Walthari zur Prosektur. Dort erwarten ihn schon der Kreisarzt und Dr. Veith. Dr. Veith will erzählen, was geschehen ist, aber Dr. Walthari bittet ihn, damit bis nach der Obduktion zu warten. Während er sich in den Sektionssaal begibt, begleitet ihn Dr. Winter und sagt: „Sie müssen bitte Kollegen Veith zu verstehen suchen. Er macht sich schwere Vorwürfe, weil er seiner Frau das Betäubungsmittel verordnet hatte. Er sagte mir vorhin: ‚Eigentlich hätte ich besser aufpassen müssen. Meine Frau war hochgradig labil und nicht umsonst zweimal zur Entziehungskur.'"

Walthari bleibt stehen: „Zur Entziehungskur?"

„Alkohol- und Betäubungsmittelmißbrauch, soviel ich weiß."

Walthari nickt. „Ich danke Ihnen, Herr Kollege."

Dann betreten die drei Ärzte und eine Protokollantin den Sektionssaal. Bei der äußeren Besichtigung der Leiche entdeckt Walthari am Gesäß zehn rote Pünktchen – fast symmetrisch angeordnet: fünf auf der linken und fünf auf der rechten Gesäßbacke. Er wendet sich an Dr. Winter: „Haben Sie diese intraglutäalen Injektionsstichverletzungen bemerkt?"

Dr. Winter blickt ihn bestürzt an. Dann schüttelt er den Kopf. „Und wie wollen Sie das mit Ihrer Diagnose auf dem Totenschein in Einklang bringen?"

Der Leichenschauarzt schweigt betroffen.

„Wenn ich Ihnen einen guten Rat geben darf, Herr Kollege", fährt Walthari fort, „dann füllen Sie einen neuen Totenschein aus, aber nun bitte korrekt."

In diesem Augenblick öffnet sich die Tür. Ein Mann tritt in den Sektionssaal. Er geht auf die beiden Obduzenten zu und sagt: „Entschuldigen Sie die Störung, Herr Doktor. Eigentlich wollte ich Sie ja wegen der Kindesmißhandlung sprechen, aber wie ich sehe, sind Sie beschäftigt …"

Hauptmann Birnbaum ist neben der Leiche Gisela Veiths getreten. Ihm fällt auf, daß *zwei* Ärzte die Sektion vornehmen. „Nanu", fragt er, „eine gerichtliche Obduktion? Wer hat die denn angeordnet?"

„Mein Assistent ist nur zufällig mit."

„Und die Protokollantin wohl auch?" fragt Birnbaum ironisch.

„Sie haben recht", erwidert Walthari. „Es sollte ursprünglich eine Verwaltungssektion sein. Aber ich habe mich entschlossen, sie wie eine gerichtliche durchzuführen."

„Etwas faul an der Sache?"

Walthari nickt. Er informiert Hauptmann Birnbaum kurz, was ihn zu dieser Entscheidung bewogen hat. Birnbaum erklärt, daß er an der Sektion teilnehmen werde.

Die Obduktion selbst ergibt keine morphologisch faßbare Todesursache. Walthari entnimmt der Leiche alle Organe, die für eine Giftanalyse notwendig sind. Außerdem präpariert er das Gewebe mit den Injektionsstichen heraus, um es ebenfalls chemisch untersuchen zu lassen.

Ein paar Tage danach liegt das Ergebnis der Giftuntersuchung vor: Diäthylbarbitursäure in tödlicher Menge. Also Selbstmord durch Veronal, ein starkes Schlafmittel.

So scheint es jedenfalls.

Aber in seinem Bericht an Hauptmann Birnbaum weist Dr. Walthari noch auf eine andere Möglichkeit hin … Wenige Tage später sitzen sich die beiden gegenüber. „In Ihrem Bericht deuten Sie an, Herr Doktor, daß Frau Veith das Gift eventuell von fremder Hand verabreicht worden sei."

206

„Man darf in solchen Fällen diese Möglichkeit nicht ausschließen, Herr Birnbaum."

„Und wie kommen Sie zu diesem Verdacht?"

„Halten Sie es für berufsbedingtes Mißtrauen."

„Eine etwas zu vage Erklärung, Herr Doktor."

Walthari erwidert: „Es gibt genug Fälle, in denen Mord getarnt wurde – als Unfall oder Selbstmord. Ich denke da zum Beispiel an Leuchtgasvergiftung."

„Und bei Schlafmitteln wäre es leicht möglich, seinem Opfer das Gift unbemerkt beizubringen?"

„Eigentlich nicht. Ich würde eher sagen, hier ist es besonders schwierig – ich meine für einen Laien."

„Das müssen Sie mir bitte erklären, Herr Doktor."

„Schlafmittel sind im allgemeinen sehr bitter. Sie lösen sich auch im Wasser schwer auf. Das Opfer würde es also auf jeden Fall merken, wenn man ihm Schlafmittel ins Getränk mischt, vor allem, weil ja für eine Vergiftung viele Tabletten notwendig sind."

Birnbaum denkt nach. Dann fragt er: „Sie betonten soeben, für einen Laien sei es besonders schwierig. Das hieße, ein Arzt würde mit diesen Schwierigkeiten fertig?"

„Ich frage mich immer wieder, was diese zehn Einstichstellen bedeuten."

„Vielleicht wurde ihr ein anderes Gift eingespritzt?"

„Ein anderes Gift hat der Chemiker nicht nachgewiesen. Außerdem ließe sich Veronal schwerlich injizieren."

Eine Pause entsteht. Jeder hängt seinen Gedanken nach. Aber diese Gedanken lassen sich schwer in Worte fassen. Vielleicht, weil es gar keine logisch-rationalen Schlüsse sind, sondern eher ein vages Gefühl ist, ein unbestimmter Verdacht.

Birnbaum beginnt sich erneut an das Problem heranzutasten. „Wenn also Frau Veith an einer tödlichen Menge Veronal gestorben wäre ..."

Er blickt Walthari an.

„... und ihr das Veronal nicht injiziert worden ist, muß sie es, in einer Flüssigkeit gelöst, getrunken haben."

Wieder nickt Walthari.

„Da man aber Ihrer Ansicht nach niemandem unbemerkt eine tödliche Menge dieses sehr bitteren Giftes verabreichen kann, bleibt uns nichts weiter übrig, als einen Selbstmord anzunehmen."

„Vor einigen Jahren gab ein Mörder seinem Opfer tödliche Mengen eines Betäubungsmittels unter dem Vorwand, es sei eine harmlose Arznei."

Birnbaum erwidert: „Das ist jedenfalls eine interessante Hypothese."

„Von der Sie anscheinend nicht überzeugt sind?"

„Es gibt keinen Grund, Doktor Veith zu verdächtigen."

„Sie wollen also den Fall abschließen?"

Birnbaum zögert mit der Antwort. Dann sagt er: „Ich werde Ihre Theorie nicht vergessen, Herr Doktor. Aber solange ich keine anderen Anhaltspunkte habe als eine Hypothese ..."

Entschlossen fügt er hinzu: „Nun, ich bleibe dran. Und sollte ich noch etwas herausfinden, melde ich mich wieder bei Ihnen!"

Und tatsächlich stößt Birnbaum in der nächsten Zeit auf einige Dinge, die ihn wieder an Dr. Waltharis Worte erinnern.

Da ist zunächst der Besuch von Frau Martin. Frau Martin ist eine Tochter der Verstorbenen aus erster Ehe. Sie wohnt in einem andern Ort. Mit Dr. Veith, ihrem Stiefvater, stand sie sich noch nie gut. Frau Martin erklärt Birnbaum, daß sie nicht an einen Selbstmord ihrer Mutter glaube.

Birnbaum zeigt ihr den Abschiedsbrief Gisela Veiths. Er lautet: „Du weißt gar nicht, wie lieb ich dich habe, sonst würdest du nicht immer wieder all die Dummheiten machen. Ich halte das einfach nicht mehr aus!"

Frau Martin betrachtete den Brief ihrer Mutter lange.

„Zweifeln Sie etwa daran, daß Frau Veith dies geschrieben hat?" fragt Birnbaum.

„Nein. Aber es stammt aus einem alten Brief."

Und dann erklärt Frau Martin, daß ihre Mutter diesen Brief schon vor mehr als einem Jahr geschrieben hatte, als Dr. Veith ein Verhältnis mit einem jungen Mädchen begann. Damals drohte ihre Mutter, sich das Leben zu nehmen – in der Hoffnung, sie könnte damit ihren Mann zurückgewinnen. Frau Martin fügt hinzu: „Ich weiß genau, daß die Worte aus diesem Brief stammen, denn meine Mutter gab ihn mir zu lesen. Obwohl ich ihr sagte, ein solcher Brief wäre völlig sinnlos, hat sie ihn doch Dr. Veith auf den Nachttisch gelegt."

Birnbaum betrachtete den Brief sorgfältig. Jetzt fällt ihm auch auf, daß er kein Datum trägt und die Schrift oben und unten fast den Rand berührt. Es kann also durchaus der herausgeschnittene Teil eines längeren Briefes sein.

Birnbaum fragt Frau Martin, ob sie wisse, wer die Geliebte Dr. Veiths sei. Frau Martin gibt ihm den Namen des Mädchens.

Von nun an läßt Birnbaum den Arzt und seine Freundin beobachten. Wenige Monate nach dem Tod Frau Veiths heiraten die beiden. So erscheint eines Tages Hauptmann Birnbaum wieder bei Dr. Walthari. „Nun haben wir zwar ein Motiv", sagt er, „aber keine Beweise!"

Birnbaum berichtet dann von seinem Gespräch mit der Tochter der Verstorbenen und Dr. Veiths Heirat. Walthari erwidert: „Anscheinend verstanden sich Mutter und Tochter recht gut. Sprechen Sie noch einmal mit der Tochter, und fragen Sie sie, ob Frau Veith kurz vor ihrem Tode Medikamente von ihrem Mann bekommen hat."

Birnbaum bestellt Frau Martin zu sich. Als er ihr Dr. Waltharis Frage stellt, antwortet sie: „Im letzten Jahr ging es meiner Mutter nicht gut. Deshalb bin ich auch einige Wochen zu ihr gezogen. Doktor Veith war ja fast nie zu Hause und konnte sich kaum um sie kümmern. Medikamente hat sie schon eingenommen, aber wie sie hießen, weiß ich jetzt nicht mehr."

„Nahm sie die Arznei regelmäßig?"

„Ich glaube nicht. Nein, sie hatte oft Kopfschmerzen und konnte nicht schlafen. Dann nahm sie Tabletten. Sie war wirklich schlimm dran. Dazu die Schmerzen in den Beinen wegen ihrer Krampfadern. Die Krampfaderkur hatte überhaupt nichts geholfen."

„Eine Krampfaderkur?"

„Ja, Doktor Veith hatte ihr eine Krampfaderkur verordnet."

Birnbaum notiert sich jedes Wort. „Wissen Sie noch, worin diese Kur bestand?"

„Meine Mutter sagte, es wäre eine Penizillinkur. Aber die war ergebnislos. Meine Mutter hat lediglich vier Tage geschlafen, ohne aufzuwachen."

„Vier Tage?" fragt Birnbaum ungläubig.

„Weil sie Alkohol getrunken hatte, ehe sie das Penizillin nahm. Das verträgt sich nicht miteinander, sagte Doktor Veith."

Am nächsten Tag sucht Birnbaum Walthari auf. Er liest ihm Frau Martins Aussage vor.

Walthari erwidert: „Penizillin für eine Krampfaderkur? Das ist natürlich Unsinn. Entweder hat sich eine der beiden Frauen verhört, oder ..." Er bricht ab.

Birnbaum sagt bedächtig: „Nehmen wir mal an, Doktor Veith hat wirklich ‚Penizillin' gesagt. Medizinisch wäre es also völlig ausgeschlossen, daß eine Kombination von Penizillin und Alkohol einen so langen Schlaf hervorruft?"

„Es gibt für mich nur eine Erklärung: Doktor Veith hatte seiner Frau ein Schlafmittel verabreicht und behauptet, das wäre Penizillin gegen ihre Krampfadern. Aber die Dosis muß zu schwach gewesen sein, denn nach vier Tagen wachte sie wieder auf. Also hat er später den Anschlag wiederholt – diesmal mit Erfolg."

„Und wie können wir das beweisen?"

„Ich habe mir immer wieder überlegt, was für Injektionen Frau Veith erhalten haben könnte. Vielleicht bringt uns der Bericht von Frau Martin ein Stück weiter. Wir haben erfahren, daß die Schlafmitteldosis beim ersten Mordversuch zu schwach war. Frau Veith ist wieder erwacht. Wenn nun der Täter bei seinem zweiten Anschlag ein Erwachen verhindern wollte? Er brauchte seinem Opfer nur etwas einzuspritzen, was die Nebenwirkungen der Schlafmittelvergiftung milderte."

„Welche Nebenwirkungen?" fragte Birnbaum.

„Brechreiz und Blasendruck zum Beispiel, die zu einem vorzeitigen Erwachen führen könnten."

„Und was müßte er ihr injiziert haben?"

„Das wäre zu überlegen, Herr Birnbaum."

Und das war der Anfang vom Ende eines scheinbar perfekten Mordes. Nach einem Jahr intensiver Ermittlungs- und gerichtsmedizinischer Beratungstätigkeit wurde Dr. Veith verhaftet. Er leugnete tagelang, brach dann aber zusammen und legte ein umfassendes Geständnis ab. In öffentlicher Verhandlung wurde er wegen Mordes an seiner Frau verurteilt.

Dr. Walthari berichtete später selbst, auf welche Weise der Mörder vorgegangen war: „Doktor Veith stellte bei seiner Frau entzündliche Krampfadern fest, schlug ihr eine Penizillinkur vor und füllte heimlich Tablettenröhrchen für Oralpenizillin mit Kalypnontabletten. In Gegenwart seiner Frau entnahm er hieraus Kalypnon in einer Gesamtmenge von 4,5 g. Vor ihren Augen zerdrückte und verrührte er die Tabletten in einem Glas Wasser, das Frau Veith leer trank. Als sie nach vier Tagen wieder völlig bei Bewußtsein war, erzählte er ihr, sie sei in einen tiefen Schlaf verfallen, weil sie vor der Einnahme des ‚Penizillin' Alkohol getrunken hatte.

Nach einem Vierteljahr wiederholte er die Kur auf gleiche Weise, aber diesmal mit 9 g Veronal, nachdem er sich eingehend toxikologisch belesen hatte. Der Schlafenden injizierte er Prothazin, insgesamt zehnmal, um die Schlafmittelwirkung zu verstärken und eine spontane Magenentleerung zu verhüten. In Sprechstunden- und Hausbesuchspausen überzeugte er sich durch Injektionen und regelmäßige Kontrollen der Atmung, des Pulses, des Blutdrucks und der Pupillen vom Fortgang der Vergiftung. Einmal katheterisierte er die Sterbende, weil vielleicht der Blasendruck trotz der schweren Vergiftung ein Aufwachen hätte begünstigen können. Um aber auch dem eventuellen Weckreiz des Katheterismus bei sinkendem Barbituratspiegel zu begegnen, injizierte er Hexobarbital. Am dritten Tag nach Einnahme des Veronals starb Frau Veith ..."

Der Fall dieses Barbitalmörders kann als charakteristisches Beispiel für einen Mord bezeichnet werden, der als Selbstmord getarnt worden war. Dieses Verbrechen ist in mehrfacher Hinsicht erwähnenswert.

Es zeigt uns erstens einen Mörder, der seine Tat sorgfältig plante und vorbereitete und dabei mit pedantischer Akribie zu Werke ging. Er mißbrauchte die Wissenschaft für ein Verbrechen. Die Entdeckung des Mörders, die Nebenwirkungen des Giftes durch Injektion von Prothazin zu dämpfen und dabei zugleich die erstrebte Hauptwirkung zu verstärken, nannte der gerichtsmedizinische Sachverständige eine „geradezu schöpferische Idee".

Zweitens mißbrauchte der Mörder nicht nur die Wissenschaft, sondern auch seine Stellung als Arzt. In seiner Eigenschaft als Arzt gab er seinem Opfer das Gift. Der Mord durch die Hände eines Arztes wiegt doppelt schwer, denn seine Pflicht ist es, Leben zu erhalten und nicht zu vernichten. Mit Recht zitierte deshalb der Staatsanwalt in seinem Plädoyer jenen Eid, der der Arbeit des Arztes ihre ethische Grundlage gibt: „Mein Handeln geschehe zum Nutzen des Kranken. Ich werde keinem, und sei es auf Bitten, ein tödliches Mittel verabreichen ... Ausgetilgt will ich sein, wenn ich meinen Eid nicht halte ..."

Drittens erhebt sich die Frage, wie ein Mensch, ein Arzt noch dazu, sich zu solch einem Verbrechen entschließen konnte.

Der Täter selbst gab in der Hauptverhandlung darüber Auskunft. Er sagte, er hätte Angst gehabt, daß seine Frau sein ehebrecherisches Verhältnis bekanntmachen würde. Als ihm der Vorsitzende entgegnete, ihm wäre ja die Trennung von seiner Frau als Ausweg geblieben, erwiderte der Täter, das hätte er sich in seiner beruflichen Stellung als Arzt nicht leisten können, das hätte seinem Ansehen geschadet. Lieber also beging er einen Mord. Deutlicher kann sich eine verlogene kleinbürgerliche Moral wohl nicht entlarven.

Viertens schließlich hat dieser Mord seine Bedeutung durch das Mittel, mit dem er begangen wurde. Veronal, der Arzneimittelname für Diäthylbarbitursäure, ist ebenso wie die Äthylkrotylbarbitursäure Kalypnon („schöner Schlaf") ein sogenanntes Barbiturat, das heißt ein Abkömmling der Barbitursäure, von der sich noch zahlreiche andere Beruhigungs- und Schlafmittel ableiten.

Die Barbitursäure-Schlafmittel werden vom Körper rasch aufgenommen und entfalten daher eine schnelle Wirkung. Die vom Arzt verordnete Menge greift Atmung und Kreislauf nicht an, erzeugt einen tiefen Schlaf und hinterläßt in der Regel beim Erwachen keine unangenehmen Nachwirkungen.

Professor Adolf v. Baeyer, der die Barbitursäure 1863 entdeckte, benannte sie nach einer Jugendfreundin Barbara. Joseph v. Mering, der vier Jahrzehnte später die schlafbringende Wirkung der Diäthylbarbitursäure erkannte, kam während einer Eisenbahnfahrt nach Verona auf den Gedanken, diese chemische Verbindung Veronal zu nennen, weil Shakespeare seine Tragödie von Romeo und Julia in Verona spielen ließ und Julia einem Schlaftrunk zum Opfer fiel.

212

Das Veronal sollte nicht nur für die Medizin, sondern auch sehr bald für die Kriminalistik eine große Bedeutung erhalten. Das ist in der Natur der Barbiturate selbst begründet. Denn auch hier liegen heilende und zerstörende Macht dicht beieinander. Nur die Menge, die Quantität, entscheidet über die Qualität der Wirkung, über Leben und Tod. Unter den Giften, die heute zum Töten verwendet werden – sei es zum Selbstmord oder zum Mord – stehen die Schlafmittel an erster Stelle.

Aber das hängt nicht nur von ihrer chemischen Eigenart und Wirkung ab, sondern auch von gesellschaftlichen Bedingungen. In der Geschichte der Giftmorde haben die Gifte gewechselt. Neue Gifte kamen „in Mode", und um die Mitte unseres Jahrhunderts sind es die Barbiturate geworden.

Nach einer Untersuchung von Brunner und Ley aus dem Jahre 1961 wurden beispielsweise von 202 Selbstmordversuchen 201 mit Schlaftabletten und nur ein einziger mit Arsen unternommen.

Ob eine chemische Substanz, die als Medikament benutzt wird, auch in großem Maße für Mord und Selbstmord verwendbar ist, hängt davon ab, wie leicht sie sich der Täter beschaffen kann. Und die Barbiturate sind verhältnismäßig leicht zu beschaffen. In den letzten Jahrzehnten ist das Bedürfnis nach beruhigenden und einschläfernden Mitteln sprunghaft gestiegen. Denn kein Jahrhundert war so reich an schweren gesellschaftlichen und sozialen Erschütterungen wie das unsere. Die vom Zerfall des imperialistischen Systems hervorgerufenen Kriege und Wirtschaftskrisen, die soziale Unsicherheit von Millionen Menschen, die Angst um den Arbeitsplatz, die Furcht vor dem Morgen, die imperialistische Politik am Rande des Krieges, der explosive Beginn des Atomzeitalters, der verstärkte Konkurrenzkampf in der kapitalistischen Gesellschaft und die damit verbundene rücksichtslose Rationalisierung auf Kosten der Arbeiterklasse führen zu einer in der Geschichte beispiellosen körperlichen und geistigen Überlastung. Nervöse Störungen, Überreizung und Müdigkeit sind die Folgen. So nimmt es kein Wunder, daß der Bedarf an Beruhigungsmitteln in der westlichen Welt immer größer wird. Einer amerikanischen Statistik nach betreffen 12 Prozent aller ärztlichen Verordnungen Barbiturate. Allein in Westdeutschland gibt es, wie das Erlanger Gerichtsmedizinische Institut berichtet, 265 Barbitural-Schlafmittel. Und in England sind in den letzten fünfzehn Jahren die Selbstmorde durch Barbiturate um mehr als das Zwölffache gestiegen. Aber auch in der sozialistischen Gesellschaft können Streß, falsche Lebensweise, gestörte soziale Beziehungen und ungelöste Konflikte zu psychonervalen Fehlsteuerungen führen. Jeder dritte Patient, der den Arzt aufsucht, leidet, wie Dr. S. Schnabel schreibt, an solchen Störungen, die das Wohlbefinden oft erheblich beeinträchtigen. Verbinden sich solche Zustände mit Schlafstörungen, ist auch ein Schlafmittelmißbrauch nicht ausgeschlossen. Innerhalb eines Jahrzehnts hat sich in der DDR der Verbrauch von Beruhigungs- und Schlafmitteln mehr als verdoppelt.

Die wachsende Rolle, die die Barbiturate bei unnatürlichen Todesfällen spielen, zwingt auch die Medizin und die gerichtliche Medizin, sich intensiver mit dem Nachweis des Giftes in Leichen zu beschäftigen. Da die äußeren Merkmale einer Schlafmittelvergiftung oft nicht eindeutig sind, wird der chemisch-toxikologische Beweis um so wichtiger. Heute kann das Barbiturat mühelos isoliert und bestimmt werden. 1951 entdeckte man, daß Barbitursäureverbindungen auch im Schweiß ausgeschieden werden. Deshalb kann man das Gift bei tödlich verlaufenden Fällen unter Umständen auch dann nachweisen, wenn nur noch Bettwäsche oder Kleidung des Verstorbenen vorhanden sind.

Der Tod im Auto

Es ist der letzte Tag im November des Jahres 1929. Vom Eingang des Südfriedhofs in Leipzig führt eine lange, breite Allee zur Totenhalle, vorbei an vergilbten Rasenflächen und kahlen Bäumen.

Männer und Frauen in Schwarz, Kränze und Asternsträuße in der Hand, gehen gemächlich auf die Kapelle zu. Sie haben noch Zeit. Die Trauerfeier beginnt erst in einer halben Stunde.

Als sie die Friedhofshalle betreten, stockt plötzlich ihr Schritt. Wo sie den Sarg mit dem Entschlafenen zu sehen erwarteten, steht nur der leere Katafalk. Emma Tetzner, die junge Witwe, sitzt bestürzt und verstört auf der vordersten Bank. Stumm und ratlos bleiben die Trauergäste stehen.

Noch wissen sie nicht, daß sich in dieser Minute in einem kleinen, kahlen Raum nebenan ein älterer Herr über den offenen Sarg beugt.

Was er sieht, ist scheußlich. Aber Professor Richard Kockel ist solchen Anblick gewohnt. Fast mechanisch registriert er in seinem Bewußtsein: Ein stark verkohlter Rumpf ... das Schädeldach fehlt ... nur die Schädelbasis mit der Halswirbelsäule ist noch vorhanden ... keine Unterschenkel mehr ... keine Unterarme, keine Hände ... neben dem Torso ein faustgroßes Stück Hirn ...

Kockel wendet sich dem Mann zu, der im Hintergrund steht. „Ich kann Ihnen nicht viel Hoffnung machen, daß die Sektion Erfolg hat. Aber ich werde selbstverständlich alles versuchen."

Kockel zögert nicht. Bis zu Beginn der Trauerfeier bleibt ihm nicht einmal mehr eine halbe Stunde.

Während er seine Instrumente auspackt, fragt er: „Und wie hoch, sagten Sie, ist die Lebensversicherung?"

„Insgesamt hundertfünfundvierzigtausend Mark, Herr Professor", erwidert der Versicherungsbeamte. „Und er hat die Versicherung erst wenige Wochen vor seinem Tode getätigt. Das eben gibt uns zu denken. Wir fürchten, hier liegt Selbstmord vor. Und in diesem Fall brauchten wir die Versicherungssumme nicht auszuzahlen ..."

Kockel stellt zuerst fest, daß es sich um den Körper eines Mannes handelt. Trotz ihrer Verkohlung sind die Geschlechtsteile noch erkennbar. Die Schamhaare haben eine helle, rötlichblonde Farbe.

Dann untersucht Kockel Mundhöhle, Kehlkopf und Luftröhre des Toten. Tetzner, das hat ihm der Versicherungsbeamte mitgeteilt, war vor vier Tagen nahe Regensburg mit seinem Opel gegen einen Kilometerstein geprallt. Der Wagen hatte Feuer gefangen. Tetzner war darin verbrannt, ehe ihm jemand zu helfen vermochte. Ein Polizist konnte nur noch die völlig verkohlte Leiche aus dem Wagen ziehen.

Der Versicherungsbeamte, der Kockel zuschaut, glaubt ein fast unmerkliches Kopfschütteln des Professors wahrzunehmen. Kockel eröffnet jetzt das Herz des Toten und entnimmt ihm eine Probe Blut, die er in ein Reagenzglas füllt. Dann trennt er auch den rechten unteren Lungenlappen ab und bringt ihn ebenfalls in einem Glas unter.

Jetzt greift er zur Knochensäge. Der Versicherungsbeamte möchte sich die Ohren verschließen. Der Professor durchsägt den Gelenkkopf des linken Oberarms. Nur kurz betrachtet er die freigelegte Knorpelleiste, dann wendet er sich um.

„Wie alt war dieser Tetzner?"

„Fünfundzwanzig."

„Und die Körpergestalt?"

Der Beamte schaute in seine Unterlagen. „Ein kräftiger, untersetzter Mann, breitschultrig, ein Meter siebzig groß."

„Und die Haarfarbe?"

„Dunkelblond."

Kockel nickt. Er verstaut Instrumente und Gläser in einer Tasche.

Während er sich die Hände reinigt, fragt Kockels Begleiter vorsichtig: „Haben Sie etwas gefunden, Herr Professor?"

Kockel zögert mit der Antwort.

„Ich weiß nicht, ob es richtig war", fährt der Beamte unsicher fort, „Sie so kurz vor der Beerdigung um die Obduktion Tetzners zu bitten."

„Das ist nicht Tetzner", entgegnet Kockel.

216

Der Beamte blickt ihn bestürzt an.

„Tetzner war nach Ihrer Beschreibung kräftig und muskulös. Der Tote dort hat einen ganz zarten Knochenbau. Tetzners Alter betrug fünfundzwanzig Jahre. Aber dieser Mann hier war kaum älter als zwanzig. Tetzner war dunkelblond, dieser hier hatte helles, rotblondes Haar. Außerdem war er bereits tot, als der Wagen in Brand geriet."

Kockel zieht sich den Mantel über. „Kommen Sie, ich fahre jetzt ins Institut. Wenn Sie mich gegen Abend wieder aufsuchen, kann ich Ihnen das endgültige Ergebnis mitteilen."

Eine Stunde später ist Professor Kockel bereits im Institut.

Zuerst gilt es, den Nachweis zu erhärten, daß der Mann nicht mehr lebte, als der Brand ausbrach. Wäre er nämlich noch am Leben gewesen, hätte er auch geatmet. Und mit der rauchigen Luft wären Rußteilchen in Mund, Kehlkopf und Lunge gelangt. Aber als Kockel den Toten in der Kapelle untersucht hatte, konnte er in den Luftwegen keinerlei Rußteilchen entdecken. Also war er bei Ausbruch des Feuers bereits tot gewesen.

Kockel untersucht zuerst eine Probe des Herzblutes. Bei einem Menschen, der im Auto, also in einem kleinen, rauchgefüllten Raum verbrennt, müßte sich Kohlenoxid im Blut befinden. Aber weder mit chemischen noch mit spektroskopischen Methoden ließ sich ein anormaler Kohlenoxidspiegel im Blut entdecken.

Das war der zweite Beweis, daß ein Toter im Wagen verbrannt ist.

Daraus ergibt sich zwangsläufig eine andere Frage: Was hat den Tod des Mannes hervorgerufen? Läßt sich feststellen, ob er getötet wurde und damit einem Verbrechen zum Opfer fiel?

Kockel nimmt den Lungenlappen aus dem Glas und fertigt mehrere Schnitte an, die er unter dem Mikroskop betrachtet. Er sieht, daß die haarfeinen Blutgefäße durch helle Tröpfchen verstopft sind. Also liegt eine Fettembolie vor. Sie ist in der Regel ein Anzeichen für schwere Verletzung durch stumpfe Gewalt.

Wenige Stunden später erscheint der Außenbeamte der Versicherung im Institut.

„Es war gut, daß Sie zu uns gekommen sind", sagt Kockel. „Das Sektionsergebnis läßt sich in wenigen Worten zusammenfassen: Aus dem Fehlen von Ruß in den Luftwegen und Kohlenoxid im Blut ist abzuleiten, daß die Verbrennung nicht bei Lebzeiten erfolgt ist, sondern erst nach dem Tode. Die Fettembolie in den Lungengefäßen weist darauf hin, daß der Verbrannte bei Lebzeiten Verletzungen erlitten hatte. Ich halte es ferner für ausgeschlossen, daß die fehlenden Körperteile restlos verbrannt sind. Wahrscheinlich wurden die Teile der Gliedmaßen und das Schädeldach beseitigt, um die Ermittlung der Körpergröße und der Farbe des Haupthaars unmöglich zu machen. Mit andern Worten: Der von mir Sezierte ist gewaltsam getötet, verstümmelt und verbrannt worden."

„Demnach wäre anzunehmen", erwiderte der Beamte, „daß Tetzner einen andern Menschen tötete und durch Brand unkenntlich zu machen suchte, um seinen eigenen Tod vorzutäuschen und die hohe Versicherungssumme zu kassieren?"

Kockel nickt. „Ich habe bereits die Kripo verständigt." Sein etwas offizieller Ton wird jetzt wärmer, persönlicher: „Dieser Wettlauf in letzter Minute wäre nicht notwendig gewesen. Schon die Staatsanwaltschaft in Regensburg, die die Leiche zur Bestattung freigab, wäre ohne Zweifel auf die verdächtigen Umstände dieses Todesfalles aufmerksam geworden, hätte man bei der Tatortbesichtigung einen Gerichtsmediziner hinzugezogen. Bevor wir diese enge Zusammenarbeit zwischen Kriminalisten und Gerichtsmedizinern nicht in der Praxis verwirklicht haben, geben wir dem Verbrechen immer wieder eine Chance. Seit Jahren weise ich auf die Notwendigkeit dieser Zusammenarbeit hin, aber ..." Er bricht ab und sagt nach kurzer Pause: „Jedenfalls wird im Fall Tetzner die Kripo alles Versäumte nachholen."

So begannen in der Nacht vom 30. November zum 1. Dezember 1929 die polizeilichen Ermittlungen.

Wie recht Kockel mit seiner Kritik an den bisherigen Untersuchungen des Todesfalles hatte, bewies eine Aussage des Gendarmeriekommissars, die erst jetzt bekannt wurde. Der Gendarmerieoffizier war als erster am Unfallort eingetroffen. Er hatte jenes Stück Gehirn, das dem Toten mit in den Sarg gelegt worden war, außerhalb des Wagens im Straßengraben gefunden. Allein aus dieser Tatsache hätte ein Gerichtsmediziner den Schluß gezogen, daß hier kein Unfall vorliegen konnte.

Es meldete sich auch ein Zeuge, ein Schlossergeselle, der angab, von einem grünen Opel mitgenommen worden zu sein. Der Fahrer des Wagens habe unterwegs angehalten und ihn gebeten, einige Schrauben nachzuziehen. Während er auf dem Boden lag und unter dem Wagen hantierte, habe ihm der Fahrer mehrere Schläge auf Kopf und Schulter gegeben. Verletzt sei er dann in den nahen Wald geflohen.

Die Kriminalpolizei entnahm dieser Aussage, daß der Täter also vor dem Mord schon einen Mordversuch unternommen hatte.

Es wurde auch festgestellt, daß Tetzners Frau in diesen Tagen häufig telefonierte. Dabei benutzte sie den Apparat einer benachbarten Familie. Das Telefon wurde überwacht. So registrierte man am 4. Dezember zwei Anrufe aus Straßburg. Die französische Polizei wurde um Amtshilfe gebeten.

Bereits am gleichen Abend konnte sie in der Telefonzelle eines Straßburger Postamtes einen Mann verhaften, der nach kurzem Verhör zugab, Erich Tetzner zu sein. Er wurde nach Deutschland ausgeliefert. Hier gestand er auch den Versicherungsbetrugsversuch ein. Aber über den Tod eines Opfers machte er widerspruchsvolle Aussagen. Seine Vernehmungen zogen sich über Monate hin. Zuerst behauptete er, sein Opfer sei eingeschlafen, und da habe er den Wagen in Brand gesteckt. Kockel widerlegte diese Behauptung. Er verwies auf die Fettembolie als Zeichen von Gewalteinwirkung.

Der Staatsanwalt gab Tetzner das Gutachten des Professors zu lesen. Tetzner war anscheinend davon so beeindruckt, daß er nach einer neuen Version suchte, die Kockels Gutachten geschickt benutzte. Tetzner behauptete nun, er habe sein Opfer überfahren und den Verletzten in sein Auto geladen, um ihn ins Krankenhaus zu bringen. Aber der Mann sei kurz darauf verstorben. Erst da wäre ihm die Möglichkeit eines Versicherungsbetruges in den Sinn gekommen.

Kockel entgegnete, daß diese Version Tetzners nicht stimmen konnte. Der außerhalb des Wagens gefundene Gehirnteil, das fehlende Stück Schädel, die abgetrennten Gliedmaßen – das alles weise darauf hin, daß Tetzner zuerst sein Opfer ermordet und dann verbrannt hatte.

„Wahrscheinlich ist dieser Mensch unter Umständen gestorben, die

Tetzner viel grauenvoller dünkten als das Verbrennen bei lebendigem Leibe."

Nachdem Tetzner zum Tode verurteilt worden war, gestand er schließlich doch den Mord. „Der Herr Professor hatte schon recht", sagte er, als er zur Hinrichtung ging.

In Erich Tetzner wurde ein Mann verurteilt, dessen Verbrechen ebenso abscheulich wie sozial bedingt ist. Tetzner hatte gestanden, daß er den Versicherungsbetrug mit Hilfe eines Mordes schon lange geplant hatte. Gerade dieses Verbrechen ist typisch für die kapitalistische Gesellschaft. Es ist nichts weiter als indirekter Raubmord, also Teil der Eigentumsverbrechen überhaupt, die nach einer neuesten amerikanischen Statistik 91 Prozent aller Verbrechen der bürgerlichen Gesellschaft ausmachen.

Tetzners Gegenspieler, der Leipziger Professor für gerichtliche Medizin, Richard Kockel, gehörte in Deutschland zu den Pionieren für eine enge Zusammenarbeit zwischen Kriminalisten und Gerichtsmedizinern. Seine wichtigste Forderung war es, schon während der Tatbestandserhebung Gerichtsmediziner hinzuzuziehen. Der Fall Tetzner zeigte, wie notwendig diese Forderung damals war. Ohne die Gutachten Kockels hätte der Fall niemals aufgeklärt werden können, er wäre als tödlicher Verkehrsunfall zu den Akten gelegt worden.

Neben dem Beweis, daß Tetzner und der Tote nicht identisch waren, spielte der Nachweis einer Fettembolie eine große Rolle. Die Fettembolie gehört zu den sogenannten vitalen Reaktionen. Als vitale Reaktionen bezeichnet man die Folgeerscheinungen von Verletzungen, die dem lebenden Körper zugefügt werden. Die vitalen Reaktionen stehen im Gegensatz zu den postmortalen, den am toten Organismus auftretenden. Es ist klar, daß die Unterscheidung zwischen vitalen und postmortalen Reaktionen für den Gerichtsmediziner sehr wichtig ist. Denn an ihnen kann er feststellen, ob eine bestimmte Wunde den Tod verursacht hat oder ob sie einem bereits toten Menschen zugefügt worden ist, also als Todesursache nicht in Frage kommt.

Im allgemeinen lassen sich vitale und postmortale Verletzungen sicher voneinander unterscheiden. Das liegt daran, daß der lebende

Körper anders auf eine Verletzung reagiert als ein toter. Verwundungen am lebenden Organismus führen zum Beispiel zu mehr oder weniger starker Blutung. Eine Wunde am Toten ruft nur eine geringe oder gar keine Blutung mehr hervor. Aber nicht nur die Wunde selbst und ihre Umgebung sagen etwas über den Zeitpunkt ihrer Entstehung aus.

Solange beim lebenden Menschen Atmung, Kreislauf und Stoffwechsel funktionieren, wirkt sich eine schwere Verletzung auch auf sie aus. Die lokal begrenzte Reaktion wird zu einer allgemeinen. Dazu gehört auch die Fettembolie.

Das Körperfett des Menschen besitzt einen niedrigen Schmelzpunkt. Deshalb hat es eine flüssige oder zumindest halbflüssige Form. Eine Verletzung durch stumpfe Gewalt beschädigt Gewebe oder auch Knochen. Dabei wird das Fett frei. Die Fetttröpfchen gelangen in die Blutbahn und dadurch in den gesamten Kreislauf. Schließlich verstopfen sie haarfeine Gefäße in der Lunge, manchmal auch im Gehirn. Die Fettembolie kann unter Umständen schon wenige Sekunden nach der Verletzung zum Tode führen.

Bisher galt die Fettembolie als sicheres Zeichen einer Verletzung, die dem Opfer noch zu Lebzeiten zugefügt worden war. Aber im Fall Tetzner hatte der Erlanger Gerichtsmediziner Molitor Kockels Gutachten angezweifelt. Er hatte nämlich für möglich gehalten, daß die im Auto herrschende Hitze das Wasser in den Geweben des Toten zum Kochen und Verdampfen gebracht hatte und durch den entstandenen Druck Fett in die Lungenkapillaren getrieben wurde, so daß man eine Fettembolie annehmen mußte.

Kockel hatte entgegnet: „Das ist unmöglich! Wo man eine Fettembolie beim reinen Verbrennungstod fand, hatte die Hitze zwar das Fettgewebe zerstört und verflüssigt, aber das Herz war noch in Tätigkeit, und nur so konnte das Fett in den Kreislauf gelangen."

Auch heute gilt die Fettembolie als Beweis für eine Verletzung zu Lebzeiten. Trotzdem sind einige Gerichtsmediziner der Meinung, daß die Fettembolie nicht unbedingt eine vitale Reaktion beweise.

Die vitalen Reaktionen sind eines der wichtigsten Symptome, die es gestatten, den Zeitpunkt der Verletzung und damit auch die Todesursache festzustellen. Denn oft läßt sich nur an Hand einer vitalen Reaktion nachweisen, daß ein Gewaltverbrechen begangen wurde.

Das zeigte in jüngster Zeit ein Fall, der sich zu einem der größten Justizskandale in Westdeutschland ausweiten sollte. Am 30. Juni 1964, an seinem fünfzigsten Geburtstag, wurde der Untersuchungshäftling Ernst Haase in einer Zelle des Hamburger Untersuchungsgefängnisses tot aufgefunden.

Haase war wenige Tage zuvor von einer Funkwagenstreife eingeliefert worden. Sein Chef, bei dem er als Kellner arbeitete, hatte behauptet, Haase hätte aus der Ladenkasse stehlen wollen. Obwohl es keinen Zeugen und keinen Beweis dafür gab, nahmen die Polizisten Haase mit. Sie hatten den Eindruck, daß Haase ein kranker Mann war, und vermerkten das auch auf dem Einweisungsschein.

Haase war wirklich krank. Vor Ausbruch des zweiten Weltkrieges war er aus Hitlerdeutschland emigriert und hatte als Soldat der US-Army am Kampf gegen den japanischen Faschismus teilgenommen. Dem Dschungelkrieg war der schmächtige Mann nicht gewachsen gewesen, deshalb hatte man ihn entlassen. Bereits krank, war er nach dem Krieg nach Hamburg zurückgekehrt. Dort hatte er wegen manisch-depressiver Störungen mehrmals im Krankenhaus gelegen.

Auch während der Untersuchungshaft brachen seine Anfälle wieder aus. Aber statt ihn ärztlich betreuen zu lassen und mit entsprechenden Medikamenten zu versorgen, steckten die Gefängnisaufseher den unbequemen Häftling in die sogenannte Beruhigungszelle, auch als „Glocke" bekannt, einen fensterlosen Raum mit kahlen Wänden und einem Betonklotz, der dem nackten Häftling als Pritsche diente.

Fünf Tage brachte Haase in der „Glocke" zu. Fünf Tage „beruhigten" ihn die Knüppel der Aufseher.

Am sechsten Tag lag er tot in der Zelle. Haase wurde in aller Stille beerdigt.

Anderthalb Jahre später erfuhr ein Journalist diesen Vorfall. Er rief den Generalstaatsanwalt Buchholz an, der ihm erklärte, nichts darüber zu wissen. Zugleich versprach er jedoch, die Angelegenheit zu untersuchen.

Die Presse griff den Fall auf. Weitere Häftlingsmorde in westdeutschen Gefängnissen wurden bekannt. Wenige Monate nach Haase war, ebenfalls in der Hamburger „Glocke", der Untersuchungshäftling Karczewski verstorben, eingeliefert wegen Fahrens ohne Führerschein. Im Kölner Klingelpütz war der türkische Gastarbeiter Ali Tok den Folgen schwerer Mißhandlungen erlegen, und zur gleichen Zeit war der Kaufmann Wasilenko, der sich im Hungerstreik befand, von Aufsehern mit Gummiknüppeln erschlagen worden.

Unter dem Druck der Hamburger Öffentlichkeit mußte der Senat einen parlamentarischen Untersuchungsausschuß einsetzen. Der bemühte sich, die Schuldigen am Tode Ernst Haases zu finden. Was der Ausschuß jedoch fand, war ein unentwirrbares Knäuel von Fahrlässigkeit, Amtsmißbrauch, Brutalität, Kastengeist und Verbrechen. Vom prügelnden Aufseher über den Amtmann bis zum Gefängnisdirektor und schließlich zum Justizsenator zeigte sich eine Kumpanei von Totschlägern und Mitwissern. Jeder bemühte sich, den anderen zu decken, um nicht selber von ihm belastet zu werden. Selbst die Kriminalpolizei und die Staatsanwaltschaft versuchten nach Kräften, Ernst Haases Ermordung zu vertuschen.

So hatte der Gefängnisdirektor Oesterreich, nachdem man ihm den Tod gemeldet hatte, nicht die Mordkommission benachrichtigt, wie es seine Pflicht gewesen wäre. Die Kriminalpolizei erfuhr von Haases Tod erst durch die Leichenstelle, die von der Gefängnisleitung informiert worden war. Als Kriminalkommissar Handke den Toten besichtigte und fragte, wie die Verletzungen entstanden seien, erhielt er zur Antwort: „Haase ist die Treppe hinuntergestürzt."

Handke begnügte sich damit. Vom Untersuchungsausschuß befragt, ob er diese Antwort nicht angezweifelt hätte, erwiderte er: „Sie wurde mir ja von einem Justizbeamten erteilt." Erst die von ihm routinemäßig angeordnete Obduktion drohte das ganze Verschleierungsmanöver zu gefährden. Als Haases Leiche in der Prosektur eingeliefert wurde, stand auf dem Totenschein „Unfall (Sturz von der Treppe)". Der Obduzent Dr. Neve sah als erstes, daß der Tote schwer mißhandelt worden war. Er vermerkte in seinem Bericht: „Haase bot einen grauenhaften Anblick und war bis zur Unkenntlichkeit zerschlagen."

Die Obduktion selbst ergab als wichtigste Symptome mehrere Rippenbrüche – wobei sich Splitter der Rippen in die Lunge eingespießt hatten –, eine Lungenquetschung und schließlich eine Fettembolie als Folge von Schlägen auf das Gesäß. Das Gesäß war wie zu Brei zerschlagen.

Dr. Neve zog aus diesen Anzeichen folgenden Schluß: „Zwischen der Gewalteinwirkung und dem Tod des Haase besteht ein ursächlicher Zusammenhang. Die Verletzung kann nicht durch einen Sturz hervorgerufen worden sein. Sie ist wahrscheinlich die Folge einer schweren Mißhandlung mit Gummiknüppeln. Zahlreiche Schläge müssen mit erheblicher Gewalt geführt worden sein."

Damit hatte der Gerichtsmediziner der Untersuchungsbehörde genau den Weg gewiesen, auf dem sie die Mörder Haases finden konnte. Aber die Staatsanwaltschaft ließ den Vorgang schmoren, Monat um Monat. Dr. Neve mahnte und drängte auf Untersuchung. Oberstaatsanwalt Hermann äußerte wütend zu einem Kollegen: „Wie kommt dieser Doktor dazu, mich auf meine Aufgaben hinzuweisen?" Hermann ging in Urlaub und übergab die Akte einem jungen Assessor, ohne ihm jedoch Weisung zur Weiterarbeit daran zu erteilen. So geriet der Vorfall allmählich in Vergessenheit, und alle Beteiligten waren befriedigt und beruhigt.

Und er wäre nie aufgedeckt worden, wenn die Gerichtsmediziner sich nicht bemüht hätten, den staatlicherseits als Unfall getarnten Totschlag als Verbrechen zu enthüllen. Zentrum aller Beweisführung, daß hier ein Gewaltverbrechen vorlag, war das gerichtsmedizinische Gutachten, das die tödlichen Schläge an Hand der Fettembolie bewiesen hatte.

So bleibt also die Bedeutung der vitalen Reaktion unbestritten, auch wenn sie nach einigen neuen Erkenntnissen differenzierter betrachtet wird als bisher.

Es gibt deshalb auch heute, so betont Professor Prokop, kaum eine Fragestellung der gerichtlichen Medizin, die nicht zugleich die Frage nach der vitalen Reaktion einschließt.

Der Elektromörder

Es ist ein Juniabend 1956. Vor einem Milchgeschäft einer bayrischen Kleinstadt hält der Krankenwagen. Nachbarn eilen ans Fenster. Die Krankenträger sind nicht lange im Haus. Bald kommen sie mit der Trage zurück.

Frau A. liegt darauf, bewegungslos, mit geschlossenen Augen. Jeder kennt die energische Fünfzigerin, die tagsüber hinter dem Ladentisch steht. Jeder kennt auch ihren Mann, der ebenfalls aus dem Haus kommt.

„Um Himmels willen, was ist denn bloß passiert?" ruft eine Nachbarin.

Der Mann mit dem stark gelichteten Haar blickt auf. „Ein Unfall – beim Baden. Verbrennungen. Schrecklich!" Dann steigt er mit in den Krankenwagen.

In der Klinik stellt der Arzt fest, daß Frau A. tot ist.

Er untersucht die Leiche gründlich. Man hat ihm gesagt, es handle sich um einen Unfall. Ein Topf mit kochendheißem Wasser sei auf die Frau gefallen, als sie in der Badewanne lag. Die Tote hat Verbrennungen auf dem Rücken. Der Arzt fragt sich, wie Verbrennungen auf dem Rücken entstehen können, wenn man mit dem Rücken im Wasser liegt. Außerdem erscheinen ihm die Verbrennungen nicht so schwer, als daß sie den Tod verursacht haben könnten.

Der Arzt informiert die Kriminalpolizei.

Am nächsten Morgen suchen Kriminalbeamte den Milchhändler auf. Sie lassen sich in die Küche führen, wo der Unfall passiert ist. Der Milchhändler berichtet: „Meine Frau wollte baden. Ich habe deshalb die Badewanne wie immer in der Küche aufgestellt."

„Die Zinkbadewanne dort?"

„Ja."

„An welcher Stelle?"

„Hier, zwischen Küchentisch und Gasherd. Auf dem Gasherd habe ich das Wasser heiß gemacht, in dem großen Einkochtopf, den wir immer dazu benutzen. Als das Wasser warm war, habe ich einen Teil davon in die Wanne gegossen. Den Rest ließ ich im Topf und stellte ihn wieder auf die Flamme, damit das Wasser heiß blieb. Ich wollte auch noch baden."

„Waren Sie in der Küche, als Ihre Frau in der Wanne lag?"

„Ja, ich reparierte die elektrische Wanduhr."

„Schildern Sie uns den Unfall!"

„Als der Unfall geschah, war ich nicht in der Küche. Meine Frau wollte ein Glas Apfelsaft haben. Ich ging in den Laden hinaus, um eine Flasche zu holen. Als ich wieder in die Küche kam, lag meine Frau im Wasser, mit dem Gesicht nach unten, auf ihrem Rücken den Wassertopf. Ich rief, was ist denn los, aber sie stöhnte nur und gab keine Antwort. Ich glaube, das Wasser hatte schon gekocht, als ich in den Laden ging. Sie wollte sich wahrscheinlich heißes Wasser nachgießen, ist ausgeglitten und hat den Topf heruntergerissen. Ich zog meine Frau aus der Wanne; dann habe ich sie aufs Sofa gelegt und die Sanitätskolonne alarmiert."

Bei der polizeilichen Leichenschau werden Verbrühungen auf dem Rücken festgestellt. Außer den Brandwunden finden sich auf dem Rücken der Toten noch zwei andere Spuren, für die man im Augenblick keine Erklärung weiß. Wie mit einem heißen Stempel aufgedrückt, zeigt die Haut mehrere teils längliche, teils runde Eindrücke.

Für die länglichen Spuren ergibt sich bei der Besichtigung des Unfallortes bald eine Erklärung. Sie stimmen mit den erhöhten Stegen des Gasherdringes in Form und Größe genau überein. Auf Befragen erklärt der Milchhändler, er habe einen solchen Herdring in der Badewanne gefunden. Wahrscheinlich sei er sehr heiß gewesen und mit dem Topf heruntergefallen. Das erscheint der Kriminalpolizei unglaubhaft. Wie kann ein versehentlich vom Gasherd heruntergerissener Topf zugleich mit dem Gasherdring jemandem auf den Rücken fallen?

Die Kriminalpolizei veranlaßt eine gerichtliche Obduktion. Der vorläufige Sektionsbefund enthält zwei wichtige Anhaltspunkte:

226

1. Es liegt kein natürlicher Tod vor.

2. Die Todesursache läßt sich noch nicht eindeutig feststellen. Die runden Hautveränderungen, die in Gruppen zu je drei angeordnet sind, könnten Strommarken sein. Diese und vielleicht auch das Lungenödem deuten darauf hin, daß der Tod der Frau A. auf Einwirkung elektrischer Energie zurückzuführen ist.

Das Gutachten weist noch auf eine weitere Spur hin. An der Außenseite der Arme, parallel zum Körper, finden sich blasse Streifen, die von bläulichen Rändern begrenzt sind. Sie setzen sich an beiden Körperseiten und an den Beinen entlang bis zu den Füßen fort. Die Obduzenten sind sich über Wesen und Herkunft dieser Streifen noch nicht klar, da sie ihres Wissens noch nicht in der Fachliteratur beschrieben worden seien.

Wenige Tage später ist auch der Ursprung dieser Streifen erklärt. Unter dem Mikroskop zeigt die Zellstruktur des betreffenden Gewebes die typische Einschmelzungsveränderung, die elektrischer Strom hervorruft. Es handelt sich also bei diesen blaßblauen Streifen ebenfalls um Strommarken. Sie waren entstanden, weil das Wasser in der Badewanne unter Strom gesetzt wurde. Wo der im Wasser liegende Körper der Frau A. die Wasseroberfläche berührte, bildeten sich diese eigenartigen Spuren.

Die Kriminalpolizei untersucht nun nochmals die Wohnküche. Sie entdeckt dabei eine Zelluloidplatte, an der drei Schrauben befestigt sind. Zwei Schrauben sind mit dem einen, die dritte Schraube ist mit dem andern Pol der Lichtleitung durch einen Draht verbunden.

Der Milchhändler wird erneut verhört.

Bei jedem Verhör ist ein Gerichtsmediziner anwesend, der die Aussagen des A. kontrolliert.

Den Zweck der Zelluloidplatte erklärt der Milchhändler so: „Ich reparierte die Wanduhr, als meine Frau in der Wanne lag. Da es eine elektrische Uhr ist, brauchte ich die Platte dazu."

Der Gerichtsmediziner zeigt dem Mann ein Foto vom Rücken der Toten. „Sehen Sie sich doch einmal die Anordnung dieser drei Strommarken an. Und dann vergleichen Sie sie mit der Lage der Schrauben auf der Zelluloidplatte. Beides deckt sich."

227

Lange starrte der Milchhändler auf das vergrößerte Foto der Strommarken. Dann blickt er auf und sagt: „Ja, da wollen Sie jetzt also wissen, wie es wirklich gewesen ist. Na schön. An dem Abend lag meine Frau in der Wanne. Ich reparierte die Uhr. Es kam wieder mal zu einem Streit, wie schon so oft in letzter Zeit."

„Worüber stritten Sie sich?"

„Ach Gott, worüber schon. Ums Geld. Meine Frau warf mir immer vor, ich würde zuviel Geld ausgeben. Also wir stritten uns, und meine Frau benahm sich dabei wieder wie eine Furie. Sie brachte mich so in Wut, daß ich dachte, jetzt ist es genug, jetzt verpaßt du ihr mal einen ordentlichen Denkzettel. Es sollte ihr mal so richtig weh tun. Ich nahm meine Zelluloidplatte und drückte sie ihr auf den Rücken, um sie zu züchtigen, und zwar mit elektrischem Strom. Sie hat ja auch geschrien ..."

Er bricht ab, spricht aber gleich ruhig weiter: „Dann ist sie ins Wasser zurückgefallen. Ich bekam Angst und rief einen Krankenwagen."

„Sie geben also zu, daß die Schrauben auf der Platte unter Strom standen."

„Hab' ich doch gesagt."

„Und wie kam es zu den Brandwunden auf dem Rücken Ihrer Frau?"

„Ich dachte, man könnte sehen, daß ich meiner Frau die Platte auf den Rücken gedrückt hatte. Deshalb habe ich später heißes Wasser drübergegossen, um die Eindrücke zu verwischen. Und außerdem habe ich noch den heißen Herdring dazu benutzt."

Mit Hilfe der gerichtsmedizinischen Beweise ist dem Täter ein erstes Geständnis abgerungen worden. Der scheinbare Unfall hat sich als Tötung herausgestellt. Aber noch ist die Frage unbeantwortet: Hat der Milchhändler seine Frau leichtsinnig und brutal mißhandelt, oder hat er sie ermordet?

Fahrlässige Tötung erscheint der Kriminalpolizei unwahrscheinlich. Denn A. hat früher jahrelang als Elektriker gearbeitet. Er ist also mit elektrischen Geräten und der Wirkung von Elektrizität vertraut. Er muß wissen, daß eine Stromspannung von 220 Volt einen Menschen tötet, vor allem, wenn er im Wasser liegt. Wie aber läßt sich nachweisen, daß A. den Tod seiner Frau geplant und vorbereitet hatte? Bisher behauptete er ja, er habe sie in seiner Erregung nur „züchtigen" wollen.

Der Beweis, daß A. jedoch den Tod seiner Frau wollte und seit langem auch sorgfältig vorbereitet hatte, erbringen im weiteren Verlauf der Ermittlung Kriminalisten und Gerichtsmediziner gemeinsam.

Der Direktor des Gerichtsmedizinischen Instituts, das mit der Untersuchung des Falles betraut wurde, hat einen eigenartigen Einfall: Er bittet die Kriminalpolizei, nachzuforschen, ob der Milchhändler Haustiere halte.

A. gibt zu, bis vor kurzem zwei Hunde besessen zu haben. Der eine sei ihm eingegangen, der andere überfahren worden. Aber in weiteren Verhören verwickelt er sich in Widersprüche. Schließlich muß er gestehen, an beiden Tieren Stromversuche unternommen zu haben. Dabei hatte er die Hunde in ein mit Wasser gefülltes Becken gestellt und ihnen dieselbe unter Strom gesetzte Platte auf den Körper gedrückt. Er hatte also die Hunde mit elektrischem Strom getötet, um die Ermordung seiner Frau auszuprobieren. Damit waren Vorsatz und Vorbereitung erwiesen, die im Verlauf der weiteren Ermittlung noch durch andere Indizien bekräftigt wurden.

Nachbarn berichteten, daß die beiden Eheleute seit längerer Zeit in Streit und Zerwürfnis lebten. Die Frau hatte die Führung des Geschäftes an sich gerissen und hielt den Ehemann finanziell sehr kurz. Er aber brauchte Geld für seine Geliebte.

Die Behauptung des Täters, er habe die Anschlußplatte nur ganz kurze Zeit auf den Rücken seiner Frau gedrückt, stimmt nicht. Denn die Strommarken zeigen, daß der Stromleiter sehr viel länger eingewirkt haben mußte. Damit ist der Behauptung des Milchhändlers, er habe im Affekt gehandelt, der Boden entzogen.

Ein Elektrosachverständiger weist nach, daß die Anschlußplatte zur Reparatur einer elektrischen Uhr ungeeignet ist. Also hatte sie der Täter vorsätzlich angefertigt und griffbereit auf den Tisch gelegt. Außerdem findet derselbe Experte an der Badewanne Reste einer Erdung. Dadurch hatte der Mörder höchste Stromwirkung zu erzielen versucht.

Dieser Fall des bayrischen Elektromörders, der einen Mord als Unfall tarnen wollte, entbehrt nicht einer gewissen makabren Ironie. Diese Ironie wird immer wieder dann sichtbar, wenn ein Mörder glaubt, er könne durch eine besonders raffinierte Tarnung seines Verbrechens die Aufklärung verhindern.

A. hatte versucht, die Spuren der Tat am Körper seines Opfers zu verwischen. Aber wenn auch der Radiergummi auf einem Blatt Papier einen Schreibfehler beseitigt, so weist er doch ebensosehr darauf hin, daß hier ein Fehler vorhanden war. Wer eine Spur verwischen will, hinterläßt dabei zugleich neue Spuren, die auf die beseitigten Spuren zeigen.

Es sei in diesem Zusammenhang noch einmal an den Fall Dr. Ruxton erinnert: Dr. Ruxton hatte eines seiner Opfer unkenntlich zu machen versucht, indem er an der Leiche alle besonderen Kennzeichen entfernte. Aber gerade dadurch machte er auf diese Kennzeichen besonders aufmerksam. Das Opfer hatte ein Muttermal. Er beseitigte es mit dem Skalpell. Am rechten Daumen der Toten befand sich eine Narbe. Er trennte gleich die ganze Fingerkuppe ab. Natürlich mußten sich die Gerichtsmediziner fragen, warum der Mörder gerade an diesen Stellen Gewebe entfernt hatte.

Auch als der Elektromörder die verräterischen Strommarken beseitigen wollte, schuf er zugleich neue Spuren: die Brandwunden durch Herdring und heißes Wasser. Aber gerade diese Spuren schlossen die Todesart aus, die er mit ihnen vortäuschen wollte.

Die toten Bräute in der Badewanne

Blackpool ist eine Stadt in Lancaster an der westenglischen Küste.

Am Nachmittag des 10. Dezember 1913 kam ein Ehepaar namens Alice und Georg Joseph Smith in die Pension Crossley, um einige Zimmer zu mieten. Smith war ein hagerer, aber kräftiger Mann von mittlerer Größe und etwa fünfundvierzig Jahre alt. Seine Frau, die etwas zur Fülle neigte, schien wesentlich jünger zu sein.

Smith ließ sich die Zimmer zeigen. Sie gefielen ihm. „Gibt es auch ein Badezimmer?" fragte er dann. Crossley führte ihn in das Bad, das allerdings ein Stockwerk höher lag, direkt über Crossleys Küche.

„Nun, das macht uns nichts aus", erwiderte Smith, „wir nehmen die Zimmer. Wir haben erst vor sechs Wochen geheiratet und möchten gern für eine Woche Urlaub machen."

Crossley brachte das Gepäck herein, dann zogen sich die Smiths in ihr Appartement zurück.

Einige Stunden später erschien Smith wieder und sagte:

„Meine Frau hat heftige Kopfschmerzen. Auch das Herz macht ihr zu schaffen. Können Sie mir einen Arzt in der Nähe empfehlen?" Crossley riet Smith, zu Dr. Billing zu gehen.

Dr. Billing untersuchte Frau Smith. „Kein Grund zur Besorgnis", sagte er danach. „Ihr Herz ist sicher überanstrengt. Ich gebe Ihnen etwas Koffein zur Anregung."

Am nächsten Tag fühlte sich Mrs. Smith besser. Sie ging mit ihrem Mann längere Zeit spazieren. Am Abend bat Smith den Wirt, für seine Frau ein Bad herzurichten. Gegen 20 Uhr ging Mrs. Smith ins Badezimmer.

Etwa eine Viertelstunde später fiel Crossley an der Küchendecke ein nasser Fleck auf, der sich allmählich vergrößerte. „Da ist doch bestimmt die Wanne übergelaufen", sagte seine Frau. „Geh und sag ihr, sie soll vorsichtiger sein."

„Es wäre besser, du sagtest es ihr."

Mrs. Crossley erhob sich. In diesem Augenblick läutete es. Crossley ging öffnen. Vor der Haustür stand Smith. „Ich habe Sie ja gar nicht hinausgehen hören", sagte Crossley. „Nein?" fragte Smith. „Ich habe schnell noch etwas gekauft für morgen früh."

„Dann kann ich Ihnen ja gleich mal was zeigen", meinte der Wirt und bat seinen Gast in die Küche.

„Was ist denn da passiert", murmelte Smith bestürzt und eilte hinaus, die Treppe empor. Die Crossleys hörten, wie er die Badezimmertür aufriß und gleich darauf einen Schrei ausstieß. Sie gingen zur Treppe und sahen Smith oben stehen. Er rief ihnen zu: „Rasch einen Arzt! Holen Sie Doktor Billing. Er kennt sie."

Als Dr. Billing wenige Minuten später eintraf, sah er Mrs. Smith reglos in der Badewanne liegen. Smith hielt ihren Kopf über Wasser. Gemeinsam versuchten die beiden Männer, die schwere Frau aus dem Wasser zu heben und auf ihr Bett zu tragen. Nach einer kurzen Untersuchung mußte der Arzt Smith mitteilen, daß seine Frau tot war. „Ich fürchte, das Bad war zu heiß. Da muß man immer mit einer Herzattacke rechnen. Wahrscheinlich wurde sie ohnmächtig und ertrank."

„Herzversagen im Bad, Ertrinken infolge Unglücksfalls", schrieb Dr. Billing auf den Totenschein. Bei der amtlichen Leichenschau schloß sich der Coroner der Diagnose des Arztes an und gab die Leiche frei. Mrs. Smith wurde in Blackpool beerdigt. Smith kündigte die Zimmer, weigerte sich aber zum Verdruß Crossleys, die Miete für eine ganze Woche zu zahlen, und verließ die Stadt.

Gut zwei Jahre später, genauer: einen Tag vor Weihnachten, saß Crossley im Lehnstuhl und blätterte in der Wochenzeitung „The News of the World". Eine Überschrift erregte sein Interesse: „Plötzlicher Tod einer jungen Frau". Er fing an zu lesen. Er las den Artikel ein zweites Mal. Dann rief er seine Frau und zeigte auf die Schlagzeile. „Sieh dir das mal an."

„Ich hab' doch jetzt keine Zeit dafür."

„Lies!" sagte er in sehr bestimmtem Ton.

Sie blickte ihn erstaunt an und begann zu lesen: „Bei einem Coroner-Inquest in Islington wurden heute die besonders traurigen Umstände untersucht, die zum Tode der achtunddreißigjährigen Margaret Elizabeth Lloyd aus Holloway führten. Der Ehemann erklärte, sie seien gerade in Bath getraut worden. Nach ihrer Ankunft in London habe seine Frau über Kopfschmerzen geklagt ... Er führte sie zu einem Arzt. Am folgenden Tage, ihrem Todestag, habe sie sich wohler gefühlt. Gegen neunzehn Uhr dreißig erschien sie recht vergnügt und erklärte, sie werde ein Bad nehmen. Ihr Mann begab sich auf einen Spaziergang. Er war sicher, sie bei der Rückkehr im Wohnzimmer vorzufinden. Als er seine Frau nicht antraf, erkundigte er sich bei der Vermieterin ... Beide begaben sich zum Badezimmer, das völlig dunkel war. Er entzündete das Gaslicht und fand seine Frau ertrunken in der dreiviertel gefüllten Wanne ... Doktor Bates, der Arzt, der die Verstorbene behandelt hatte, erklärte, der Tod gehe auf Ertrinken zurück. Sie habe an einer Grippe gelitten. Die Grippe zusammen mit dem heißen Bad habe wahrscheinlich zu einer Ohnmacht geführt ..."

Mrs. Crossley ließ bestürzt die Zeitung sinken. „Genau wie bei uns. So ein verrückter Zufall."

„Zufall?" fragte Crossley. „Soviel Zufälle können sich nicht wiederholen, das lass' ich mir nicht einreden."

„Aber dieser Mann heißt Lloyd, und unser Gast hieß Smith."

„Namen kann man ändern", erwiderte Crossley hartnäckig. Dann stand er auf und öffnete eine Schublade. Bald hatte er gefunden, was er suchte: Den Zeitungsbericht über den Inquest vor zwei Jahren nach dem Tod von Mrs. Smith.

„Ich schicke jedenfalls die beiden Artikel an Scotland Yard", sagte er.

So erhielt Anfang Januar Detektivinspektor Neil im Londoner Bezirk Kentishtown von der Zentrale Scotland Yard die beiden Zeitungsausschnitte und den Brief Crossleys zur weiteren Bearbeitung zugeschickt. Der tödliche Unfall der Elizabeth Lloyd hatte sich in Neils Stadtbezirk Kentishtown ereignet. Ebenso wie Crossley fiel auch Inspektor Neil auf, daß die zwei Unfälle bis ins Detail miteinander übereinstimmten. Das wurde ihm noch deutlicher bewußt, als er am nächsten Tag die Pension aufsuchte, in der Mrs. Lloyd verstorben war. Die Pension gehörte einer Mrs. Blatch.

Von ihr erfuhr der Inspektor, daß sich Lloyd erst sehr genau das Bad angesehen hatte, ehe er sich entschloß, die Zimmer zu nehmen.

Neil ließ sich das Bad zeigen. Die eiserne Badewanne war von normaler Größe. Neil wußte sich nicht zu erklären, wie ein erwachsener Mensch in einer solchen Wanne ertrinken konnte. Aber als er sich später mit Dr. Bates, der den Tod der Elizabeth Lloyd festgestellt hatte, darüber unterhielt, sagte der Arzt: „Sicherlich ist das möglich, Inspektor. Es ist schon vorgekommen, daß ein Mensch in einer Wasserpfütze erstickt ist, zum Beispiel wenn er betrunken oder bewußtlos und damit reaktionsunfähig war. Es gibt gar keinen Zweifel, Mrs. Lloyd ist ertrunken. Als ich zu ihr gerufen wurde, sah ich ein wenig Schaum auf ihren Lippen. Ich nehme an, sie war durch die Grippe geschwächt, wurde im heißen Bad bewußtlos und ertrank."

„Haben Sie Verletzungen an der Leiche bemerkt?"

„Inspektor", erwiderte der Arzt ruhig, „ich habe die Tote sorgfältig untersucht. Verletzungen und Zeichen von Gewaltanwendung habe ich nicht gefunden – außer einer winzigen Quetschung am linken Arm. Aber die ist sicherlich bei einer heftigen Reflexbewegung während der Herzattacke entstanden. Es war bestimmt ein Unglücksfall."

Neil nickte. „Außerdem ist Ihnen nichts aufgefallen?"

„Ich sagte doch – nein."

„Am Ort des Unglücksfalles?"

„Nichts. Höchstens, daß der Ehemann sehr gefaßt war – und den billigsten Sarg bestellt hat."

Am selben Tag noch erfuhr Neil durch einen Kollegen vom Streifendienst eine weitere interessante Einzelheit: In der Pension einer Mrs. Stokker hatte ein gewisser Lloyd Zimmer mieten wollen. Als er das Bad besichtigte, legte er sich in die leere Badewanne, um auszuprobieren, ob sie auch groß genug sei.

Wiederum einen Tag später stellte Neil fest, daß Elizabeth Lloyd drei Stunden vor ihrem Tode ein Testament gemacht hatte, das ihren Mann zum Alleinerben bestimmte. Bald darauf wußte Neil auch, daß Elizabeth Lloyd am selben Nachmittag ihr gesamtes Sparguthaben abgehoben und daß sie Anfang Dezember eine Lebensversicherung in Höhe von 700 Pfund abgeschlossen hatte.

Nun informierte Neil auch die Polizei von Blackpool von seinem Verdacht. Er übermittelte ihr eine genaue Personenbeschreibung des Mr. Lloyd, wie sie ihm Mrs. Blatch gegeben hatte. Neil bat die Blackpooler Kollegen, Crossley zu befragen, ob Lloyd und sein damaliger Gast Smith sich ähnlich sähen. Zugleich sollte die Polizei von Blackpool noch einmal die genauen Umstände des Todes von Mrs. Smith klären.

Nach einer Woche erhielt Neil den Bericht aus Blackpool. Er bestätigte im wesentlichen den Zeitungsbericht über den Coroner-Inquest, brachte aber noch einige aufschlußreiche Einzelheiten über Smith und seine verstorbene Frau. Sie hatte einen Tag vor ihrer Hochzeit ebenfalls eine Lebensversicherung abgeschlossen, und zwar in Höhe von 500 Pfund. Zwei Tage vor ihrem Tode hatte sie ein Testament gemacht und ihren Mann zum Alleinerben eingesetzt. Das Wichtigste aber war: Die Personenbeschreibung, die Crossley von Smith gegeben hatte, ähnelte der Beschreibung von Lloyd. Nun stand es für Neil fest, daß Smith und Lloyd ein und derselbe Mann sein mußten, der mit einer verblüffend eintönigen Methode aus Geldgier zwei Frauen ermordete.

Neil setzte sich mit der Versicherungsgesellschaft in Verbindung, mit der Lloyd die Lebensversicherung für seine Frau abgeschlossen hatte. Er veranlaßte sie, dem Rechtsanwalt Davies, dem Lloyd die Wahrung seiner Interessen übertragen hatte, die Auszahlung der 700 Pfund anzukündigen. Davies kannte allerdings die Adresse seines Klienten nicht. Man mußte also warten, bis sich Lloyd wieder bei seinem Rechtsanwalt sehen ließ, um wegen der Lebensversicherung nachzufragen. Neil ließ Davies' Büro überwachen. Am 1. Februar war er selbst auf Posten, als ein Mann ins Anwaltbüro wollte, der Lloyd und Smith ähnlich sah. Um Smith-Lloyd vorerst noch in Sicherheit zu wiegen, verhaftete Neil ihn lediglich unter dem Vorwand, er werde beschuldigt, einen falschen Namen zu tragen. Lloyd gab dieses verhältnismäßig harmlose Delikt sofort zu, in der Hoffnung, daß man ihn seiner Morde nicht überführen könne.

Und in dieser Annahme hatte er sich anscheinend auch nicht getäuscht. Neil besaß zwar eine Reihe von Indizien gegen Smith, aber daß dieser seine beiden Ehefrauen umgebracht hatte, konnte er ihm auch jetzt noch nicht beweisen. Er setzte seine ganze Hoffnung auf eine medizinische Klärung des Falles. Neil bat Dr. Bernard Spilsbury um Hilfe.

Spilsbury gehörte bereits damals zu den bedeutendsten Pathologen Englands. 1910 hatte er seinen Ruhm durch die Überführung Dr. Crippens, der seine Frau ermordet hatte, begründet.

Spilsbury erhielt den Auftrag, die inzwischen exhumierte Leiche Elizabeth Lloyds zu obduzieren. Er sollte feststellen, ob sie ertrunken oder ertränkt worden war, also ob es sich um einen Unglücksfall oder ein Verbrechen handelte.

Die Frage, ob jemand ertrunken oder durch eine andere Person unter Wasser gedrückt oder ertränkt worden ist, läßt sich nicht immer durch eine Autopsie beantworten. Die Symptome an den Organen sind beim Mord die gleichen wie beim Selbstmord oder Unglücksfall. Ob eine Tötung durch fremde Hand vorliegt, ist viel eher an den äußeren Verletzungen zu beweisen, die bei der Gegenwehr des Opfers entstehen.

In einem einsamen Haus in der Nähe des Friedhofs ging Dr. Spilsbury ans Werk. Aber so sorgfältig er auch die Leiche überprüfte, Zoll um Zoll – er fand keine äußeren Spuren von Gewalt. Nun untersuchte er die inneren Organe. Herz, Lunge, Leber und Milz waren jedoch gesund. Einen Kreislaufkollaps hielt Dr. Spilsbury deshalb für unwahrscheinlich. Auch eine Vergiftung schien ihm, soweit er sich ohne chemische Analyse ein Urteil erlauben konnte, ausgeschlossen. Trotzdem entnahm er für eine spätere Giftanalyse einige Organproben.

Auf der Heimfahrt sagte Spilsbury zu Neil: „Der Tod dieser Frau ist mir unerklärlich, Inspektor. Nur eins kann ich mit ziemlicher Sicherheit sagen: Sie ist unter Wasser erstickt, ertrunken also, wie man sagt. Und der Tod ist sehr plötzlich erfolgt."

„Sie sehen also keine Möglichkeit, das Rätsel zu lösen?"

„Das will ich nicht sagen. Man muß es herausbekommen. Beschaffen Sie mir doch die Wanne, in der die Frau ertrunken ist. Ich werde einiges ausprobieren ..."

Spilsbury erhielt die Wanne. Er bekam auch die andere Todeswanne aus Blackpoll, nachdem er Mrs. Smiths Leiche ebenfalls obduziert und – soweit das noch möglich war – auch an ihr keine Zeichen äußerer Gewalt festgestellt hatte.

Inzwischen war der Fall trotz aller Vorsichtsmaßnahmen der Presse bekannt geworden. Die Nachrichten von den Schlachten in Frankreich Ende 1915 traten vor der Sensation der „toten Bräute in der Badewanne" völlig in den Hintergrund.

Am 8. Februar 1916 wurde Neil aus Herne Bay, einem Seebad, ein dritter Mord in der Badewanne gemeldet. Doch das war eigentlich nicht der dritte, sondern der erste Mord von Smith. Denn nach der Personenbeschreibung konnte wiederum nur Smith der Täter sein.

Er hatte im Mai 1912 unter dem Namen Williams zusammen mit seiner Frau Bessie ein Einfamilienhaus gemietet und mit ihr wenige Tage später einen Arzt aufgesucht. Angeblich hätte seine Frau einen epileptischen Anfall gehabt. Der Arzt hatte ihr Brom verschrieben. Wenige Tage später wurde er in das Haus gerufen, Mrs. Williams lag tot in der Badewanne. Der Arzt untersuchte die Tote, fand sie unverletzt und stellte den Totenschein aus: „Ertrinken infolge epileptischen Anfalls in der Badewanne."

Bessi Williams hinterließ ihrem Mann testamentarisch fast 3 000 Pfunde.

Spilsbury erhielt auch die dritte Todeswanne. Trotz seiner umfangreichen Arbeit und einer schweren Erkrankung seiner Frau experimentierte er unermüdlich, um dem Geheimnis des Mörders auf die Spur zu kommen. Alle drei Ärzte hatten erklärt, der Kopf der Toten habe unter Wasser gelegen. Wie konnten die Frauen in diese unerklärliche und ungewöhnliche Lage geraten sein? Als Folge eines Herzanfalls? Die Obduktion hatte keine Herzerkrankung ergeben. Im Verlauf eines epileptischen Anfalls? Bei Mrs. Lloyd und Mrs. Smith lag keine Epilepsie vor, und selbst Bessies epileptische Erkrankung war nicht erwiesen.

Trotzdem zog Spilsbury auch diese Möglichkeit in Betracht und überprüfte, wie sich ein Epileptiker während aller Stadien eines Anfalls in einer mit Wasser gefüllten Wanne verhalten würde. Spilsbury bewies, daß dabei niemals jene Körperlage entstehen konnte, in der die Toten gefunden worden waren: Kopf unter Wasser, die Füße über die Wanne hinausragend.

Bis Spilsbury dann eines Tages – „wie durch einen Geistesblitz", nannte es Rex Stout einmal – ein Einfall kam ...

Er berichtete sofort Neil von seiner Entdeckung. Neil fragte ungläubig: „Aber das hätte doch schon tausendmal passieren müssen – immer wenn ein Schwimmer ins Wasser springt oder taucht."

„Ich glaube, das ist eine völlig andere Situation, Inspektor. Es gibt noch wenige Erfahrungen darüber. Aber ich bin sicher, nur auf diese Weise konnte Smith seine Frauen töten. Und nur so ist der äußerst rasche Tod bei allen drei Opfern zu erklären."

Neil dankte dem Pathologen. Aber er verschwieg ihm den Entschluß, den er soeben gefaßt hatte.

Wenige Tage später erschien der Inspektor mit einem Arzt auf der Polizeistation in Kentishtown, wo die drei Todeswannen standen. Mit Neil kamen drei Frauen. An Größe und Gewicht ähnelten sie den drei Verstorbenen. Alle drei konnten vorzüglich schwimmen und tauchen. Neil hatte sie gebeten, ihn bei seinem Experiment zu unterstützen.

Und dann begann das Experiment. Sich an die Gespräche mit Spilsbury erinnernd, überprüfte Neil, ob es möglich war, die Schwimmerinnen mit dem Kopf unter Wasser zu tauchen. Es war nur möglich mit äußerst brutaler Gewalt. Aber selbst als Neil das gelang, griffen die Hände der Schwimmerinnen nach ihm, nach seinem Hals, und es kam zu einem äußerst heftigen Kampf. Aber Gegenwehr und Kampf hatte es bei der Ermordung der drei Frauen nicht gegeben. Neil begann zu begreifen, daß Smith tatsächlich nicht mit der Methode roher Gewalt gearbeitet haben konnte. Hatte dann also Spilsbury doch recht mit seiner Erklärung?

„Nun", sagte Neil zu einer der Schwimmerinnen, „machen wir einen letzten Versuch. Sind Sie bereit?"

Die Frau lag locker und entspannt im Wasser. Doch mit ihrem Blick verfolgte sie aufmerksam jede Bewegung des Inspektors, um sich gegen einen erneuten Angriff zur Wehr zu setzen. Aber sie wußte nicht, daß der Angriff diesmal völlig anders kam. Mit einem raschen Griff, wie es ihm Spilsbury beschrieben hatte, packte Neil die Frau. Ihre Hände stießen ins Leere, ihr Kopf geriet unter Wasser, die Arme sanken herab. Entsetzt bemerkte Neil, daß die Frau bereits bewußtlos war. Sofort griff der Arzt ein und rettete – unterstützt von Neil und einem Sergeanten – die Schwimmerin.

Neil hatte damit Spilsburys Hypothese experimentell bestätigt, obwohl die äußeren Umstände bei seinem Experiment viel ungünstiger waren als bei dem Verbrechen selbst, denn Smiths Opfer konnten nicht schwimmen und hatten nicht mit einem Angriff gerechnet.

Die Beratung der Geschworenen dauerte nicht länger als eine Viertelstunde. Spilsburys Hypothese und Neils Experiment wirkten auf sie so überzeugend, daß sie Smith des dreifachen Mordes für schuldig erkannten. Er wurde zum Tode verurteilt.

Der Tod durch Ertrinken gehört zu den häufigsten unnatürlichen Todesarten. Schon lange besitzt die Gerichtsmedizin ein umfangreiches Wissen über seine Symptome. Was jedoch nicht ausschließt, daß der Einzelfall auch heute noch dem Gerichtsmediziner Probleme aufgibt. Allerdings „ertrinkt" der Mensch nicht im Sinne von „zuviel trinken". Dieses Wort gibt den Sachverhalt nur ungenau an, so wie er sich rein äußerlich darzustellen scheint. Früher glaubte man tatsächlich, beim Ertrinken gelange zuviel Wasser in den Magen, und seine übermäßige Ausdehnung führe zum Tode.

Erst im 17. Jahrhundert erklärte der Anatom Sylvinus, daß beim Ertrinkenden Wasser in die Lunge eindringe. Aber seine Entdeckung stieß auf Ablehnung. Bei Tierversuchen fand der Pathologe Morgagni im 18. Jahrhundert den Zusammenhang zwischen dem Überschwemmen der Lunge durch Wasser und dem Erstickungstod. Im 19. Jahrhundert folgten zahlreiche Untersuchungen und Experimente über den Erstickungstod.

Heute weiß man, daß während des „Ertrinkens" verschiedene Reflexe und Krampfbewegungen in der Atemtätigkeit ausgelöst werden. Wasser dringt in Mund, Kehle und Nase ein. Der Luftzutritt wird erschwert. Es entsteht Lufthunger. Der Mensch atmet heftiger. Aber dabei wird zugleich immer mehr Wasser mit eingeatmet, das in die Lunge, ja sogar bis in die Lungenbläschen gelangt. Das Wasser reizt die Schleimhäute, und oft erbricht der Ertrinkende dann auch. Dadurch kann die Luftzufuhr völlig abgeriegelt werden. Das Bewußtsein schwindet. Der Mensch er„trinkt“ also nicht, er erstickt.

Bei einem Ertrunkenen sind die Lungen stark gebläht. Man spricht deshalb von einer Ballonlunge. Auch hat der Ertrunkene häufig einen „Schaumpilz“ am Mund, ein Gemisch aus Wasser, Luft, Schleim und zuweilen Blut. Brouardel entdeckte durch Zählen roter Blutkörperchen im Herz, daß das Blut der linken Kammer verdünnt, demnach Wasser über die Lungenvenen sogar bis in die linke Herzkammer vorgedrungen war. Ballonlunge, Schaumpilz und „verwässertes“ Blut in der linken Herzkammer zeigen also an, daß ein Tod durch Ertrinken vorliegt. Das läßt sich so gut wie immer feststellen.

Nicht so eindeutig dagegen ist das Vorhandensein von Wasser im Magen, ja sogar in der Lunge. Denn das Wasser kann auch erst nach dem Tode eingedrungen sein, zum Beispiel wenn eine Leiche ins Wasser geworfen wurde. „Feuchte Lungen“ sind somit noch kein Beweis für Ertrinken.

Es läßt sich also feststellen, ob ein Mensch ertrunken ist. Schwerer aber läßt sich manchmal nachweisen, ob er „ertränkt“ worden, also vorsätzlich und mit Gewalt ins Wasser geworfen oder unter Wasser gedrückt worden ist.

Zwischen Unglücksfall und Tötungsverbrechen läßt sich in der Regel nur mit Hilfe zusätzlicher äußerer Spuren unterscheiden. Ein Mensch, der bei vollem Bewußtsein ertränkt werden soll, wehrt sich meistens heftig. Man kann an seinem Körper Spuren eines solchen Kampfes finden, Quetschungen, Kratzwunden usw. Natürlich können auch bei einem Selbstmord Wunden am Körper entstehen durch Verletzungen an Steinen, Ästen oder an einer Schiffsschraube.

An den Opfern des „Badewannenmörders“ hatten aber weder die Leichenschauärzte noch Spilsbury Verletzungen entdeckt. Spilsbury mußte sich also fragen: Wie ist es möglich, einen Menschen zu ertränken, ohne daß man Gegenwehr hervorruft und ohne daß der Mörder an seinem Opfer Druck- und Quetschwunden hinterläßt?

Es blieb nur eine Möglichkeit übrig: ein physikalisch begründetes Überraschungsmanöver, eine plötzliche Schwerpunktverlagerung des Opfers, die seine Gegenwehr unmöglich machte. Dieser Taktik des Mörders kam ein Reflexgeschehen zu Hilfe, das dann Spilsbury sozusägen entdeckte und wissenschaftlich begründete. Es gibt einen Reflexzusammenhang zwischen einzelnen Kopfnerven und dem Steuerungszentrum der Atemtätigkeit und des Kreislaufs. Wasser, das plötzlich in Nasenhöhle und Kehlkopf eindringt, löst einen Schock aus, der sofort zu Bewußtlosigkeit führen kann. Neil erlebt es durch sein Experiment selbst. Das innerhalb von Sekunden bewußtlos gewordene Opfer konnte seinen Kopf nicht mehr über Wasser heben.

So brachte Spilsbury nicht nur einen der raffiniertesten Mörder der Kriminalgeschichte zur Strecke, der drei Morde als natürlichen Tod in der Badewanne zu tarnen verstanden hatte, er entdeckte dabei auch ein für die Medizin wichtiges Reflexgeschehen, das in späteren Jahren noch gründlich untersucht wurde.

Der Stricknadel-Fall

Antonia C. wurde 1888 in Venezien geboren. Als sie achtzehn Jahre alt war, suchte sie sich in Deutschland Arbeit und wurde Spinnerin in einer Baumwollfabrik. Dort lernte sie unter den Arbeitern einen Landsmann kennen. Ein Jahr später gebar sie von ihm eine Tochter, die sie Franceschina nannte. Wiederum ein Jahr später heiratete sie, jedoch nicht den Vater des Kindes, sondern einen anderen Italiener, den Venezianer Luigi S. Dieser erkannte Franceschina als sein eigenes Kind an.

Kurz nach der Heirat zog die Familie in die Schweiz, nach Basel. Antonia gebar in den folgenden zwei Jahren noch zwei Kinder. Um ihre Arbeit nicht aufgeben zu müssen, schaffte sie Franceschina nach Italien zu ihren Schwiegereltern, mußte aber im Mai 1910 auf Drängen ihres Schwiegervaters Franceschina wieder zu sich nehmen.

Von da an wuchs die äußere und innere Unordnung dieser Familie. Antonia zeigte sich der schweren Fabrikarbeit und dem Haushalt nicht gewachsen. Sie war nicht in der Lage, Wohnung und Kinder sauberzuhalten. Die Kinder schienen ihr gleichgültig, ja sogar eine Last zu sein. Sie entfloh dieser Misere und begann, sich mit anderen Männern abzugeben. Deshalb kam es immer häufiger zu Streitigkeiten mit ihrem Mann. Mehrmals drohte sie ihm, sie werde ihn mit seinen beiden Kindern allein lassen und nach Frankreich gehen. Von Franceschina war dabei nie die Rede.

Am 23. Juni holte Antonia S. einen Arzt zu der nun dreijährigen Franceschina. Als der Doktor kam, lag das Kind im Bett. Es weinte und wimmerte und preßte seine Händchen auf den Leib. Der Arzt war sich über die Krankheit nicht im klaren. Bei der Untersuchung stellte er fest, daß das Mädchen aus der Scheide blutete. Als der

Stiefvater abends heimkam, sah er, daß Franceschina auch Blut erbrach.

Hausbewohner besuchten das Kind. Sie bemerkten, daß es Schaum vor dem Mund hatte und von Krämpfen geschüttelt wurde. Am nächsten Morgen kam der Arzt wieder. Er war über die rapide Verschlechterung des Zustandes bestürzt, denn Franceschina war bereits bewußtlos. Der Arzt ließ das Mädchen sofort in eine Kinderklinik bringen. Es verstarb bereits am nächsten Tag.

Franceschina war wegen Verdachts auf Lungenentzündung eingeliefert worden. Doch das Krankheitsbild paßte mit dieser Diagnose nicht zusammen. Deshalb beschloß der Erste Assistent des Pathologischen Instituts der Kinderklinik, eine Obduktion vorzunehmen. Er fand in Herz, Magen, Leber und Milz zahlreiche Stichverletzungen. Der Institutsdirektor und ein Gerichtsmediziner bestätigten die Feststellung des Assistenzarztes. Der Gerichtsarzt benachrichtigte das Polizeidepartement. Er wies darauf hin, daß das Kind vorsätzlich mit einem spitzen Gegenstand getötet worden sein müsse. Die Polizeibehörde ordnete eine Große Wundschau an, die vom Gerichtsarzt und drei Professoren der Medizinischen Fakultät vorzunehmen war.

Das Ergebnis dieser Obduktion besagte u. a.: „Die Leiche weist eine große Anzahl feiner Stichwunden der Brustwand, des Herzens, der Leber, des Darms und der Scheide auf. Sie haben durch Verletzung der rechten Lunge und konsekutive Luftansammlung im rechten Brustfellsack den Tod herbeigeführt. Die Stichverletzungen zeigten sämtlich vitale Reaktion. Sie sind zweifellos während des Lebens beigebracht worden und können wohl drei bis vier Tage vor dem Tode entstanden sein. Sie sind zurückzuführen auf das vielfache Eindringen eines feinen, relativ langen nadelförmigen Werkzeuges. Im Körper hat sich ein solches nicht befunden; es muß also wieder herausgezogen worden sein. Auch Röntgendurchleuchtung hat nirgends ein solches nachweisen lassen. Die Stichverletzungen müssen von außen her erzeugt worden sein. Der Befund weist also auf absichtliche, durch Einstechen feiner Werkzeuge bewirkte Tötung hin."

Obwohl die gerichtsmedizinische Untersuchung einen Mord bejahte, konnten sich die Obduzenten nicht erklären, auf welche Weise dem Kind die Stichverletzungen beigebracht worden waren. Die

Ärzte fanden keine Einstichstellen in der Körperhaut. Das erklärten sie dadurch, daß sich die Haut wieder über den Einstichstellen geschlossen haben könnte.

Die Polizei nahm eine Haussuchung vor. Dabei wurden Blutflecke auf der Diele entdeckt. Man fand auch eine Menge langer Nadeln, darunter vier Stricknadeln. Mutter und Stiefvater leugneten, dem Kind Stichverletzungen beigebracht zu haben.

Der Stiefvater schied bald als tatverdächtig aus, während sich der Verdacht gegen die Mutter verstärkte. Um bei der Vernehmung auf sicherem Boden zu stehen, wandte sich der Untersuchungsrichter erneut an die Große Wundschau und bat um detaillierte Angaben über Art und Richtung der Stichverletzungen.

Die Große Wundschau fertigte einen zusätzlichen Bericht an. Daraus ging hervor, daß man insgesamt 72 Stichwunden festgestellt hatte, im Herzen allein 4, in der Leber 22. Die Richtung deutete darauf hin, daß viele von einem einzigen Punkt aus geführt worden sein mußten. Die bei der Haussuchung beschlagnahmten Nadeln kamen als Tatwerkzeuge durchaus in Frage.

Was aber selbst die Kommission von vier medizinischen Kapazitäten nicht erklären konnte, nämlich wie dem Kind die Stiche beigebracht worden waren, gab schließlich Franceschinas Mutter nach zermürbenden, wochenlangen Verhören zu Protokoll.

Sie hatte sich am Morgen des 23. Juni entschlossen, Franceschina umzubringen. Warum sie ihr Kind töten wollte, blieb unklar. Einmal behauptete sie, sie habe nach Frankreich gehen wollen, und dabei wäre ihr das Kind eine Last gewesen. Dann wieder erklärte sie, daß sie sich das Leben nehmen wollte. Die beiden andern Kinder hätten dann ja noch immer ihren eigenen Vater gehabt, aber Franceschina wäre allein zurückgeblieben. Deshalb habe sie aus Mitleid das Kind getötet. Antonia S. hatte eine Stricknadel spitz zugeschliffen, sie dem Mädchen durch die Scheide in das Körperinnere bis ins Herz hinauf gestochen und ihm die 72 Stiche zugefügt.

Im zeitgenössischen Bericht wird nichts über die Strafe gesagt, die Antonia erhielt.

Auffällig ist jedoch, daß in jenen Jahren Kindesmord außerordent-

lich gering bestraft wurde. Obwohl im Jahre 1912 besondere Schutz-
bestimmungen für Kinder in das Deutsche Strafgesetzbuch aufgenommen wurden, kamen die Schuldigen immer wieder mit niedrigen
Gefängnisstrafen davon. Die Strafdauer betrug gewöhnlich bei tödlichem Ausgang von Kindesmißhandlung ein bis zwei Jahre Gefängnis; es wurden aber auch Strafen von nur wenigen Monaten Gefängnis ausgesprochen. Die bürgerliche Gesellschaft zeigte sich also trotz
entsprechender gesetzlicher Bestimmungen wenig am Schicksal ihrer
Kinder interessiert, zumal diese Kinder oft – wie auch im Fall Antonia S. – zu Arbeiterfamilien gehörten, die dem Druck der oft un-
menschlichen Lebensbedingungen unterlagen und ins Asoziale ab-
glitten.

Auch das von der kapitalistischen Gesellschaft ungelöste Problem
des unehelichen Kindes, dem ebenso wie seiner Mutter die gesellschaftliche Gleichstellung versagt blieb, ist eine der sozialen Ursachen der Kindesmißhandlung.

Der Zorn der Mutter über ihre verachtete gesellschaftliche Stellung übertrug sich oft genug auf das Kind, das als Ursache aller Leiden und Demütigungen angesehen wurde. In einem Untersuchungs-
bericht aus dem Jahre 1928 wurde nachgewiesen, daß unter den
schwer mißhandelten Kindern sechsmal soviel uneheliche Kinder
waren wie eheliche.

Professor Ernst Ziemke sprach im selben Jahr auf der Tagung der
Deutschen Gesellschaft für gerichtliche und soziale Medizin über
achtzehn von ihm untersuchte Fälle schwerer Kindesmißhandlung
mit teilweise tödlichem Ausgang. Er forderte vom bürgerlichen Staat,
„energisch und umsichtig den Kampf gegen die Kindesmißhandlung
aufzunehmen, damit solche menschenunwürdigen Grausamkeiten
allmählich zu den Seltenheiten gehören".

Er sprach in den Wind. Denn ein halbes Jahrhundert später steht
der westdeutsche Staat noch immer vor dem gleichen ungelösten Problem.

Frau Professor Nau, Gutachterin bei den Moabiter Gerichten in
Westberlin, wies auf dem 64. Kongreß der Deutschen Gesellschaft für
Kinderheilkunde darauf hin, daß sich die Kindesmißhandlungen in
der BRD bedrohlich häufen. Vor allem haben die „Elterntäter" stark

zugenommen. So stiegen zum Beispiel die bekannt gewordenen Fälle von ernsten Kindesmißhandlungen in den letzten sechs Jahren in Westberlin um das Dreifache an. Frau Professor Nau wies ferner darauf hin, daß es bei kaum einem andern Verbrechen eine so hohe Dunkelziffer gibt. Nur fünf Prozent aller schweren Kindesmißhandlungen werden bekannt, weil die Kinder aus Angst vor erneuten Mißhandlungen schweigen. Der Kongreß nannte diese Situation einen Eisberg der Kriminalität.

Aber die hohe Dunkelziffer hat noch eine andere Ursache: das Versagen der Umwelt. Oft wissen Nachbarn und Hausbewohner ganz genau, daß ein Kind von seinen Eltern mißhandelt wird. Doch die Nachbarn schweigen – aus Gleichgültigkeit, aus Angst vor Auseinandersetzungen. Auch das ist natürlich wieder gesellschaftlich bedingt. Wo die Menschen nicht miteinander leben, sondern nur gegeneinander oder nebeneinander, gibt es keine Verantwortung. Der einzelne schließt sich ab von der Umwelt, zieht sich auf seine eigene Familie zurück. Diese „gefühllose Isolierung jedes einzelnen auf seine Privatinteressen", wie es Engels nannte, diese Entfremdung der Menschen in der bürgerlichen Gesellschaft begünstigt also gerade dieses Verbrechen.

Der Schweizer Kindesmord ist dafür ein Musterbeispiel. Zweierlei macht diesen Fall zu einem der abscheulichsten Verbrechen in der Geschichte der Kriminalistik: erstens die Rafinesse, mit der die Täterin zu Werke ging, um den Mord als natürlichen Tod zu tarnen, und zweitens die Grausamkeit, die kalte Fühllosigkeit der Mutter gegenüber ihrem eigenen Kind.

Beide Merkmale – die Tarnung der Tat und die Grausamkeit – sind für Kindesmißhandlungen und Kindesmorde bezeichnend, die Eltern an ihren Kindern begehen. Aber sicherlich ist es nicht richtig, diese unbegreifliche Roheit von Kindesmördern lediglich aus ihrer moralischen Verkommenheit zu erklären, aus dem Verfall ihrer Persönlichkeit und ihres Charakters. Oft richtet sich der Haß – wie kurz zuvor am Beispiel der Mißhandlung unehelicher Kinder gezeigt wurde – nur gegen ein einzelnes und bestimmtes Kind, das für den oder die Täter sozusagen zum Blitzableiter aller aufgestauten Konflikte mit der Umwelt wird. Und je stärker ein solcher Konflikt, je un-

246

fähiger der Täter ist, ihn zu bewältigen, um so mehr wächst sein Haß gegen das Kind.

Die Motive von Müttern und Vätern, die ihr eigenes Kind umgebracht haben, beruhen stets auf solch einem Konflikt mit der Umwelt. Darüber hinaus zeigt sich oft, daß die Täter ichbezogene, infantile Menschen sind. Infantil deshalb, weil sie nicht in der Lage sind, ihre eignen Interessen mit den natürlichen Forderungen des Kindes abzustimmen. Heute, da der Wohlstand in der bürgerlichen Gesellschaft gewachsen ist, empfinden manche Eltern das Kind als eine Last, das ihrem Drang nach Vergnügung und schrankenlosem Lebensgenuß im Wege steht.

Es gibt Mütter, die in ihrem Kind den Mann hassen, seinen Vater, der die Mutter verließ; und wenn sie ihr Kind mißhandeln oder töten, wollen sie unbewußt damit den Mann vernichten.

Andere Eltern mißhandeln ihr Kind, weil es krank ist oder nicht ihren Erwartungen und überspannten Wunschvorstellungen entspricht. Oft glauben sie, mit bloßer Härte erziehen und durch Schläge aus dem Kind einen „richtigen Kerl" machen zu können. Oder sie wälzen die Folgen ihrer Erziehungsfehler auf das Kind ab und machen dieses für ihr eigenes Versagen verantwortlich.

Wenn eine tödliche Kindesmißhandlung bekannt wird, ist die Umwelt schockiert, aus welch geringem Anlaß das Kind getötet worden ist. Ein Vater, der die Hände seines Kindes so lange über die Gasflamme gehalten hatte, bis sie verkohlt waren, sagte: „Der Junge hatte einige Seiten aus einem Buch herausgerissen, in dem ich las." Die Schweizer Kindesmörderin erklärte: „Franceschina machte das Bett immer naß. Sie war so unsauber."

Natürlich sind solche Erklärungen nur eine Schutzbehauptung des Täters. Irgendeine Tat des verhaßten Kindes mag wohl äußerer Anlaß zu schwerer Mißhandlung gewesen sein und sie ausgelöst haben – aber die Ursachen liegen tiefer, sind in der Konfliktsituation des Täters begründet.

Für die sozialistische Gesellschaft sind Kindesmißhandlungen ein ernstes Problem. Sie sind häufiger als man gemeinhin vermutet. Wo solche Fälle auftreten, findet man die Ursache meist in gestörten häuslichen Verhältnissen. Oft stammen solche Eltern selbst wieder aus einem gefährdeten Elternhaus. Mit vollem Recht bestraft unser Staat Eltern, die sich zu Mißhandlungen ihrer Kinder hinreißen lassen, sehr schwer.

Denn ihre Tat richtet sich gegen das Wertvollste, was die Gesellschaft besitzt: gegen das Leben und die Würde des Menschen, gegen die Gesundheit des Kindes. Eine große Verantwortung trägt dabei der Arzt. Wo er bei der Untersuchung eines Kindes Verdacht auf eine Mißhandlung faßt, ist er durch das Gesetz verpflichtet, der zuständigen Behörde davon Mitteilung zu machen. Aber die größte Verantwortung haben die Bürger selbst. Die Verfassung unserer Republik verpflichtet jeden Bürger, die Kinder vor aller Gefährdung zu schützen, über ihre Gesundheit zu wachen und sofort einzugreifen, wenn sie bedroht wird.

Der Tod im Abendmahlskelch

Wessen Hände reichten Papst Clemens II. den Abendmahlskelch, wenn er das Hochamt zelebrierte? Wessen Augen starrten ihn verstohlen an, wenn er den Wein trank? Wer wußte, daß der Papst mit jedem Schluck Wein dem Tod sichere Wohnung in seinem Körper gab?

1047 starb Clemens II. – Legende und Historiker berichten, der Papst sei vergiftet worden.

Es war die Zeit, als die deutschen Kaiser Italien unterwerfen wollten. Um ihre Macht zu festigen, versuchten sie, sich die Papstkirche, ihre heftigste Widersacherin, gefügig zu machen. Sie wollten solche Bischöfe als Päpste einsetzen, die die Politik der deutschen Kaiser unterstützten.

Kaiser Heinrich III. hatte 1046 auf der Synode von Sutri drei Päpste abgesetzt. Er zwang den Italiener einen deutschen Bischof, seinen treuen Gefolgsmann Heinrich von Bamberg, als Papst Clemens II. auf.

Zehn Monate später starb Clemens II.

Zwei Jahre danach setzte Heinrich III., wiederum gegen den Willen der Römer, einen ihm genehmen Bischof als Papst ein. Dieser residierte als Damasus II. nur wenige Wochen. Dann starb auch er. Und das Gerücht wollte nicht verstummen, daß beide deutsche Päpste in Rom vergiftet worden seien.

Mehr als neunhundert Jahre später, im Jahre 1957, wurde der Sarkophag des Papstes Clemens II., der in seiner früheren Residenz Bamberg bestattet worden war, im Dom entdeckt. Historikern, Gerichtsmedizinern und Giftsachverständigen bot sich hier die seltene Gelegenheit, eine geschichtliche Legende mit naturwissenschaftlichen Methoden zu überprüfen. Natürlich war die Aussicht, die

Wahrheit der Legende festzustellen, nur gering. Denn seit dem Tode des Papstes war immerhin fast ein Jahrtausend vergangen. Selbst wenn Clemens tatsächlich vergiftet worden wäre – würde sich das Gift heute überhaupt noch feststellen lassen?

Die Toxikologen hatten nur eine einzige Chance: daß kein organisches Gift verwendet worden war, kein Alkaloid etwa wie Belladonna oder Opium. Das wäre im Körper restlos zerstört worden und nicht mehr nachweisbar. Sollte dagegen ein metallisches Gift benutzt worden sein, Arsen zum Beispiel oder Quecksilber, dann bestand unter Umständen eine geringe Hoffnung, seine Spuren zu entdecken. Gesicherte Erfahrungen gab es jedoch für so große Zeiträume nicht. Bekannt war, daß man auch nach sehr langer Zeit bei exhumierten Toten metallische Gifte nachweisen konnte. Aber nach neunhundert Jahren?

Der steinerne Sarkophag enthielt nur noch spärliche Überreste. Die Experten stellten einige vertrocknete mumifizierte Gewebeteile, eine Rippe, einige Kopfhaare, mehrere Knochenreste, ein paar vermoderte Fetzen Seidenstoff und ein Stückchen Leder sicher.

Das aus Kriminalisten, Chemikern und Gerichtsmedizinern bestehende Wissenschaftlerteam mußte rationell und systematisch vorgehen. Das Untersuchungsmaterial war gering, aber der notwendigen Tests waren viele.

Zuerst hatte man die Frage zu beantworten, ob es sich bei den im Sarkophag gefundenen Asservaten auch wirklich um Überreste eines Menschen handelte.

Die Kopfhaare, noch relativ gut erhalten, weil sie in einer verharzten Balsamschicht eingebettet lagen, erwiesen sich eindeutig als menschliche Haare. Andere Experimente, die das Vorhandensein von Blutfarbstoff in den mumifizierten Gewebeteilen und die Zellstruktur des Gewebes überprüften, verliefen negativ. Dagegen ließ sich die Rippe als menschlicher Knochen, nämlich als die zwölfte linke Rippe, ausweisen.

Nachdem also feststand, daß es sich um menschliche Überreste handelte, konnten sie toxikologisch untersucht werden. Für die Giftsachverständigen war es ein besonderer Glücksumstand, daß ihnen für die Untersuchung ein Knochen zur Verfügung stand. Denn metallische Gifte, die der Körper in größeren Mengen aufnimmt, werden nicht völlig ausgeschieden, sondern eingelagert, und zwar in den Geweben, hauptsächlich aber in den Knochen. Knochen sind für metallische Gifte das günstigste Speicherorgan.

Bei Vergifteten kann man in den Knochen eine zwanzig- bis fünfundzwanzigfach höhere Konzentration des Giftes finden als in den übrigen Geweben.

Weiter erwies sich als vorteilhaft, daß der Papst einbalsamiert und dafür ein Harzstoff verwendet worden war, denn die Harzstoffe bildeten eine undurchlässige Schicht. Sie verhinderte das Auswässern des Giftes, aber auch das nach dem Tode mögliche Eindringen von Gift, zum Beispiel aus den Farbstoffen von Kleidungsstücken.

Es zeigte sich allerdings, daß die Reste des seidenen Gewandes und des Lederriemens keinerlei Spuren eines metallischen Giftes bargen.

Die Rippe und die mumifizierten Gewebeteile wurden nur mit Hilfe verschiedener chemischer und physikalischer Methoden auf metallische Gifte hin untersucht. Der Marsh-Test auf Arsen, ebenso die Tests auf Quecksilber und Antimon – die häufigsten im Mittelalter verwendten Gifte – verliefen negativ, sowohl im Gewebe als auch in der Rippe. Als aber ein Test auf Vorhandensein von Blei unternommen wurde, zeigte sich bereits in der spektrographischen Vorprüfung ein hoher Bleigehalt in dem Rippenknochen!

Nun gingen die Chemiker und Toxikologen daran, die Menge des Giftes zu bestimmen. Die stark geschrumpfte Rippe wog nur noch knapp zwei Gramm. Die quantitative spektrographische Untersuchung erbrachte einen Bleigehalt von insgesamt 1 Milligramm Blei. 100 Gramm lufttrockene Rippensubstanz würden also 50 Milligramm Blei enthalten. Das wäre eine absolut tödliche Konzentration des Giftes.

Deshalb konnte festgestellt werden, „daß der Bleigehalt des Rippenknochens um mehr als eine Zehnerpotenz größer ist, als er normalerweise, das heißt ohne Bleivergiftung, im Rippen- oder Wirbelknochen älterer Personen angetroffen wird. Er liegt in der Größenordnung, die Minot und Aub in Knochen an Bleivergiftung Verstorbener ermittelt haben (30 Milligramm und mehr Blei je

251

100 Gramm Material).“ In zweihundertfacher Vergrößerung konnte mit Hilfe eines neuentwickelten Schwermetallnachweises im Sulfid-Silberverfahren das Blei fotografisch im Rippenknochen sichtbar gemacht werden. Das Gift zeigte sich auf dem Bild als dunkler breiter Saum nach der Außenseite der Rippe zu. Es ist ausgeschlossen, daß eine solche große Menge Blei erst nach dem Tode in den Körper gelangte. Außerdem waren ja Einbalsamierungsstoffe, Gewänder und Sarkophag völlig bleifrei. Deshalb stand nun mit Sicherheit fest: Clemens II. war an einer Bleivergiftung gestorben.

Soweit die chemisch-toxikologischen und medizinischen Gutachten. Ob Clemens ermordet wurde, konnten sie natürlich nicht mit völliger Sicherheit sagen, denn bei einem Selbstmord durch Bleigift hätte sich ein ähnliches Bild ergeben. Auch eine unbeabsichtigte Vergiftung – Clemens II. konnte zum Beispiel längere Zeit Wein aus bleiernen Bechern oder Speisen von bleiernen Tellern zu sich genommen haben – war nicht von vornherein auszuschließen.

Die Entscheidung also, ob Mord, Selbstmord oder ein Unglücksfall vorlagen, konnte dem chemisch-medizinischen Gutachten nicht mehr entnommen werden. Dazu war es nötig, die außerhalb der naturwissenschaftlichen Untersuchung liegenden Gesamtumstände zu berücksichtigen.

In einem Fall, der sich heute ereignet hätte, wäre das nicht sehr schwierig; die kriminalistische Ermittlung hätte dieses Gesamtbild rasch geklärt.

So verstarb vor einigen Jahren ein Mann, bei dem die Obduktion alle Anzeichen einer chronischen Bleivergiftung ergab. Seine Ehefrau geriet in Verdacht, ihn ermordet zu haben. Die kriminalpolizeiliche Untersuchung stellte jedoch fest, daß der Verstorbene die Gewohnheit gehabt hatte, morgens nüchtern ein Glas Wasser zu trinken. Das Wasser, das über Nacht im Bleirohr der Wasserleitung gestanden hatte, erwies sich als stark bleihaltig.

Die näheren Umstände des Todes Papst Clemens II. sind uns aber heute, nach 900 Jahren, nicht mehr bekannt; doch spricht einiges dafür, daß der Papst ermordet worden ist.

Da wäre zunächst das Gift selbst, das Blei. Als Mittel zum Selbstmord war es nie gebräuchlich, denn es ruft wie alle metallischen Gifte im Körper sehr schmerzhafte und lang dauernde Reaktionen hervor. Als Mordgift spielte es jedoch im Mittelalter und im römischen Altertum eine nicht geringe Rolle – vor allem das Bleiazetat, das wegen seines süßen Geschmacks auch „Bleizucker" genannt wird. Da metallische Gifte, wenn sie entsprechend dosiert werden, eine schleichende Wirkung haben, konnten die fachkundigen Giftmischer, die fast immer in politischem Auftrag handelten, bis auf den Tag genau den voraussichtlichen Tod des Opfers berechnen. Die neun Monate zwischen der Einsetzung des Papstes und seinem Tode hätten für eine regelmäßige Gabe in unmerkbaren Mengen völlig ausgereicht.

Der Machtkampf zwischen römischem Klerus und dem deutschen Kaiser, die Parteinahme des Papstes für den Kaiser ergäben das Tatmotiv. Gerüchte im Volk und Bemerkungen damaliger Geschichtsschreiber über einen Giftmord an Clemens wären ein zusätzlicher Beleg, auch der zwei Jahre später ebenso überraschende Tod des vom deutschen Kaiser gegen den Willen der Römer eingesetzten Papstes Damasus II.

Alle diese Momente sind aus historisch-gesellschaftlichen Umständen abgeleitet und konnten nicht den medizinischen Untersuchungsergebnissen entnommen werden. Beide zusammen, chemisch-toxikologische Analyse und Rückschlüsse aus geschichtlichen Tatbeständen, lassen die Annahme zu, daß Clemens II. tatsächlich einem Giftmord durch seine Feinde im römischen Klerus zum Opfer gefallen ist. Natürlich interessiert dieses Ergebnis nicht nur den Historiker. Es ist für die Kriminalistik und die Gerichtsmedizin noch um vieles wichtiger, denn es zeigte, daß es unter besonderen Umständen auch noch nach fast einem Jahrtausend möglich ist, den Tod durch ein metallisches Gift einwandfrei nachzuweisen.

Dieser in der Geschichte der Toxikologie wohl einzigartige Fall zeigt zugleich aber noch etwas anderes. Er ist typisch für den Giftmord überhaupt, für seine Verflechtung mit den gesellschaftlich-historischen Umständen.

Der Mörder greift deshalb zum Gift, weil er hofft, dadurch den Mord als natürlichen Tod tarnen zu können. Ihm kommt dabei zu

Hilfe, daß die Symptome einer tödlichen Vergiftung nicht eindeutig sind, daß sie anderen Krankheiten ähneln und deshalb leicht mit ihnen verwechselt werden können. Das war vor allem damals möglich, als es noch keine sichere Diagnostik gab. Die chronische Bleivergiftung zum Beispiel verursacht Appetitlosigkeit, Gewichtsverlust und Blutarmut. Was lag näher, als sie für eine Krankheit zu halten, die ein ähnliches Bild zeigte, für „Bleichsucht" also oder „Auszehrung"?

Es ist damit klar, wo bei einem Giftmordverbrechen die Aufgabe des Arztes beginnt. Wird er an das Bett eines Menschen gerufen, der angeblich Selbstmord begangen hat, so ist im allgemeinen von vornherein offensichtlich, daß es sich hier um einen nicht natürlichen Todesfall handelt. Eine Obduktion findet statt. Und diese wird, falls ein als Selbstmord getarnter Mord vorliegen sollte, den Mord aufdecken. Wo aber der Mord wie bei vielen Giftmordanschlägen als natürlicher Tod getarnt wird, wächst die Schwierigkeit und zugleich die Verantwortung des Arztes. Bei keinem Tötungsverbrechen ist die Dunkelziffer so groß wie beim Giftmord.

Hat der Arzt jedoch den scheinbar natürlichen Tod erst einmal als Verbrechen erkannt, so bleibt dem Mörder meist keine Chance mehr. Die Obduktion entdeckt die Wege des Giftes im menschlichen Körper – unter Umständen selbst noch nach einem Jahrtausend.

Sein wie ein Vogel

Er wollte sein wie ein Vogel: fliegen können, überall sein und nirgends. Der Schwere enthoben, den Wolken ein Spiel, flüchtig und doch mächtig darum – ungreifbar.

Und es gab geheimen Ratschlag, ein aberwitziges Rezept: „Willst du seyn einem Vogel gleich, must du von dir werfen die Schwerniß von drei Malen drei Leben. Also wer da neun Weiber gehapt, der wird seyn wie der Vogel."

Als er seine sechste Frau getötet hatte, wurde ihm der mörderische Aufstieg in eine magische Existenz versperrt. Ein Arzt gebot dem Zauberer Einhalt.

Der Arzt hieß Xaver Wegartshofer, der Zauberer Bartholomäus Rainer, und das Jahr ihrer Begegnung war 1786.

Es gibt Giftmörder, die eine sozusagen klassische Größe errungen haben – was entweder ihren sozialen Rang, das Ausmaß ihrer Taten oder die Gefühllosigkeit ihres Vorgehens betrifft: die Borgias, die Brinvillier, die Anna Margaretha Zwanziger oder die Gesche Brockmann.

Der Mörder Rainer ist in der Geschichte des Giftmordes so gut wie unbekannt. Vor siebzig Jahren entdeckte der Grazer Professor Byloff seinen Namen in der Vergessenheit der Archive. Was den Giftmörder Rainer am meisten von seinesgleichen unterscheidet, ist das Motiv seiner Morde.

Es war kein politischer Mord wie der an Papst Clemens II. Es war kein Mord aus Gewinnsucht wie bei der Brinvillier. Es war kein Mord aus Eifersucht oder Haß. Es war ein mythologischer Mord.

Und es war zugleich der Versuch eines vollkommenen Verbrechens. Denn Rainer hatte sich dabei eine Methode ausgedacht, bei der sich die Heimtücke eines Giftmordes nochmals widerwärtig steigerte.

Bartholomäus Rainer war achtundsechzig Jahre alt, als seine sechste Frau am 4. Juli 1786 starb. Er lebte damals in Groß-Lobming in der Steiermark und galt als wohlhabender Bauer. Seit einiger Zeit gingen Gerüchte über diesen Mann um, der bereits fünf Ehefrauen überlebt hatte. Im Volk galt er als Zauberer, der sich mit geheimen Dingen beschäftigte. Manche bezichtigten ihn noch schlimmerer Taten. Die Behörden zögerten jedoch, dem Verdacht gegen den Großbauern nachzugehen.

Doch nach dem plötzlichen Tod seiner sechsten Frau wuchs die Unruhe unter der Bevölkerung derart, daß der Landgerichtsverwalter einzugreifen beschloß. Er beauftragte den Chirurgen Franz Xaver Wegartshofer, die Verstorbene zu obduzieren. Wegartshofer befragte zunächst den Bauernarzt Heinrich Müllner, der Frau Rainer behandelt hatte, nach ihrer Krankheit. Müllners Auskunft war unbefriedigend. Er sagte, er sei sich über die Krankheit der Bäuerin niemals recht klargeworden.

„Was haben Sie ihr verordnet?" fragte der Chirurgus.

„Beruhigungspulver und Fliedertee."

„Und welche Symptome haben Sie nun eigentlich bei ihr festgestellt?"

„Ja, sie hat öfters laxiert und Unreinigkeiten wie kleine schwarze Bröcklein gezeigt."

Dieser Hinweis des Bauernarztes, die Frau habe Durchfälle und blutigen Ausfluß gehabt, veranlaßte Wegartshofer, eine gründliche Obduktion vorzunehmen.

In der Gebärmutter der Toten entdeckte der Arzt ein Stück bedrucktes Papier, an dem sich noch Reste eines grauweißen Pulvers befanden.

„Das war der merkwürdigste Fund meines Lebens", sagte der Arzt später. „Außerdem stellte ich fest, daß die Schleimhäute des Uterus stark entzündet waren. Hatte die mechanische Reizung durch das Fetzchen Papier die Entzündung verursacht oder das Pulver sie hervorgerufen? Was aber war das für eine Substanz, und wie war sie in die Gebärmutter gelangt?"

Wegartshofers Verdacht ging schon in eine bestimmte Richtung. Der Arzt beschloß deshalb, zwei weitere Fachleute in die Untersuchung einzubeziehen. Er bat den Kreisarzt und den Landschaftsapotheker, die am Papier haftenden Klümpchen zu analysieren.

Die Analyse bestätigte Wegartshofers Vermutung: Das Pulver war weißes Arsenik.

„Wir fanden", so heißt es im Protokoll, „nach trockener Waage eine Menge von elf Gran." Das entspricht etwa einem reichlich halben Gramm und ist eine tödliche Menge.

Deshalb kamen die Gutachter zu folgendem Schluß: „Dieses arsenicum hat in der äußerst empfindsamen Gebärmutter der Inquisentin alle Zuckungen, Krämpfungen und Convulsionen erregt und immer vermehrt, worauf der schnelle Tod des so vergifteten Weibes notwendig erfolgt ist."

Rainer wurde verhaftet. Er hatte geglaubt, niemand würde ihn anzutasten wagen. Und ebenso sicher war er gewesen, daß auch keiner daraufkommen würde, auf welch raffinierte Weise er seine Morde begangen hatte. Wer sich so sicher fühlte wie er und plötzlich all seine vermeintliche Klugheit zusammenbrechen sieht, besitzt meist nicht mehr viel Widerstandskraft. Er gab zu, seine letzte und vier seiner früheren Frauen ermordet zu haben. Allmählich rang er sich auch dazu durch, die Einzelheiten seiner Verbrechen zu gestehen. So enthüllte sich die Geschichte eines zwiespältigen Lebens. Hinter altväterlicher Wohlanständigkeit versteckt, aber von verborgener Machtgier getrieben, hatte dieser Mann den Mord als sein selbstverständliches Recht angesehen, weil er sich zu Außerordentlichem, Übermenschlichem berufen glaubte.

Mit zwanzig Jahren hatte er zum erstenmal geheiratet. Nachdem ihm seine Frau das elfte Kind geboren hatte, entschloß er sich, sie zu töten. Sie lag noch im Wochenbett, als er ihr Arsenik in die Suppe streute. Sie bekam Kolik und Erbrechen. Der Tod einer Wöchnerin war damals zu alltäglich, um Verwunderung zu erregen. Außerdem hatte Rainer keinen Arzt gerufen.

Noch im selben Jahr heiratete der Großbauer wieder. Wenige Tage nach der Geburt eines Kindes vergiftete er auch seine zweite Frau. Ob er auch die dritte umgebracht hatte, läßt sich aus den Akten nicht mehr ersehen. Rainer behauptet, sie sei eines natürlichen Todes gestorben. Um seine vierte Frau zu töten, wartete Rainer einen ihm günstig erscheinenden Zeitpunkt ab. Eines Tages wurde sie krank und bekam Fieber. Der Bauer ließ den Knittelfelder Wundarzt kommen, der ihr eine Arznei in Pulverform verschrieb. Rainer mischte Arsenik in das Medikament. Nach zwei Tagen war seine Frau tot. Bereits wenige Monate später schloß Rainer zum fünften Male die Ehe und bereitete seinen vierten Mord vor. Es sieht so aus, als heiratete er jetzt nur noch, um morden zu können. Er war nicht mehr so geduldig wie bisher, wartete nicht mehr jahrelang, um seine Mordpläne zu verwirklichen. Bereits im folgenden Jahr mußte seine fünfte Frau sterben.

Damals kamen ihm wahrscheinlich zum erstenmal Bedenken, ob die Dorfbewohner weiterhin das plötzliche Sterben seiner Frauen ohne Mißtrauen zur Kenntnis nehmen würden. Wenn dies nicht der Fall wäre – wie sollte er den Serienmord weiterführen? Noch mußte er vier Frauen töten. Vom Giftmord wollte er nicht abgehen, den hatte er bis jetzt mit viel zu gutem Erfolg praktiziert, darin besaß er Erfahrungen. Aber seine Furcht ging in eine andere Richtung. Angenommen, der Verdacht gegen ihn würde wachsen und zu einer Untersuchung des nächsten Opfers führen – würde man dann nicht unweigerlich das Arsenik finden? Natürlich nur dann, dachte Rainer, wenn es noch im Magen des Opfers war. Wo sonst als im Magen würden es die Ärzte suchen? Also mußte das Gift auf einem anderen Wege in den Körper der Frau gelangen.

Deshalb verpackte er das Arsenik in Papier, umwickelte es mit einem Faden und stieß das Päckchen eines Nachts während des Geschlechtsverkehrs, Leidenschaft vortäuschend, unbemerkt tief in den Leib seiner Frau hinein.

Am Morgen reiste sie, wie schon seit langem festgelegt, ab, um ihre Eltern zu besuchen. Dort erkrankte sie, wurde mehrmals ohnmächtig und starb zwei Tage später unter heftigen Krämpfen.

Der Totenfrau fielen merkwürdige schwärzliche Verfärbungen am Unterleib der Toten auf. Sie rief einen Bader und fragte ihn um Rat. Aber der meinte, da die Frau am „Brand" gestorben sei, hätten die Flecken nichts zu bedeuten. Wenige Wochen nach der Beerdigung heiratete Rainer erneut und tötete seine sechste Frau auf die gleiche Weise. Aber das war sein letzter Mord.

258

Der „Zauberer", der sich seit Jahren seine Fingernägel nicht mehr beschnitten hatte, damit sie sich einrollten wie die Krallen eines Falken, der neun Frauen überleben wollte, um zu werden wie ein Vogel, war zur Strecke gebracht.

Jahrtausendelang wurden zu Giftmorden vorwiegend metallische Gifte wie Blei und Arsenik benutzt, und bis weit ins 19. Jahrhundert hinein stand in der Statistik der Giftmorde das Arsenik an erster Stelle, war es sozusagen das „klassische" Mordgift. Es ist geruch- und geschmacklos und begünstigt daher die unbemerkte Gabe. In der Regel wirkt es nicht sofort, sondern erst nach Stunden, manchmal sogar erst nach Tagen. Gerade diese Eigenschaft des Giftes kam auch Rainer äußerst gelegen. Denn zweien seiner Frauen hatte er das Gift gegeben, als sie eine Reise antraten. Da sie unterwegs, beim Besuch von Verwandten, erkrankten, fiel kein Verdacht auf den Mörder.

Hohe Giftmengen führen rasch zum Tod. Das Zentralnervensystem wird gelähmt, Krämpfe, Kollaps, Atemstillstand sind die Folge. Diese Symptome können auch bei andern Krankheiten auftreten, zum Beispiel bei Cholera. Die Arsenikvergiftung wurde deshalb früher oft mit ihr verwechselt.

Aber nicht nur das hat jahrtausendelang den Giftmord begünstigt. Er hat neben der medizinischen auch seine gesellschaftlich-soziale Seite. Viele Giftmorde blieben ja deshalb unentdeckt, weil die medizinische Diagnostik unzureichend war und die Methoden chemischer Analysen unbekannt oder unvollkommen waren. Das lag nicht nur am unreifen Stand der Produktivkräfte und damit auch von Wissenschaft und Technik, sondern auch an der Organisationsform der Gesellschaft. Gerade der Fall Rainer ist ein Beispiel dafür, wie leicht es die Gesellschaft dem Mörder machte. Gift wurde meist ohne jede Kontrolle verkauft. Niemand wunderte sich darüber, daß bei so schweren Krankheitserscheinungen, wie sie eine Vergiftung begleiten, kein Arzt hinzugezogen wurde. Ärzte waren zu teuer für das arme Volk, man ging zu Kurpfuschern und Kräuterkundigen.

Da Arsenikvergiftungen epidemischen Krankheiten ähneln und Epidemien zum täglichen Leben vergangener Jahrhunderte gehörten, ergab sich nur selten ein Anlaß für eine Obduktion. Der gesellschaft-

lich bedingte niedrige Stand des Gesundheitswesens und der Sozialhygiene begünstigten das Verbrechen des Giftmordes.

Aber Arsen wurde nicht nur häufig als Mordgift verwendet; es hat
auch viele schwere oder tödliche Unfälle hervorgerufen, die zuweilen
zu falschem Mordverdacht führten.

Im Jahre 1912 wurde ein Mann in eine Berliner Klinik eingeliefert,
der an einer Darmerkrankung zu leiden schien. Er hatte starke
Durchfälle, deshalb dachten die Ärzte an eine epidemische Erkrankung. Der zweiunddreißigjährige Patient war bereits sehr abgemagert.
Bei der Untersuchung wurde nicht nur ein ausgesprochen heftiger
Darmkatarrh, sondern auch noch eine Anämie festgestellt. Im Laufe
von zwei Wochen besserte sich der Zustand des Kranken jedoch so,
daß er wieder nach Hause entlassen werden konnte. Wenige Tage
später mußte er aber erneut in die Klinik aufgenommen werden, weil
ein schwerer Rückfall eingetreten war.

Innerhalb von zehn Tagen erholte sich der Patient abermals so gut,
daß er die Klinik verlassen konnte. Kaum zu Hause, traten dieselben
Krankheitserscheinungen wieder mit solcher Heftigkeit auf, daß sich
Professor L. Kuttner, der den Patienten seit Beginn beobachtet hatte,
entschloß, den Kranken in ein Spezialsanatorium einzuweisen. Wiederum besserte sich der Zustand rasch, wiederum erkrankte der
Mann bei der Rückkehr in seine Wohnung schwer.

Nun war also erwiesen: Befand sich der Patient daheim, wurde er
krank. Aber außerhalb seiner Wohnung ging es ihm gut. Deshalb
forschte Professor Kuttner nach, ob die Ursache der Erkrankung in
der Wohnung zu finden sei. Gab es dort irgend etwas, was sich auf
das Verdauungssystem des Mannes auswirken konnte?

Professor Kuttner ließ auch die Tapeten untersuchen. Sie erweisen
sich als stark arsenhaltig! Durch die rechtzeitige Entdeckung der
Krankheitsursache war das Leben des Erkrankten gerettet worden.

Tödlich aber wirkte die gleiche Ursache in zwei anderen Fällen,
die sich ebenfalls zu Beginn unseres Jahrhunderts ereigneten.

In einer kinderreichen Familie, die in Jena wohnte, waren im Verlauf weniger Jahre sechs Kinder verstorben. Es entstand nun der Verdacht, die Eltern hätten sich ihrer Kinder entledigen wollen und sie
ermordet. Die Leichen wurden exhumiert und untersucht. Ferner

wurden die Beobachtungen des behandelnden Arztes überprüft. Die Gerichtsmediziner glaubten, aus den Krankheitssymptomen der verstorbenen Kinder den Schluß ziehen zu dürfen, daß eine Phosphorvergiftung vorgelegen haben könnte. Aber die Analyse der grünen Zimmertapete und der Wandfarbe ergab einen so großen Anteil an Arsen, daß es ausgereicht hätte, um mehr als hundert Menschen zu töten.

Ein weiterer Fall trug sich in den USA zu. Mary Kelliher war angeklagt, ihren Mann, ihre drei Kinder, ihre Schwester und ihren Schwager mit Arsenik vergiftet zu haben. Als Motiv nahm man an, sie habe sich durch die Morde in den Besitz der Lebensversicherungssummen setzen wollen. Die Angeklagte schien verloren, denn in allen Leichen hatte man nach der Exhumierung Arsenik gefunden. Ein gerichtsmedizinischer Sachverständiger riet jedoch, die Schlafzimmer, in denen die Opfer verstorben waren, nochmals gründlich zu untersuchen. Man trennte sogar die Matratzen auf. Im Roßhaar, mit dem die Matratzen ausgepolstert waren, fanden sich große Mengen von Arsen.

Nach dem Urteil der Sachverständigen hatten alle, die die Matratzen benutzten, im Schlaf winzige Mengen des Giftes eingeatmet und sich während eines größeren Zeitraums chronisch vergiftet. Wie jedoch das Gift in die Matratzen kam, ist jenem Bericht nicht mehr zu entnehmen.

Damals wusch man die Haare der Pferde häufig mit Arsenik, um sie von Ungeziefer frei zu halten. Pferdehändler tauchten aber auch die abgeschnittenen Haare, ehe sie sie verkauften, in ein heißes Arsenikbad – angeblich um sie dadurch weicher und geschmeidiger zu machen. Wahrscheinlich wurden danach die Haare nicht immer genügend gereinigt, so daß arsenhaltiges Roßhaar als Matratzenfüllung verwendet wurde. Der Berichterstatter, dem wir die Übermittlung dieser Tatsachen verdanken, ließ in seinem Bericht aus dem Jahre 1913 keinen Zweifel darüber, daß ihm die gesellschaftliche Ursache der Todeszimmer-Fälle durchaus bewußt war. Er verwies darauf, daß die kapitalistische chemische Industrie trotz des 1887 erlassenen Verbotes sowohl bei der Herstellung von Gebrauchsgegenständen, Farben und Schädlingsbekämpfungsmitteln als auch bei der Produktion von Nahrungsmitteln weiterhin Gifte verwendete. Er verwies ferner darauf, daß der Staat die Einhaltung der von ihm erlassenen Gesetze nicht genügend kontrollierte. „Die Folge ist", so schreibt der Berichterstatter, „daß wahrscheinlich viel zahlreichere Vergiftungen mit Arsenik vorkommen, als man gemeinhin annimmt."

Professor Kuttner gab von seiner medizinischen Sicht aus eine gleiche bestürzende Diagnose: „Es scheint absolut nicht ausgeschlossen, daß viele rätselhafte Erkrankungen – namentlich solche, die mit intensiven Stoffwechselstörungen einhergehen – auf das Gift zurückzuführen sind, während der Patient und der behandelnde Arzt die auftretenden Symptome nach andern Richtungen hin bewerten und im dunkeln tappen."

Die verantwortungslose Benutzung von Arsen durch die kapitalistische Chemieindustrie und die dadurch hervorgerufenen Vergiftungen trafen vor allem die Arbeiterklasse. Denn es wurde festgestellt, daß diese „Todeszimmer" durchweg feucht und modrig waren. Das traf auf sehr viele Arbeiterwohnungen zu. Vermengt man das damals häufig verwendete „Schweinfurter Grün" mit Tapetenkleister, so entwickelt diese Mischung in feuchten Räumen unter Mitwirkung bestimmter Schimmelpilze eine gasförmige Arsenverbindung. Das Einatmen flüchtigen Arsenwasserstoffes führt infolge Blutkörperchenzerfalls zum Tode.

Begünstigen also die gesellschaftliche Situation und der niedrige Stand der Sozialhygiene Unfälle und vor allem Verbrechen mit Hilfe von Gift, so läßt sich umgekehrt feststellen: Je vollkommener die gesundheitliche Betreuung in der Gesellschaft organisiert, je gewissenhafter auch die hygienische Gesetzgebung und je fortgeschrittener Diagnostik und medizinische Wissenschaft sind, um so weniger haben Giftmörder eine Chance, unentdeckt zu bleiben.

Die Wege des Giftes

1. Der Fall Speichert

Im Jahre 1875 verstarb nach kurzer Krankheit die Frau des Apothekers Speichert in Bomst, einer Kleinstadt der damaligen Provinz Posen.

Frau Speichert hatte schwere Durchfälle nach heftigem Erbrechen gehabt, so daß der Arzt eine Cholera vermutete. Einige Monate nach der Bestattung tauchte das Gerücht auf, Frau Speichert sei vergiftet worden.

Robert Koch war damals Kreisarzt. Auf Anordnung der Staatsanwaltschaft exhumierte er die Leiche und nahm eine Obduktion vor. Die Tote war gut erhalten, die Weichteile zeigten sich stark eingetrocknet. Diese sogenannte Mumifizierung galt noch im 19. Jahrhundert als Zeichen für eine Arsenikvergiftung. Deshalb äußerte Robert Koch den Verdacht, Frau Speichert könne durch Arsenik vergiftet worden sein. Das Krankheitsbild dieser Vergiftung ähnele der Cholera.

Robert Koch sicherte die inneren Organe für eine spätere Giftanalyse. Diese Untersuchung nahm Professor Sonnenschein vor, ein bekannter Toxikologe. Er stellte auch tatsächlich Arsen fest, aber nur in geringen Spuren. In seinem Gutachten schrieb Sonnenschein: „Das in den Leichenteilen gefundene Arsenik kann nicht nach dem Tode in den Körper gelangt sein."

Deshalb erhob der Staatsanwalt Anklage wegen Mordes gegen Speichert. Aber Speicherts Verteidiger zweifelte Sonnenscheins Gutachten an. Er wußte, daß sich die Wissenschaft über die Wege des Giftes im menschlichen Körper noch gar nicht so sicher war.

Die Toxikologie hatte im 19. Jahrhundert durch Männer wie Orfila und Marsh gewaltige Fortschritte gemacht, vor allem hinsichtlich des chemischen Giftnachweises. Mit Hilfe des Testverfahrens, das der englische Chemiker James Marsh 1833 entdeckt hatte, konnten selbst winzigste Mengen dieses Giftes sicher nachgewiesen werden. Marsh war es gelungen, ein hochempfindliches Gerät zu konstruieren, das Arsenverbindungen durch Zusatz von Zink sowie Schwefel- oder Salzsäure in Arsenwasserstoff verwandelt und als schwärzlichen Niederschlag sichtbar macht – selbst ein tausendstel Milligramm!

Der Marsh-Test wurde dann von Orfila verfeinert.

Aber diesem Triumph der Toxikologie folgte sehr bald eine Ernüchterung. Im Verlauf vielseitiger Experimente lernte man, vorsichtigere Schlußfolgerungen zu ziehen. Denn Arsen ist praktisch überall vorhanden, im Erdboden wie im menschlichen Körper, dessen Knochen Arsen enthalten.

Das berührte zwar den Marsh-Test an sich nicht, weil sich Arsen bei einer Vergiftung vor allem in Magen und Leber befindet, doch zeigten diese Entdeckungen, daß die Untersuchungsmethode noch nicht unfehlbar war.

Der Tod der Apothekersfrau Speichert wollte das sehr bald erneut sichtbar machen. Speicherts Verteidiger hatte Professor Hofmann gebeten, Professor Sonnenscheins Befund zu überprüfen und ein Gegengutachten anzufertigen.

Hofmann entschloß sich, selber nach Bomst zu fahren. Er wollte an Ort und Stelle Sonnenscheins Behauptung, das Arsen könne nicht von außen in den Körper der Toten gelangt sein, überprüfen. Hofmann nahm eine Anzahl Erdproben aus der Umgebung des Sarges mit. Er ließ sich auch Teile des Totengewandes geben. Dann untersuchte er Stoff und Friedhofserde auf Arsen und stellte fest: Nicht nur die Friedhofserde von Bomst war arsenhaltig, auch Frau Speicherts Totenkleid enthielt eine Arsenfarbe.

So konzentrierte sich der Meinungsstreit der Experten bald auf die für alle Arsenikmorde typische Fragestellung: Wann ist das Arsen in den Körper gelangt? Vor dem Tod? Dann läge eine Vergiftung vor. Nach dem Tod? Dann müßte es von der Erdfeuchtigkeit gelöst worden und in die Leiche eingedrungen sein.

Hofmann schrieb in seinem Gutachten, es ließe sich nicht beweisen, daß das Gift noch zu Lebzeiten in den Körper der Frau Speichert gelangt sei. Im Gegensatz zu der damals herrschenden Meinung, Arsen sei wasserunlöslich und könne deshalb nicht von außen in die Leiche eindringen, wies Hofmann auf Experimente hin, die er mit der Friedhofserde von Bomst unternommen hatte und die seiner Meinung nach bewiesen, daß Arsen unter bestimmten Bedingungen sehr wohl in Wasser löslich sei. „In der Tat hat ein besonderer Versuch, in welchem man 1 kg der Bomstschen Friedhofserde mehrere Tage mit verdünnter Ammoniakflüssigkeit zusammen stehenließ, gezeigt, daß sehr deutlich nachweisbare Spuren von Arsen in die ammoniakhaltige Flüssigkeit gegangen waren ..."

Hofmann wies darauf hin, daß auch bei der Leichenzersetzung Ammoniak frei werde und dadurch dieselben Bedingungen entstehen könnten wie in seinem Experiment. „Es muß deshalb zugegeben werden, daß die Möglichkeit eines Löslichwerdens des Arsens in der Erde zu Bomst und eines Überganges desselben in die Knochen nicht ausgeschlossen ist."

Dieselbe Möglichkeit, fuhr Hoffmann fort, bestünde auch für das im Farbstoff des Leichenkleides vorhandene Arsen. So kam Hofmann zu der Schlußfolgerung, „daß sich das in den Knochen aufgefundene Arsen ebenso wie aus dem Boden, ja vielleicht noch mit mehr Wahrscheinlichkeit aus dem Sterbekleid nachweisen läßt".

Hofmanns Schlußfolgerungen widersprachen, wie er selbst wußte, „sämtlichen bislang in der Literatur verzeichneten Erfahrungen und Versuchen". Er erregte deshalb den heftigen Widerspruch seiner Kollegen, die daran festhielten, daß Arsen nicht von außen eindringen könne.

Aber Hofmann, der die klassische Theorie über die Wege des Giftes in Frage gestellt hatte, gelang es nicht, das Gericht von seiner Meinung zu überzeugen, zumal er offenlassen mußte, ob das Gift vor oder nach dem Tod in den Körper gelangt war. Das Gericht bejahte Speicherts Schuld und verurteilte ihn zu lebenslänglichem Zuchthaus. Die Verteidigung unternahm noch mehrere Versuche, einen Revisionsprozeß in die Wege zu leiten, aber noch während dieser Bemühungen starb Speichert.

Im Lichte heutiger Erfahrungen betrachtet, ist es durchaus möglich, daß Speichert einem Justizirrtum zum Opfer fiel. Hofmanns Meinung, daß Arsen in Wasser löslich sei, war richtig. So löst sich weißes Arsenik zu 1 Prozent in Wasser. Außerdem wies Hofmann in der Auseinandersetzung mit Sonnenschein noch auf eine weitere Quelle für das Auftreten von Arsen hin. Schon 1838 war der Marsh-Test in eine Krise geraten, als man entdeckte, daß Versuchslösungen einen Arsenspiegel ergaben, obwohl sie gar kein Arsen enthielten. Allerdings klärte sich dieses Geheimnis bald auf. Unreinheiten der Reagenzien bewirkten den trügerischen Arsenspiegel. Hofmann kritisierte deshalb Sonnenscheins Analyse heftig, denn Sonnenschein konnte nicht nachweisen, daß er mit reinen, also arsenfreien Reagenzien gearbeitet hatte.

Der Fall Speichert liegt gut ein Jahrhundert zurück. Aber das Wissen über die „klassischen" Mordgifte wie beispielsweise das Arsenik ist heute durchaus noch nicht abgeschlossen. Auch wo die Wissenschaft glaubte, auf festem Boden zu stehen, mußte sie plötzlich feststellen, wie schwankend er noch ist. Lehrsätze, die als unumstößlich galten, mußten von neuem überprüft und korrigiert werden. Und wieder bewies sich dabei das Wort von Marx, daß das Verbrechen eine – wenn auch negative – „Produktivkraft" sein kann, indem es die Wissenschaft zu neuen Untersuchungen und Erkenntnissen drängt.

Die Unsicherheit, die sich damals in den gegensätzlichen Meinungen Hofmanns und Sonnenscheins gezeigt hatte, sollte sieben Jahrzehnte später noch einmal zu langen und erbitterten Auseinandersetzungen zwischen den Experten führen und vor aller Welt sichtbar machen, daß die Wege des Giftes noch nicht völlig überschaubar sind.

2. Der Fall Besnard

1949 wurde die dreiundfünfzigjährige Witwe Marie Besnard wegen des Verdachts verhaftet, ihren Ehemann vergiftet zu haben. Die Besnard war eine wohlhabende Bäuerin aus dem französischen Städtchen Loudun.

266

Dieses Gerücht war aufgekommen, weil die Besnard kurz vor dem plötzlichen Tod ihres Mannes ein Liebesverhältnis mit einem viel jüngeren deutschen Kriegsgefangenen eingegangen war. Ihr Mann hatte davon gewußt, es war zu schweren Zerwürfnissen gekommen. Dann starb er plötzlich. Auch die Mutter der Besnard mißbilligte das Liebesverhältnis ihrer Tochter. Und sie starb ebenso plötzlich wie der Schwiegersohn.

Die Kriminalpolizei ordnete die Exhumierung der beiden Leichen an. Dr. Beroud aus dem Labor von Marseille wies in beiden Körpern eine absolut tödliche Menge von Arsen nach. Bereits der zehnte Teil davon hätte genügt, einen Menschen zu töten.

So begann die gerichtliche Voruntersuchung. Immer neue verdächtige Todesfälle in der Familie kamen zum Vorschein. Erst jetzt fiel auf, daß die Großeltern, die Eltern, Schwiegereltern und fünf andere Verwandte plötzlich verstorben oder angeblich durch Selbstmord ums Leben gekommen waren.

Sie wurden sämtlich exhumiert. In allen Leichen fanden sich große Mengen von Arsen. Der Staatsanwalt erhob Anklage gegen Marie Besnard wegen Giftmordes an elf Personen.

Er glaubte, seine Anklage auf die Obduktionsbefunde stützen zu können. Aber bald mußte er seinen Irrtum erkennen. Denn Marie Besnard hatte sich einen der berühmtesten und geschicktesten Anwälte Frankreichs zum Verteidiger genommen: Rechtsanwalt Gautrat. Dieser Advokat betrachtete den Gerichtssaal etwa wie die Arena eines Stierkampfes.

So entwickelte sich der erste Prozeß gegen Marie Besnard zu einem heftigen Duell zwischen Gautrat und dem Sachverständigen der Anklage, Gerichtsmediziner Dr. Beroud aus Marseille. Dieser Kampf endete mit einer Niederlage des Mediziners und damit auch des Staatsanwalts.

Dr. Beroud hatte dem Gericht das Verfahren und Ergebnis seiner toxikologischen Untersuchungen dargelegt. Er hatte den absolut tödlichen Arsengehalt nachgewiesen. Die Angeklagte schien keine Chance mehr zu haben.

Aber Gautrat gelang das Unglaubliche. Er konnte belegen, daß es in Dr. Berouds Analysen Unstimmigkeiten und Ungenauigkeiten gab.

So lag zum Beispiel eine quantitative Arsenbestimmung aus den Kopfhaaren eines Toten namens Rivet vor.

„Aber alle erinnern sich, daß Rivet eine Glatze hatte!" rief Gautrat.

Natürlich konnte er mit solchen kleinen Triumphen den Arsengehalt in den Körpern der elf Toten nicht wegzaubern. Aber er zwang das Gericht, den Prozeß zu vertagen, denn die Anklage mußte nach neuen Beweisen suchen. Der Staatsanwalt ordnete eine zweite Obduktion an und sicherte sich diesmal durch bekannte Experten ab. Zu ihnen gehörte Henri Griffon aus Paris. Griffon bestätigte die Giftanalyse durch Dr. Beroud in vollem Umfang. Es gab keinerlei Zweifel, in den Überresten der elf Toten fand sich jeweils eine tödliche Menge Arsen.

Würde sich die Verteidigung diesen Beweisen fügen? Die Sachverständigen der Anklage bezweifelten es. Sie sahen voraus, daß Advokat Gautrat die alte Streitfrage zur Sprache bringen würde, ob das Arsen nicht vielleicht erst nach dem Tode in die Körper gelangt sein könne.

Das Gericht bereitete sich dann auch darauf vor. Die Sachverständigen der Anklage vergruben Haarbüschel in der Friedhofserde von Loudun. Nach einem Jahr holten sie die Haare wieder heraus und fanden darin keine größeren Mengen von Arsen, als gewöhnlich im Boden enthalten ist – winzigste Spuren, die in keinem Verhältnis zu den großen Arsenmengen in den Totenhaaren standen. Nun erst war sich die Staatsanwaltschaft sicher, daß ihre Mordanklage auf festen Füßen stand. Niemand würde behaupten können, das Arsen sei von außen eingewandert.

So begann 1954 der zweite Prozeß gegen Marie Besnard. Der Staatsanwalt glaubte alle Trümpfe in der Hand zu haben. Denn Dr. Griffon aus Paris, der bereits im ersten Prozeß die Giftmenge bestätigt hatte, sollte nun mit einem neuen Beweis aufwarten. Er hatte nämlich das Gift noch einmal mengenmäßig bestimmt – diesmal aber mit den modernsten Mitteln unserer Zeit, mit Hilfe radioaktiver Bestrahlung.

Henry Griffon gebührt das Verdienst, als erster diese Methode erfolgreich entwickelt zu haben. Griffon hatte kurz zuvor damit den

Giftmörder Duflos überführt. Dr. Duflos war angeklagt gewesen, seine Frau vergiftet zu haben. Unter dem Vorwand einer Schlankheitskur hatte er ihr Arsen gegeben. Zufällig wurde beobachtet, wie er seiner Frau, als sie bereits im Krankenhaus lag, Pralinen gab, die sich bei späterer Analyse als vergiftet erwiesen. Der Arzt leugnete, die Pralinen selbst vergiftet zu haben. Die Anklage stand nun vor der Aufgabe, Duflos nachzuweisen, daß er seiner Frau ständig, über einen längeren Zeitraum hinweg, kleinere Mengen des Giftes verabreicht hatte. Henry Griffon untersuchte das Kopfhaar der Toten, denn Arsen speichert sich auch im Haar. Welche Probleme sich ergaben, als Griffon zum erstenmal mit Hilfe radioaktiver Bestrahlung der Totenhaare das Gift mengenmäßig zu bestimmen versuchte, zeigt das Gutachten Henry Griffons, das wir auszugsweise wiedergeben, um die Bedeutung dieser Methode auch für den Fall Besnard zu zeigen.

Griffon führte über den Fall Dr. Duflos aus: „Noch fehlt der hundertprozentige wissenschaftliche Beweis. Dieser bestünde darin, Duflos nachzuweisen, daß mit der Arsenzuführung bereits begonnen wurde, als der Arzt mit der Verstorbenen noch in häuslicher Gemeinschaft lebte.

Einen solchen Beweis – und das wußte Duflos sicher auch – kann man mit Mitteln der herkömmlichen Toxikologie nicht einwandfrei führen. Ich habe mich mit diesem Mangel schon mehrfach befaßt und versucht, ihn mit andern wissenschaftlichen Hilfsmitteln zu beheben. Vor kurzem kam mir beim Lesen einer Abhandlung über radioaktive Isotope der Gedanke, ob sich hier nicht eine neue wissenschaftliche Möglichkeit zur Untersuchung solcher Grenzfälle anbiete. Bekanntlich werden die verschiedenen chemischen Elemente durch die Neutronenbeschießung in einem Atommeiler radioaktiv, das heißt, sie erhalten die Eigenschaft, selbst eine radioaktive Strahlung auszusenden. In der Medizin nutzt man seit einiger Zeit diese Möglichkeit, um gewisse Erkrankungen menschlicher Organe mit Hilfe solcher ‚Markierungsstoffe‘ zu erkennen.

Man nutzt dabei die Eigenart bestimmter Elemente und die Aufnahmefähigkeit vor allem erkrankter Zellen aus. So haben beispielsweise an Krebs erkrankte Zellen eine besondere Affinität für Phosphor, das heißt, sie nehmen diesen in größeren Mengen auf. Macht man den Phosphor nun vorher radioaktiv, dann kann man mit dem Geigerzähler diese erhöhte radioaktive Ablagerung im Gewebe erkennen und somit die Lage des Tumors genau feststellen.

Von dieser Methode ausgehend, möchte ich einen anderen Weg vorschlagen.

Wenn ich nämlich das in einigen Teilen des menschlichen Körpers durch die Vergiftung abgelagerte Arsen nachträglich radioaktiv mache, und das geht, weil jedes Element eine verschiedene Aufnahmefähigkeit hat, so müßte ich auch feststellen können, wie weit und wo es in den Haaren der Vergifteten abgelagert ist.

Da wir wissen, daß das Kopfhaar des Menschen im Monat durchschnittlich 18 Millimeter wächst, könnte man mit Hilfe der Radioaktivität feststellen, wie weit das Haar gewachsen ist, seitdem die erste Arsenvergiftung erfolgte. Dieses Datum ließe sich mit einer gewissen Genauigkeit ermitteln ..."

Griffon hatte dann die Kopfhaare der Toten im französischen Atommeiler bei Châtillon nach dieser Methode behandelt und festgestellt, daß die erste Arsenablagerung 62 Millimeter von der Haarwurzel entfernt war.

Also war das Gift vor etwa dreieinhalb Monaten in den Körper des Opfers gelangt.

Mit einem solchen Sachverständigen glaubte sich also nun die Anklage stark genug, diesmal allen Winkelzügen der Verteidigung begegnen zu können.

Aber wiederum bereitete Rechtsanwalt Gautrat dem Sachverständigen des Staatsanwalts eine Niederlage. Er entlockte ihm das Zugeständnis, daß er die Haare nur halb so lange radioaktiv bestrahlt habe, wie für diese Analyse vorgeschrieben war. Das Ergebnis der Analyse sei deshalb wertlos.

Nun holte das Gericht ein Gutachten von Professor Joliot-Curie persönlich ein. Joliot-Curie bestätigte, Griffons Untersuchungsergebnis sei zuverlässig. Vergeblich, Gautrat hatte bereits Griffons Glaubwürdigkeit erschüttert und konnte sich nun der entscheidenden Frage zuwenden: Woher stammt das Arsen in den Körpern der Toten?

270

Gautrat rief: „Wer kann mir beweisen, daß es nicht aus der Friedhofserde stammt?"

Und nun spielte er seinen größten Trumpf aus. Denn auch Gautrat hatte die Zeit genutzt und eine Reihe wissenschaftlicher Werke über Bodenanalyse gelesen.

Dabei war er auf eine wichtige Entdeckung gestoßen. Einige französische Wissenschaftler hatten die Tätigkeit der Bodenmikroben untersucht und dabei festgestellt, daß Bodenmikroben die Löslichkeit des Arsens in Wasser beeinflussen können. Die Wissenschaftler besaßen einen ausgezeichneten Ruf. Der eine, Henri Oliver, war Direktor der Laboratorien der Medizinischen Fakultät von Paris. Der zweite arbeitete als Leiter des Pariser Laboratoriums für die Kontrolle von Trinkwasser. Ein dritter war Professor für Bodenkunde – und ein vierter, Professor Leon Truffert, Direktor einer Klinik in Paris.

Noch wußte niemand, was Rechtsanwalt Gautrat vorhatte, als er sich erhob und ums Wort bat.

„Die Sachverständigen der Anklage", sagte er, „behaupten, das Gift könne nur durch fremde Hand in die Körper der Toten gelangt sein. Aber seit mehr als hundert Jahren beschäftigen sich die Toxikologen mit der Frage, ob Arsen, das in jeder Erde vorhanden ist, nicht auch durch Wasser gelöst werden und in die Körper Verstorbener geraten könne. Seit mehr als einem Jahrhundert leugnen sie diese Möglichkeit. Damit aber mißachten die Experten die Erkenntnisse der neueren Wissenschaften. Ich meine die Erforschung der Lebensvorgänge im Erdboden."

Gautrat beantragte, das Gericht möge seine Sachverständigen hören. Das Gericht stimmte zu. Im Namen seiner Kollegen sprach Professor Truffert über das Ergebnis ihrer Forschungen. Er legte dar, daß es Bodenbakterien gebe, die zu ihrem Stoffwechsel keinen Sauerstoff brauchen. Diese siedelten sich mit Vorliebe dort an, wo Gärung und Fäulnis vorhanden sind. Man habe nun beobachtet, daß sich in der Umgebung solcher anaerober Bodenbakterien Arsen in hohen Mengen aus der Erde löse und mit Wasser verbinde.

Zum Schluß faßte er zusammen: „Es läßt sich nicht mehr bestreiten, daß Bodenmikroben einen unberechenbaren Einfluß auf die Lösung von Arsen und dessen unterirdische Einwanderung in Tote haben. Dieses Ergebnis neuester Forschungen widerspricht den bisherigen Grundlehren der Giftkunde. Ebenso lassen diese neuesten Erkenntnisse die Möglichkeit zu, daß die großen Arsenmengen in den Toten von Loudun tatsächlich aus der Friedhofserde stammen und nicht von fremder Hand."

Trufferts Beweisführung hatte die Sachverständigen der Anklage so stark beeindruckt, daß sie sich außerstande erklärten, jetzt Stellung dazu nehmen zu können. Sie wollten Trufferts Darlegungen erst sorgfältig prüfen.

Wiederum mußte der Prozeß vertagt werden. Neue Untersuchungen begannen, die sich über sieben weitere Jahre ausdehnten. 1961 begann der dritte Prozeß.

Als Sachverständiger der Anklage trat u. a. Professor Truhaut auf. Er erklärte zu Beginn seines Berichts: „Sieben Jahre haben wir unsere Untersuchungen weitergeführt. Nichts hat sich ergeben, was den Verdacht gegen Marie Besnard entkräftet hätte."

Er berichtete dann weiter: „Wir haben auch Tote in Loudun untersucht, die gar nichts mit dem Giftmord zu tun hatten. Sie waren lediglich in der gleichen Erde bestattet worden wie die Vergiftete, in deren unmittelbarer Nähe. Wäre also das Arsen aus der Erde in die Körper gelangt, so hätten auch sie Arsen enthalten müssen. Aber sie besaßen nicht eine Spur von Arsen!" rief Truhaut erregt. „Andererseits waren drei der vermutlichen Opfer der Marie Besnard in derselben Gruft bestattet worden. Alle drei haben rund elf Jahre lang in dieser Gruft gelegen. Wenn Arsen von außen her in sie eingedrungen wäre, dann hätten sie einigermaßen gleich große Giftmengen enthalten müssen. Dem ist aber nicht so – wir fanden verschiedene Mengen Arsen. Kurz und gut, all unsere Untersuchungen verneinen das Eindringen des Giftes von außen."

Aber Professor Truffert und seine Kollegen widersprachen dieser Beweisführung. Sie hatten ebenfalls auf dem Friedhof von Loudun experimentiert und waren zu ganz anderen Ergebnissen gelangt. In einigen Abschnitten des Friedhofs wollten sie anaerobe Bakterien entdeckt haben, die das angebliche wasserunlösliche Arsen frei gemacht hätten. „An einigen Stellen!" rief Truhaut.

„Gewiß", erwiderte Truffert ruhig, „an einigen Stellen. An anderen dagegen nicht. Können Sie, Monsieur Truhaut, mit absoluter Gewißheit sagen, daß die elf Toten nicht in der Nähe anaerober Bodenbakterien gelegen haben?"

Truhaut schwieg. Er konnte auf diese theoretische Frage nicht antworten, denn jener Beweis war nicht zu erbringen. So kam Truffert schließlich unwidersprochen zu folgendem fragwürdigem Schluß: „Unsere Experimente haben auch bestätigt, daß Haare nicht nur Arsen aus dem Körper, sondern auch Arsen aus der Umgebung so speichern können, daß es in einzelnen voneinander getrennten Abschnitten zu finden ist, ganz besonders in der Nähe der Haarwurzeln. Dabei spielt wahrscheinlich die Mikrobenbesiedlung auf der Kopfhaut eine Rolle.

Ich möchte daher zusammenfassen: Der Irrtum der bisherigen Vorstellungen beruht darauf, daß die ungeheure Vielfalt der Natur nicht genügend berücksichtigt wurde. Die Mikrobiologie ist jetzt in der Lage, dieser Vielfalt gerechter zu werden, auch wenn sie noch immer einer Reihe scheinbarer Widersprüche gegenübersteht. Diese zu erklären ist eine Aufgabe der Zukunft."

Dann trat Professor Lemoigne in den Zeugenstand. Ihn hatte der Staatsanwalt beauftragt, Trufferts Theorien nachzuprüfen. Würde der Sachverständige der Anklage jetzt die endgültige Entscheidung im Streit der Experten bringen?

Er tat es nicht. Er mußte eingestehen, das derzeitige Wissen über die Bedeutung der anaeroben Bodenbakterien für die Löslichkeit des Arsens sei noch zu gering. „Man muß generell sagen, daß die bakterielle Fäulnis der Pflanzen- und Tierreste die Lösbarkeit des Arsens fördert. Aber es ist unmöglich, zu beurteilen, ob in einer Erde Auflösung oder Nichtauflösung von Arsen stattfindet. Die Beurteilung dieser Frage hängt von zu vielen Faktoren ab, die sich noch unserem Einblick entziehen."

Das war sozusagen das „Schlußwort" in einem neun Jahre dauernden Giftmordprozeß. Marie Besnard wurde „mangels Beweises" freigesprochen.

Trotzdem waren die Zweifel der Mikrobiologen keinesfalls so gewichtig wie die Beweise der Anklagevertretung. Denn Tatsache blieb:

In den elf Toten, von deren Tod die Besnard jedesmal profitiert hatte, waren tödliche Mengen von Arsen enthalten. Alle anderen Toten, die auf dem Friedhof von Loudun lagen und eines unnatürlichen Todes gestorben waren, wiesen nur winzige Spuren von Arsen auf, die niemals zum Tode geführt hätten.

Diese Tatsache konnte auch keine noch so neue Erkenntnis der Mikrobiologie aus der Welt schaffen.

Der Fall Besnard zeigt, daß das jahrhundertealte Problem der Lösbarkeit von Arsen in Bodenfeuchtigkeit noch immer nicht eindeutig geklärt ist. Er zeigte aber auch, mit welch modernen Mitteln die Wissenschaft daran arbeitet. So birgt also der sozusagen „klassische Giftmord", der Mord mit Arsen, zuweilen noch Geheimnisse, auch wenn ihm Gerichtsmediziner, Giftsachverständige und Physiker bereits mit Hilfe der Atomenergie zu Leibe rücken.

Noch ein Badewannenmörder

Als der Arzt eine halbe Stunde vor Mitternacht das Badezimmer betrat, sah er eine Tote in der Wanne liegen.

Elizabeth Barrow war etwa dreißig Jahre alt. Mit angewinkelten Armen lag sie auf dem Boden der Badewanne, aus der das Wasser bereits abgelassen war.

„Was ist geschehen?" fragte der Arzt den Mann, der hinter ihm auf der Schwelle stand. Kenneth Barrow, Krankenpfleger in einem Hospital, erzählte, er und seine Frau seien schon zeitig zu Bett gegangen. Elizabeth habe sich nicht wohl gefühlt. Sie sei wieder aufgestanden, um noch zu baden.

„Ich selber bin dann eingeschlafen. So gegen dreiundzwanzig Uhr wachte ich auf, das Bett meiner Frau war noch immer leer. Ich ging ins Bad. Da lag sie tot in der Wanne, den Kopf unter Wasser. Ich habe sofort Wiederbelebungsversuche gemacht – ohne Erfolg. Deshalb habe ich Sie gerufen Herr Doktor."

Dem Arzt fiel auf, daß die Pupillen der Toten erweitert waren. Er vermutete, sie könnte ein Gift eingenommen haben. Es war Mitternacht, als er die Kriminalpolizei rief.

In der Nacht vom 3. zum 4. Mai 1957 hatte in der englischen Stadt Bradford Detektivsergeant Naylor Bereitschaftsdienst. Wenige Minuten nach dem Anruf des Arztes erschien er in der Wohnung Barrows. Ohne daß ihn der Arzt darauf hingewiesen hätte, bemerkte er die unnatürlich großen Pupillen der Toten. Im Schlafzimmer sah er Barrows Schlafanzug liegen. Er war völlig trocken. In Naylor erwachte ein erster Zweifel an Barrows Behauptung, er habe Wiederbelebungsversuche an der Toten unternommen.

Naylor setzte sich mit seinem Chef in Verbindung. Dieser informierte das Polizeilaboratorium in Harrogate. Drei Stunden später traf der Chefinspektor von Harrogate mit dem Pathologen und Gerichtsmediziner Dr. David Price in Bradford ein.

Price entdeckte Wassertropfen in der Armbeuge der Toten. Hätte Barrow aber, wie er behauptete, Wiederbelebungsversuche gemacht, wären dabei die Wassertropfen vom Arm abgefallen. Inzwischen hatte der Chefinspektor in der Küche zwei Injektionsspritzen gefunden.

„Was haben Sie Ihrer Frau eingespritzt?" fragte der Arzt.

„Meiner Frau?" wiederholte der Krankenpfleger erstaunt. „Ich habe mir selbst einige Injektionen gemacht. Penizillin, wegen eines Karbunkels."

„Sie sagten, Ihrer Frau sei schlecht gewesen, ehe sie ins Bad ging. Worüber klagte sie?"

„Sie hat erbrochen – und sehr geschwitzt. Schwindlig war ihr auch." Als Price auf weitere Erklärungen wartete, fügte Barrow hinzu: „Sicherlich ist sie im Bad ohnmächtig geworden und ertrunken."

Bei der äußeren Besichtigung der Toten entdeckte der Arzt keine Verletzung. Er beschloß, gleich im Badezimmer die Obduktion vorzunehmen. Aber das Herz und die anderen Organe zeigten keinen Befund, der den plötzlichen Schwächeanfall im Bad und die nachfolgende Bewußtslosigkeit erklärt hätte. Price entnahm von den für eine Giftanalyse notwendigen Organteilen Proben, außerdem Blut und Urin; denn eine Vergiftung erschien ihm nun als die einzig mögliche Todesursache.

Die Toxikologen brauchten mehrere Tage für die Untersuchung. Sie führten Hunderte von Tests für alle bekannten Gifte durch, fanden aber nicht die geringste Spur eines Giftes. Auch die Untersuchung der beiden Injektionsspritzen verlief negativ. Es fanden sich tatsächlich Reste von Penizillin darin. Aber Price gab nicht auf. Es mußte eine Erklärung für die plötzliche Ohnmacht Elizabeth Barrows geben. Die Organe waren gesund gewesen, auch eine Stoffwechselkrankheit hatte nicht vorgelegen.

Also mußte die Bewußtlosigkeit durch ein Mittel hervorgerufen worden sein, das man ihr von außen zugeführt hatte. Price nahm sich noch einmal den Körper der Toten vor. Mit einem starken Vergrößerungsglas untersuchte er erneut die Hautoberfläche, Zoll für Zoll.

Und da entdeckte er in einer Hautfalte am Gesäß vier rote Punkte. Bei der ersten Kontrolle des Leichnams hatte er sie übersehen, weil sie den Hautunreinheiten ähnelten, die fast über den ganzen Körper verteilt waren.

Dr. Price hielt die roten Pünktchen für Einstichstellen einer Injektionsnadel. Er entfernte das Gewebe in ihrer Umgebung und untersuchte es. Seine Vermutung bestätigte sich. Kurz vor ihrem Tode hatte Elizabeth Barrow vier Injektionen erhalten. Wer hatte sie ihr gegeben? Barrow hatte in seiner Vernehmung eine Injektion in Abrede gestellt. Price wußte, daß er nun vor der Aufgabe stand, seinen Verdacht gegen Barrow zu beweisen. Was aber hatte der Krankenpfleger seiner Frau eingespritzt? Keines der bekannten Gifte, wie die toxikologische Analyse ergeben hatte. Was aber dann?

Während Price und der Toxikologe Curry neue Untersuchungen vorbereiteten, begab sich Naylors Chef in das Krankenhaus, in dem Barrow arbeitete. Er hoffte, dort etwas zu erfahren, das den Ärzten nützen konnte.

Price und Curry setzten sich mit weiteren Kollegen in Verbindung. Da Praxis und Erfahrung versagten, mußte man einen anderen Weg gehen, den der „konstruktiven Phantasie", wie es Prices Landsmann Smith einmal genannt hatte.

Price und seine Kollegen fragten sich: Welches Mittel kann jene Symptome hervorrufen, die kurz vor Elizabeth Barrows Tod aufgetreten waren? Was also erweitert die Pupillen und erzeugt zugleich Schwindel, Schweißausbrüche und schließlich tiefe Bewußtlosigkeit?

Systematisch gingen Price und seine Mitarbeiter die Erscheinungsbilder vieler Krankheiten durch. So stießen sie schließlich auch auf die Zuckerkrankheit. Bekanntlich produziert beim zuckerkranken Menschen das „Inselorgan" in der Bauchspeicheldrüse das Hormon Insulin nicht mehr in ausreichendem Maße. Das Insulin ist lebensnotwendig, denn es reguliert den Zuckergehalt des menschlichen Blutes und damit den Energiehaushalt. Fehlt Insulin, steigt der Zuckergehalt des Blutes an. Diese Hyperglykämie war eine tödliche Erkrankung. Erst als man tierisches Insulin zu gewinnen lernte und es den Zuckerkranken injizierte, konnte ihnen geholfen werden. Wird dem Kranken Insulin eingespritzt, kann es jedoch zur Gefahr in einer entgegengesetzten, nicht minder verhängnisvollen Reaktion kommen. Erhält er nämlich zuviel Insulin, so sinkt der Zuckergehalt des Blutes unter den Normalwert ab. Die Energieversorgung des Körpers wird schlagartig gestört, es kommt zu einem „hypoglykämischen Schock", der sich mit Zittern, Schweißausbrüchen und Schwindel ankündigt und schließlich zur Bewußtlosigkeit führt. Der Tod tritt ein, wenn der Körper nicht sofort wieder genügend Zucker zugeführt bekommt. Wird eine zu große Menge Insulin also schon für den Zuckerkranken gefährlich, dem ja das Insulin fehlt, so wirkt sich die Einspritzung von Insulin auf einen gesunden Menschen verheerend aus. War Elizabeth Barrow einem Tod durch Insulinschock zum Opfer gefallen?

Diese hypothetische Frage wies der weiteren Untersuchung den Weg. Ein erster Schritt auf diesem Weg war der Bericht des Chefinspektors, der Barrows Arbeitsstätte aufgesucht hatte.

„Zweierlei habe ich in der Klinik erfahren. Barrows Tätigkeit besteht in der Hauptsache darin, Injektionen zu geben. Insulininjektionen", fügte er hinzu, ohne zu wissen, was diese Nachricht für Dr. Price bedeutete. „Außerdem habe ich mit einem anderen Krankenpfleger gesprochen. Er heißt Harry Stork. Zu ihm hat Barrow vor einiger Zeit gesagt, wenn man jemandem eine anständige Ladung Insulin verpaßt, wäre das der sicherste Weg ins Jenseits."

„Das ist interessant", erwiderte Price, „aber wenn jemand auf dem sichersten Weg ins Jenseits ist – dann Barrow." Und nun erzählte er dem Chefinspektor seine Vermutung, verbarg ihm aber auch nicht, wie schwierig es sei, sie zu beweisen.

„Es läßt sich nicht mehr feststellen, ob Elizabeth Barrow Insulin eingespritzt wurde?" fragte der Inspektor enttäuscht.

„Einen solchen Nachweis gibt es nicht", erwiderte Price.

„Er wurde auch nie auszuarbeiten versucht?"

„Nein. Denn das Insulin geht sofort ins Blut und wird abgebaut. Das weiß wahrscheinlich auch der Mörder."

Price fügte hinzu: „Aber wir werden es trotzdem versuchen. Vielleicht lassen sich im Unterhautgewebe an den Einstichstellen noch Spuren von Insulin finden. Aber erwarten Sie nicht zuviel, Sir."

Die Gruppe der Mediziner, Toxikologen und Chemiker entschloß

278

sich, dafür die klassische Methode physiologischer Vergleichsexperimente anzuwenden. Man stellte Extrakte aus jenem Gewebe der Toten her, das Price aus der Umgebung der Injektionsstichstellen herauspräpariert hatte.

Diesen Extrakt spritzte Dr. Price Mäusen ein. Eine andere Gruppe Versuchstiere erhielt originales Insulin. Beide Gruppen von Mäusen reagierten gleich: mit Angst, Zittern, Zuckungen, Schwäche, Bewußtslosigkeit, Tod. Damit war zum erstenmal im Muskelgewebe einer Leiche Insulin nachgewiesen worden.

Prices Mitarbeiter Curry begründete später auch, unter welchen besonderen Voraussetzungen Insulinreste im Muskelgewebe über den Tod hinaus erhalten bleiben.

So diente der Insulinnachweis dazu, die Anklage gegen Barrow wissenschaftlich unanfechtbar zu machen.

Die Geschworenen erkannten Barrow für schuldig.

Der Richter verurteilte ihn zu lebenslänglichem Zuchthaus für einen, wie er sagte, „kalten, grausamen, sorgfältig vorbereiteten Mord …, der ohne einen ungewöhnlichen Grad wissenschaftlich-kriminalistischer Tätigkeit niemals aufgeklärt worden wäre".

Die sorgfältige Vorbereitung des Mörders bestand darin, daß er kein klassisches Gift wie Arsen und kein modernes wie Veronal wählte. Er wußte, wie leicht heute eine solche Vergiftung entdeckt werden kann. Deshalb entschloß er sich zu einem „verfeinerten" Giftmord. Er wählte als Gift einen Stoff, der bis dahin nur zu Heilzwecken verwendet worden war und spurlos im Leichnam verschwinden sollte. Darin sah er seine Chance.

Aber einem solchen Irrtum verfiel nicht nur er allein. Auch andere Mörder sollten an einem ähnlichen Plan scheitern; die Bakterienmörder.

Bakterienmörder

Choleraepidemien einst: Hunderte, Tausende, Zehntausende erkranken. Sie leiden unter schweren Durchfällen, die mit Erbrechen wechseln. Wadenkrämpfe folgen einander in immer kürzeren Abständen. Die Kranken scheinen zusammenzuschrumpfen. Nur die Hälfte überlebt.

Epidemien sind wie ein gesellschaftlicher Ausnahmezustand. Sie entstehen vor allem dort, wo die hygienischen Verhältnisse unentwickelt sind, wo Ärzte, Spitäler und Medikamente nicht ausreichen. Die Diagnosen werden oberflächlicher, die Untersuchungen flüchtiger. Da erkrankt beispielsweise eine Frau. Sie klagt über pausenlose Durchfälle und Erbrechen. Aber da Cholera herrscht — was soll es anderes sein als Cholera? Cholera hat Erbrechen und Durchfälle zur Folge. Die gleichen Symptome treten auch bei einer Arsenvergiftung auf. Doch wer macht sich schon die Mühe, während einer Choleraepidemie zu untersuchen, ob eine Cholerainfektion oder ein Giftmordanschlag diese Symptome hervorgerufen hat?

Lombroso berichtet um die Jahrhundertwende, daß zwei amerikanische Ärzte während einer Choleraepidemie mehrere ihrer Patienten hoch versichern ließen und sie dann mit Arsenik vergifteten. Sie glaubten, dadurch den Giftmord als Cholera tarnen zu können.

Aus der gleichen Zeit stammt ein Bericht des obersten Gesundheitsrates in Java. Bei einer Choleraepidemie traten zweifelhafte Todesfälle auf, deshalb wurden 103 Leichen gerichtsärztlich untersucht.

Bei 21 fanden sich tödliche Mengen von Arsenik. Man kann sicher sein, daß nur wenige solche Morde, die der Ausnahmezustand einer Epidemie begünstigte, bekannt wurden. Taucht aber erst einmal der Verdacht eines Mordversuchs auf, dann ist diese Art der Tarnung erfolglos. Denn Arsenik läßt sich ja jederzeit nachweisen. So mußte im

Wettlauf zwischen Wissenschaft und Verbrechen der Mörder folgerichtig jenen nächsten Schritt gehen, den der Insulinmörder Barrow schon getan hatte, nämlich den Nachweis einer Vergiftung überhaupt zu verhindern.

Das bedeutete erstens, daß der Mörder auf metallische oder pflanzliche Gifte, deren Spuren im Körper zurückblieben, verzichten mußte. Und das bedeutete zweitens, Gifte zu wählen, die auf natürlichem Wege in den Körper gelangt sein können.

Um also bei dem Beispiel der Arsenikmorde zu Zeiten der Choleraepidemien zu bleiben: Statt sich auf die Ähnlichkeit zwischen natürlicher Infektion und Arsenikvergiftung zu verlassen, kamen einige Mörder auf die Idee, die Choleraerreger selbst als Gift zu benutzen.

Zu Beginn dieses Jahrhunderts tauchten in kriminalistischen Zeitschriften, medizinischen Journalen und Illustrierten Artikel auf, die zum erstenmal vor der Möglichkeit des „wissenschaftlichen Mordes" warnten. Zugleich forderten sie vom Staat Maßnahmen, diese Möglichkeit eines „vollkommenen Verbrechens" durch bessere hygienische Kontrolle und Gesetzgebung zu verhindern. Diese Artikel entstammten nicht der Phantasie utopischer Schriftsteller, sie hatten einen sehr realen Anlaß: Drei Prozesse gegen Bakterienmörder, die vor dem ersten Weltkrieg zu sensationellen Mutmaßungen Anlaß gaben und u. a. bewirkten, daß 1913 in Chicago ein Institut zur Erforschung und Verhütung bakterieller Morde gegründet wurde.

Diese Bakterienmörder waren der amerikanische Arzt Dr. Hyde, der russische Mediziner Dr. Pantschenko und der deutsche Drogist Hopf.

Die „B. Z. am Mittag" berichtete im März 1910, daß ein Dr. Hyde in Kansas City angeklagt worden sei, den Onkel seiner Frau, einen Oberst Swope, mit Strychnin vergiftet zu haben. Oberst Swope soll ein Vermögen von 25 Millionen Dollar besessen haben.

Um in den Besitz der Erbschaft zu gelangen, habe Dr. Hyde nach Swopes Tode die gesamte Familie seines Onkels zu töten versucht, indem er das Trinkwasser mit Typhuserregern infizierte. Wenige Wochen später bestätigte die „Berliner Morgenpost" diese Nachricht und teilte mit, Dr. Hyde sei zu lebenslänglichem Zuchthaus verurteilt worden.

Zur gleichen Zeit ereignete sich im damaligen Petersburg der erste nachgewiesene Bakterienmord in Europa.

Im Mai 1910 wurde der junge Ministerialbeamte Wassilij Buturlin in Petersburg plötzlich krank. Er bekam Fieber, das auf 40 Grad anstieg. Ein Arzt mußte geholt werden. Bei der Untersuchung des Kranken fiel Dr. Kahan ein blauschwarzer Fleck an Buturlins Oberarm auf. Er glich einem Bluterguß unter der Haut, wie er manchmal nach einer Injektion auftritt.

Dr. Kahan zog einen Kollegen hinzu. Beide gelangten zur Auffassung, daß die Verfärbung Zeichen einer Blutvergiftung sei. Inzwischen verlor der Kranke das Bewußtsein. Er starb kurz darauf. Als Todesursache gaben die beiden Ärzte eine Blutvergiftung an.

Der plötzliche Tod des jungen Buturlin erregte seine Angehörigen heftig. Buturlin entstammte einer reichen aristokratischen Familie. Sein Vater war General, er selber Offizier gewesen, der dann aber aus der Armee ausschied, weil er ein bürgerliches Mädchen heiraten wollte. Sein Vater hatte ihm nach der Heirat eine Anstellung beim Ministerium verschafft. Wassilij Buturlin besaß noch eine Schwester, die mit einem verarmten Gutsbesitzer verheiratet war.

General Buturlin zweifelte die Diagnose der beiden Ärzte an. Es war ihm rätselhaft, was die Blutvergiftung hervorgerufen haben sollte. Die Ärzte konnten ihm keine Auskunft geben. Sie erwähnten aber, Wassilij Buturlin habe möglicherweise eine Injektion in den Arm erhalten. Vielleicht sei die Blutvergiftung durch eine unsaubere Spritze erfolgt.

Man stelle fest, daß Buturlin mit einem Arzt namens Pantschenko bekannt gewesen war. Pantschenko wurde vernommen und erklärte, Buturlin auf dessen Wunsch einige Hormoninjektionen gemacht zu haben. Er gab zu, daß die Spritze unrein gewesen sein und die Blutvergiftung hervorgerufen haben könnte.

Da die Leichenschau kein weiteres verdächtiges Material erbrachte, wurde der Tote zur Bestattung freigegeben.

Aber der alte Buturlin war mit diesem Lauf der Dinge nicht zufrieden. Er erreichte schließlich, daß die Leiche Wassilij Buturlins exhumiert und von drei gerichtsmedizinischen Kapazitäten untersucht wurde.

Die Gerichtsmediziner entdeckten einige Symptome, die sich mit der Diagnose der beiden Hausärzte nicht in Einklang bringen ließen. Dazu gehörte ein grauweißer Belag in der Rachenhöhle des Toten.

Die Sachverständigen hielten es deshalb für möglich, daß Buturlin an den Folgen einer Diphterieinfektion verstorben war. Diese Annahme erhärteten sie noch durch zwei andere Symptome: durch eine Anzahl blutunterlaufener Flecken am ganzen Körper und eine abnorme Herzerweiterung. Hautblutungen und Herzerweiterungen treten bei einer schweren, in der Regel zum Tode führenden Form der Diphtherie auf. Auf keinen Fall jedoch, erklärten die Sachverständigen, gehörten diese Symptome zum Krankheitsbild einer sogenannten Blutvergiftung.

War Buturlin also nicht an einer Blutvergiftung gestorben? Dann allerdings mußte auch das Eingeständnis Dr. Pantschenkos, er habe bei seiner Hormoninjektion vielleicht eine unsaubere Spritze benutzt und dadurch die Blutvergiftung hervorgerufen, in einem andern Lichte erscheinen. Warum war Pantschenko so schnell bereit gewesen, den Vorwurf höchster Fahrlässigkeit auf sich zu nehmen?

Pantschenko wurde verhaftet und erneut vernommen. Schließlich gestand er, seinem Opfer Diphtherietoxin eingespritzt zu haben. Buturlins Schwager habe ihn darum gebeten und ihm 10 000 Rubel für den Mord gezahlt. Der Schwager des Ermordeten hoffte, er würde dann das große Vermögen seines Schwiegervaters allein erben. Pantschenko erklärte auch, warum er den Mord auf diese Weise begangen habe. Ihm sei die Injektion von Bakterientoxin am sichersten erschienen, denn selbst bei einer Sektion würde man nie nachweisen können, daß sie nicht auf natürlichem Wege in den Körper gelangt seien.

Die polizeilichen Ermittlungen ergaben, daß Pantschenko das Diphtherietoxin im Pestfort Alexander 3 in Kronstadt persönlich abgeholt hatte. Die dort arbeitenden Bakteriologen hatten ihm das Toxin ohne weiteres gegeben, weil der junge Arzt sich in der Bakteriologie bewandert zeigte und behauptete, an wissenschaftlichen Versuchen zu arbeiten. Da die Sektionsergebnisse das Geständnis Pantschenkos bestätigten, wurde er vom Geschworenengericht als schuldig befunden und zu fünfzehn Jahren Zuchthaus verurteilt.

Wenige Jahre später, 1913, erregte ein dritter Bakterienmordprozeß, diesmal in Deutschland, die Menschen noch stärker als der Fall Pantschenko. Obwohl hier dem Täter nur ein *Mordversuch* mit Bakterien nachgewiesen werden konnte, begann die Möglichkeit „wissenschaftlicher Morde" die Bevölkerung immer mehr zu beunruhigen.

Vor Gericht stand der fünfzigjährige Karl Hopf aus Franfurt a. M. Hopfs Vergangenheit war dunkel und turbulent. Er gab an, mehrere Berufe zu haben. In Belgien und London war er als Artist aufgetreten, hatte sich in England und Marokko Drogenkenntnisse angeeignet, in Deutschland Fechtunterricht erteilt und Hunde gezüchtet, Chemikalienhandel betrieben und sich autodidaktisch einige medizinische und veterinärmedizinische Kenntnisse erworben.

Der mehrmals vorbestrafte Hopf war immer in Geldnot. Er schloß für seine Eltern und seine jeweilige Frau – dreimal war er verheiratet – hohe Lebensversicherungen ab, mit dem Ziel, seine Angehörigen danach umzubrigen.

Seine ersten Mordanschläge unternahm er mit Arsenik. Hopf war angeklagt, seinen Vater, seine Mutter, sein voreheliches Kind, seine erste Frau und ihr gemeinsames Kind mit Arsenik ermordet zu haben. Ferner sprach die Anklage von Mordversuchen an der zweiten und dritten Frau und zwei weiteren Kindern.

Aber es gelang der Staatsanwaltschaft lediglich, Beweise für den Giftmord an Hopfs erster Frau zu erbringen. Chemiker und Gerichtsmediziner hatten bei der Obduktion tödliche Mengen von Arsen gefunden. Unter dem Druck dieser und anderer Beweise legte Hopf schließlich ein Geständnis ab.

Dabei gab er auch zu, seine dritte Frau, Wally, ebenfalls nur zum Zwecke eines Versicherungsbetruges geheiratet zu haben. Er hatte für sie eine Lebensversicherung abgeschlossen, um sie dann zu vergiften.

Monatelang hatte er ihr Arsenik verabreicht. Aber die erhoffte Wirkung stellte sich nicht ein. Er verstärkte die Gaben durch Digitalis. Wally siechte dahin, doch ihr zäher Körper leistete unbegreiflicherweise immer noch Widerstand.

Hopf, dem eine Fortsetzung der Arsenikgaben zu riskant wurde, faßte einen anderen Plan.

Seine Frau war bereits sehr geschwächt. Es schien nur noch eines letzten Anstoßes zu bedürfen, um ihr Leben zu beenden. Diesen letzten Angriff hatte er tödlichen Bakterien zugedacht. Sie sollten ihm den vollkommenen Mord ermöglichen.

Zeugen sagten aus, er hätte schon früher damit geprahlt, ein Gift zu besitzen, das niemand nachweisen könne. Zweifellos hatte er dabei an Bakterien gedacht. Denn als Hopf verhaftet wurde, fand man in seiner Wohnung vier Röhrchen mit Bakterienkulturen.

Der Direktor des Frankfurter Hygiene-Instituts, Professor Neisser, untersuchte im Auftrag des Gerichts den Inhalt der Röhrchen. Sie enthielten die Erreger von Rotz, Typhus, Cholera und Starrkrampf. Neisser erprobte sie in Tierversuchen. Er stellte fest, daß die Typhus-, Starrkrampf- und Cholerabakterien in höchstem Maße virulent, das heißt infektionsfähig waren.

Man hatte diese vier Röhrchen noch ungeöffnet gefunden, sie also konnte Hopf nicht benutzt haben. Aber sehr bald konnte nachgewiesen werden, daß Hopf im Laufe der letzten Monate etwa dreißig Bakterienkulturen gekauft hatte, darunter wiederum hochvirulente Typhuskulturen.

In Hopfs Taschenkalender fand sich unter dem Datum des 31. Juli 1912 folgende Eintragung: W. Ta – das hieß: Wally am 31. Juli Typhi abdominalis (Unterleibstyphus) verabreicht. Hopf gestand später: „Meine Frau hatte sich Hackfleisch zubereitet und aufs Brot gelegt. Es gelang mir, das Fleisch mit Typhusbakterien zu versetzen. Von diesem Tage an beobachtete ich meine Frau sorgfältig. Nach einer Woche stellte sich Fieber ein, das rapig stieg und – mit Schwankungen – Wochen anhielt."

Aber der gewünschte Erfolg blieb auch diesmal aus. Wally erholte sich wieder. Hopf sah sich nach einer anderen Möglichkeit um. Aus seinen Büchern wußte er, daß ein Mensch, der Typhus bereits überstanden hat, gegen eine erneute Typhuserkrankung immun ist. Also beschloß Hopf, die Bakterienart zu wechseln.

Er schrieb an das Bakteriologische Institut Kral in Wien, von dem er bisher seine Kulturen bezogen hatte. In diesem Brief beschwerte er sich darüber, daß die ihm übersandten Typhuskulturen nicht virulent genug seien. Er wünsche andere, kräftigere. Die neue Bestellung zeigt, wie eingehend Hopf sich mit Werken über bakterielle Infektionen beschäftigt haben mußte. Er bestellte einen sehr seltenen Stamm von Cholerabazillen, der unter dem Namen Vibrio El Tor bekannt war. „Wenn diese Art nicht zu beschaffen ist, dann schicken Sie mir die virulentesten Stämme direkt vom Kriegsschauplatz auf dem Balkan oder aus der arabischen Quarantänestation Elton", schrieb er an das Wiener Institut. Und Hopf erhielt neue Kulturen, darunter auch Choleraerreger, die er nach eigenem Geständnis ebenfalls seiner Frau verabreichte.

Um jeden Verdacht von sich abzulenken, vergiftete Hopf auch die Krankenschwester, die seine Frau pflegte, und zwei Dienstmädchen. So sollte der Eindruck entstehen, sie seien alle an verdorbener Wurst erkrankt.

Später, nach Hopfs Verhaftung und Geständnis wurden seine Frau, die Krankenschwester und die Dienstmädchen bakteriologisch untersucht.

Bei allen fanden sich noch Beweise für die überstandene Infektion.

Natürlich zeigte sich ein so heimtückischer und gerissener Mörder keineswegs bereit, gleich seine Mordpläne zu enthüllen. Jedes Teilgeständnis mußte ihm abgerungen werden. Professor Neisser hatte hieran wesentlichen Anteil.

Denn Hopf versuchte auf vielerlei Arten, seinen Besitz an Bakterienkulturen zu erklären. Einmal behauptete er, er habe sie bestellt, um sie zu färben und als mikroskopisches Anschauungsmaterial zu verkaufen. Ein andermal erklärte er, damit Versuche am eigenen Körper ausgeführt zu haben. Aber Professor Neisser konnte ihm durch eine Blutuntersuchung nachweisen, daß das nicht stimmte. Schließlich versuchte Hopf, sich auf rein wissenschaftliches Interesse herauszureden; doch dann mußte er zugeben, daß er keinerlei Geräte und Apparate besaß, um experimentieren zu können. Es wurde auch festgestellt, daß Hopf bereits im Jahre 1906 Bakterienkulturen besessen hatte, und zwar Tuberkuloseerreger. Seine damalige Frau war an Tuberkulose verstorben.

Der Fall Hopf erregte großes Aufsehen. Tageszeitungen, Illustrierte, Fachzeitschriften berichteten darüber und knüpften sensationelle Spekulationen über ein kommendes „Zeitalter des wissenschaftlichen Mordes" daran.

Und das mit Recht. Denn wie war es möglich, daß ein solcher Mann jahrelang ungehindert die gefährlichsten Bakterienkulturen erwerben konnte?

Was für den Arzt Pantschenko immerhin recht einfach gewesen war, hatte auch dem Drogisten Hopf unter den damaligen Verhältnissen keine Schwierigkeiten bereitet. Im kaiserlichen Deutschland gab es keine gesetzlich geregelte Kontrolle über den Umgang mit bakteriellen Giften. Seine Bestellungen hatte Hopf auf Briefbogen geschrieben, deren Kopf den Namen „Bakteriologisches Institut" trug. Er hatte diese Briefbogen eigens für seine mörderischen Zwecke drucken lassen.

So hatte er anstandslos alle von ihm gewünschten Kulturen erhalten.

Man versuchte, die erregte Öffentlichkeit zu beruhigen. Die Presse bat Sachverständige, sich zum Fall Hopf und zur Gefahr des „wissenschaftlichen Mordes" zu äußern. Die Sachverständigen beschwichtigten die Bevölkerung.

So erklärte der Stuttgarter Stadtarzt Lempp: „Immerhin hat gerade der Fall Hopf gezeigt, daß es auch einem raffinierten Mörder schwerfällt, sein Ziel, ohne Verdacht zu erwecken, ganz zu erreichen. Vor allem scheiden in der unauffälligen Verwendung als Mordwaffe von vornherein in einem Kulturstaat die Keime aus, die in der betreffenden Umgebung nicht allgemein wirksam sind; und da ansteckende Krankheiten meldepflichtig sind, birgt die Prüfung des Krankenfalles die Gefahr der Entdeckung in sich. Dazu kommt noch das für den Erfolg wesentliche Moment, ob in dem ausersehenen Opfer die gewählte Keimart auch wirksam werden kann. Hier ist mit dem im Verbrechenplan durchaus bekannten Faktor der individuellen Disposition beziehungsweise Indisposition oder der Immunität sowie mit der verschiedenartigen Abwehrfähigkeit des einzelnen zu rechnen.

Die Verwendung von krankheitserregenden Bakterien als Mordwaffe setzte also weitgehende Vorbildung und Sachkenntnis voraus und ist in ihrem Erfolg trotz sorgfältigster Vorbereitung und Ausführung zweifelhaft, da stets mit unbekannten Faktoren gerechnet werden muß. Die Gefahr der Ausbreitung dieser Art von Verbrechen wird dadurch wesentlich vermindert."

Kinder singen im Dunkeln, weil sie sich fürchten. Doch da kommt ein verständiger Mensch und sagt: „Fürchtet euch nicht." So jedenfalls wirkt Dr. Lempps Beschwichtigungsversuch – wohlwollend, aber naiv. Denn leider sollte die Zukunft beweisen, daß der „wissenschaftliche Mord", damals noch ein Gespenst erregter Phantasie, ein Vierteljahrhundert später kühl und skrupellos als Massenvernichtungsmittel in die faschistische Eroberungspolitik und Kriegsführung eingeplant wurde.

Zu den geplanten „Wunderwaffen" Hitlers gehörten auch hochvirulente Bakterien; das ist der Welt spätestens durch die Nürnberger Prozesse bekannt geworden. Es gab Pläne, mit Hilfe der Braunschen V-Raketen tödliche Bakterien zu verbreiten. Vorbereitet wurde die bakteriologische Kriegführung in den Konzentrationslagern.

Die I. G.-Farben-Werke lieferten den verbrecherischen Lagerärzten das bakteriologische Material, und in den Versuchsbaracken der Lager hielt man die Kulturen dadurch virulent, daß man sie immer von neuem auf gesunde Häftlinge übertrug. Zehntausende von Menschen – darunter auch viele Frauen – wurden zu Versuchstieren der I. G.-Farben-Mörder. Krankheiten, die in Europa als längst ausgestorben galten, erwachten in den Versuchsbaracken zu grauenhaftem Leben: Fleckfieber, Pest, Cholera.

So gestand C. L. Lautenschläger, Leiter der I. G.-Farben-Werke Hoechst, vor dem internationalen Kriegsgericht: „Mir war klar, das Doktor Ding keine klinischen Versuche an fleckfieberkranken Soldaten durchgeführt hatte, sondern an künstlich infizierten Menschen."

Der hier genannte „Arzt", Dr. Ding-Schuler, war SS-Hauptsturmführer und leitete im Konzentrationslager Buchenwald die bakteriologischen Morde, um, wie es im Protokoll des Internationalen Militärgerichts Nürnberg heißt, „die Erzeugnisse der I. G.-Farben zu prüfen".

Dings Kollege Dr. Hoven, SS-Sanitätsoffizier und später Chefarzt des Lagerlazaretts von Buchenwald, kennzeichnete die Rolle Ding-Schulers folgendermaßen: „Es ist offensichtlich, daß es sich bei den in den Konzentrationslagern mit I. G.-Präparaten durchgeführten

Versuchen nur um das Interesse der I.G. handelte, die mit allen Mitteln bestrebt war, die Schmutzarbeit in den Konzentrationslagern durch die SS machen zu lassen. Die I.G. war darauf bedacht, diese Tatsache nach außen hin nicht in Erscheinung treten zu lassen, sondern die näheren Umstände ihrer Versuche zu verschleiern, um aber den Extrakt, das heißt den Gewinn, für sich daraus zu ziehen."

Aus einem Protokoll des Hygiene-Instituts der Waffen-SS vom 29. Dezember 1941 geht hervor, daß sich die führenden Mediziner von Staat, Wehrmacht und SS – unter ihnen Dr. Conti, Professor Handloser und Dr. Mrugowsky – entschlossen, bei diesen Versuchen auf Tierexperimente zu verzichten.

Vielleicht waren sie ebensolche Tierliebhaber wie Göring und Himmler. Göring hatte nämlich bei der Ausarbeitung eines Tierschutzgesetzes verlangt, daß Kühe und Schweine nur in narkotisiertem Zustand geschlachtet werden sollten; man diskutierte sogar ernsthaft über zweckmäßige Narkosemasken.

Enzensberger zitiert ein Gespräch zwischen Himmler und seinem Masseur, wobei sich der SS-Chef bitter darüber beklagte, daß die Spaziergänger im Wald achtlos „auf jeder Schnecke herumtrampeln und jeden Wurm zertreten".

Bei solch tierliebenden Führern schien es sicherlich ratsamer, die mörderischen Versuche an Menschen vorzunehmen.

Reichsgesundheitsamt, Heeressanitätsinspektion und das Hygiene-Institut der Waffen-SS einigten sich, Dr. Ding-Schuler mit den Versuchen zu beauftragen. In seinem Tagebuch verwandelt dieser Massenmörder Grauen und Barbarei in nüchterne Statistik:

11. 4. 1943: Vorversuch C. Zur Feststellung eines sicheren Modus werden Versuche mit Fleckfieberkranken-Frischblut angestellt. Es wurden wie folgt injiziert:
3 Personen mit je 2 ccm Frischblut intravenös,
2 Personen mit je 2 ccm Frischblut intramuskulär,
2 Personen mit je 2 ccm Frischblut subkutan,
2 Personen mittels Impflanzette kutan.
Die intravenös Infizierten erkrankten an typischem schwerem Fleckfieber und verstarben infolge Versagens des Kreislaufes.

13. 4. 1943: Vorversuch D. Es wurden infiziert: 6 Personen mit je 2 ccm Frischblut intravenös. Die 6 intravenös Infizierten erkrankten wiederum an sehr schwerem Fleckfieber. 5 verstarben.

Der sicherste Infektionsmodus zur Erzeugung von Fleckfieber bei Menschen ist demnach die intravenöse Injektion von 2 ccm Fleckfieberkranken-Frischblut.

In einer Tagebuchnotiz vom 7. September 1943 steht die lakonische Bemerkung, daß von 70 mit Fleckfieber Infizierten 55 gestorben seien.

Diese und viele andere bakteriologische Morde wurden bis zum Kriegsende in zahlreichen Konzentrationslagern weitergeführt. Im Nürnberger Ärzteprozeß 1947 verurteilte der 1. amerikanische Militärgerichtshof eine Anzahl dieser Massenmörder im Arztkittel zum Tode.

Die anderen Verurteilten wurden zum großen Teil inzwischen begnadigt und entlassen. Eine Reihe von ihnen übernahmen US-Army und US-Air-Force in ihren Dienst. Die amerikanischen bakteriologischen Speziallabors brauchten die „Erfahrungen" dieser Naziärzte, um ihre eigenen biologischen Waffen zu vervollkommnen.

Denn auch die Bakterien sind genau wie die Atombomben Waffen in den Händen jener, die den überdimensionalen „wissenschaftlichen" und „sauberen" Mord in ihre Aggressionspolitik eingeplant haben.

Anhang

Überblick über die Geschichte der Gerichtsmedizin

Weit war der Weg gewesen, den die Gerichtsmedizin hatte zurücklegen müssen, bis sie zur Stütze von Wahrheit und Gerechtigkeit geworden war. Der Weg ging über Kontinente und Jahrtausende. Unwissenheit und Aberglauben lagen wie unübersteigbares Geröll auf diesem Weg. Religiöse Tabus und gesellschaftliche Schranken zwangen zu enttäuschenden Umwegen.

Über der Frühzeit der Gerichtsmedizin liegt Dunkel. Zwar wissen wir viel über den Stand der Medizin in den ersten Kulturen Asiens und Amerikas. Wir kennen die Kämpfe, die babylonische, ägyptische und hebräische Ärzte gegen die Krankheit führten; und die Kenntnisse und chirurgischen Fähigkeiten altindischer oder aztekischer Ärzte setzen uns in Staunen.

Fast nichts aber wissen wir darüber, wann Ärzte in den Dienst gerichtlicher Untersuchungen und der Wahrheitsfindung gestellt wurden. Keilschriften, Tontafeln und Papyrusrollen verraten darüber nichts, und das hat seine Gründe. Denn die Medizin war anfangs noch keine selbständige Wissenschaft. Priester, Philosophen, Naturforscher übten diese Tätigkeit sozusagen mit zweiter Hand aus; medizinische Forschung und Anwendung des Wissens war ebenso ein Teil priesterlicher Machtfülle wie einer naturphilosophisch betriebenen, auf den Zusammenhang aller Dinge und den Urgrund des Seins gerichteten Welterkenntnis.

Hinzu kommt, daß das Recht in den noch urgesellschaftlich organisierten Stämmen oder in den Staaten, die sich im Frühstadium der Sklaverei befanden, noch keine staatliche Funktion besaß. Es war privater Art. Sühne und Vergeltung oblagen der Sippe in Form der Blutrache. Als aber die Blutrache durch eine stammesrechtliche Gesetzgebung zurückgedrängt wurde, verlor die Sühne ihren privatrechtlichen Charakter und wurde zu einer öffentlichen, in Gesetzen ausgedrückten Angelegenheit. Der Zusammenhang mit der Entwicklung des Privateigentums ist unverkennbar. Das urgesellschaftliche „Auge um Auge" verlor seine finstere Notwendigkeit. Nun, da sich die Tötung eines Menschen mit Geld oder Vieh sühnen ließ, wurde die merkantile Seite der Rechtsprechung bestimmend.

Das ist sehr deutlich im ersten geschriebenen Recht der germanischen Stämme nach der Völkerwanderung sichtbar. Das Stammesrecht, dessen Prinzipien eine gerichtlich-medizinische Tätigkeit bereits voraussetzten, beruhte auf dem Grundsatz materieller Sühneleistung bei Tötungsdelikten. Dabei war die Sühneleistung sehr differenziert, je nach Art der Tötung oder der Schwere einer Verletzung.

Das aber konnte nur ein medizinisch Erfahrener beurteilen. Diese Gutachten sind also ohne Zweifel bereits als Anfang einer gerichtsmedizinischen Tätigkeit zu betrachten.

Allerdings waren dem begutachtenden Arzt dabei ganz bestimmte Grenzen gezogen, die sich damals, bei dem geringen Stand medizinischer Kenntnisse, zugleich aber auch als eine methodische Hilfe erwiesen. Die meisten der geschriebenen germanischen Rechte enthielten eine Tabelle aller möglichen Körperverletzungen und ihrer Folgen. Man hat diese Tabulaturen sogar mit moderner Anweisung über Unfallschäden-Begutachtung zu vergleichen versucht.

Unser Recht unterscheidet bei den vorsätzlichen Tötungen zwischen Mord und Totschlag. Der Mord ist eine in heimtückischer oder in besonders brutaler Weise oder mit gemeingefährlichen Mitteln begangene Tötung. Beim Totschlag dagegen wird der Täter oft durch einen affektiven Gefühlsstau, also eine zeitweilig das Bewußtsein beeinträchtigende hochgradige Erregung, zur Tötung eines Menschen veranlaßt.

Grenzen wir heute sozusagen Mord und Totschlag danach voneinander ab, was den Verbrecher zu der Tat trieb, so lag für das germanische Recht der Unterschied zwischen Mörder und Totschläger darin, wie sie sich nach der Tat verhielten. Wer die Tat verheimlichte, die Leiche verbarg, galt als Mörder. Der Totschlag war die unerlaubte, aber nicht verheimlichte Tötung. Dazu gehörte auch Körperverletzung mit tödlichem Ausgang.

292

Hierin waren durchaus schon richtige Erkenntnisse enthalten. Auch heute noch gilt das Verbergen einer Leiche als starkes Indiz für einen Mord.

Reichhaltig war das Verzeichnis möglicher Körperverletzungen. Dieser Kodex hatte eine soziale und eine anatomisch-medizinische Seite.

Erstens wurde die Sühne beeinflußt vom Stand und der gesellschaftlichen Stellung des Täters und seines Opfers, zweitens von der Schwere der Verletzung. Diese hatte der Arzt nach Ursache, Folgen und Umfang zu begutachten. Die Aufzählung solcher Verletzungen läßt Rückschlüsse auf den Stand des anatomischen Wissens zu Beginn der zweiten Hälfte des ersten Jahrtausends zu. Nicht nur Knochenverletzungen werden genannt, sondern bereits Verletzungen des Herzbeutels und des Zwerchfells. Nach dem Stand des Opfers und des Täters und dem Grad der Verletzung oder der Art der Tötung wurden dann die Sühneleistungen festgesetzt. Im salischen Recht findet sich der Grundsatz, daß die Tötung eines Menschen mit zweihundert Kühen bezahlt werden mußte. Im 6. Jahrhundert u. Z. werden zum erstenmal Ärzte als Gutachter erwähnt. In einigen germanischen Stammesrechten war es Sitte, daß der Arzt sein Gutachten beeidet. Er leistete den Eid auf seine chirurgischen Werkzeuge.

Grundsätze der germanischen Stammesrechte erhielten sich über die Jahrhunderte fränkischer und sächsischer Staatenbildung hinweg als Gewohnheitsrecht weiter. Die gerichtliche Medizin des Mittelalters beruhte teils auf diesem Gewohnheitsrecht und teils auf Einflüssen oberitalienischen Stadtrechts. Die oberitalienischen frühkapitalistischen Handels- und Produktionszentren waren zugleich auch Zentralisationspunkte heftiger Klassenkämpfe. Diese waren um so intensiver, je unterschiedlichere Interessen sich dort überlagerten. Patrizier und Plebejer standen sich ebenso gegenüber wie Handwerker und Frühmonopole, wie fürstliche und republikanische Interessen, nationale und klerikale.

Die Kriminalität in den großen Städten Oberitaliens hatte damals einen weit größeren Umfang als in Deutschland. Das mußte auch die Verbrechensverfolgung stärker und charakteristischer ausprägen.

Das oberitalienische Statutrecht des 13.-15. Jahrhunderts gibt

Kunde über den damaligen Stand der Gerichtsmedizin. Nach einer Untersuchung von G. Bohne lagen hier die Anfänge einer wissenschaftlich und systematisch ausgebauten gerichtlichen Medizin, obwohl sie auch hier noch nicht als selbständige Disziplin anerkannt wurde.

Über die Auswahl der gerichtsmedizinischen Sachverständigen besagte das Bologneser Stadtrecht 1525, daß die Gutachter mindestens zwanzig Jahre in der Stadt ansässig und dreißig Jahre alt sein mußten. Wissenschaftliche Qualifikation war ebenso Voraussetzung wie politische Zuverlässigkeit.

Die Namen aller Ärzte, die diese Bedingungen erfüllten, wurden in einer Zettelkartei erfaßt. Im Bedarfsfall zog man dann zwei Zettel als Los.

Andere Städte begnügten sich mit einem einzigen Gutachter, oder sie forderten ein Dreierkollegium, das sich aus dem behandelnden Arzt des Verletzten oder Getöteten, einem praktischen Arzt und einem Chirurgen zusammensetzte. In anderen Städten wieder gab es Ärzte, die vom Senat berufen wurden und damit behördlich fest angestellt waren.

Ähnlich wie im germanischen Stammesrecht hing die finanzielle Sühneleistung bei Körperverletzungen davon ab, welcher Art die Verletzung und wie schwer sie war. Bei jedem gewaltsamen Todesfall wurde eine Leichenschau anberaumt. Wenn das Gericht den Leichenschaubericht erhalten hatte, gab es den Toten zur Bestattung frei.

Auch in den deutschen Städten des Mittelalters war die gerichtsmedizinische Leichenschau oder die Untersuchung Verletzter zumindest seit dem 14. Jahrhundert Brauch geworden. Wenn auch erst im Bamberger Kriminalrecht (1507) und dann in der „Carolina" (1532) diese Tätigkeit gesetzlich festgelegt wurde und die Gerichtsmedizin damit eine staatlich-rechtliche Grundlage erhielt, so spielte doch der materielle Beweis ärztlichen Augenscheins schon Jahrhunderte früher eine Rolle. Das Magdeburger und Hamburger Stadtrecht kannten die „Leibliche Beweisung" durch den sachverständigen Arzt ebenso wie das sächsische Weichbildrecht.

Ähnlich wie der Arzt im germanischen Stammesrecht, hatte auch

294

der Sachverständige im Mittelalter sein Gutachten eidlich zu bekräftigen, mit all den Folgen, die sich daraus ergaben. Denn ein falsches Gutachten konnte eine Anklage wegen Meineids zur Folge haben. Das Gutachten hatte entscheidenden Einfluß auf die Höhe der Strafe.

Eine Grenze war jedoch damals aller gerichtsmedizinischen Tätigkeit gesetzt: der Erlaß des Papstes Bonifaz VIII., der aus religiösen Gründen jegliche Sektion verbot. Deshalb durfte die Todesursache also nicht durch die Obduktion, die Leichenöffnung, festgestellt werden. Die gerichtsmedizinische Tätigkeit beschränkte sich auf die äußere Besichtigung des Leichnams, auf den Grad der Verletzungen und die Nennung der Wunde, die mutmaßlich den Tod verursacht hatte.

Die Stadtrechte und auch noch die „Carolina" wiesen den Ärzten entsprechende Aufgaben zu. Sie hatten zu entscheiden, ob die Wunden tödlich oder nur oberflächlicher Art waren. Zu diesem Zweck erweiterten sie die Wunde und maßen ihre Tiefe mit einer Sonde.

Erst im 17. Jahrhundert wurde in Deutschland und Frankreich die Obduktion legal. Die Ärzte waren verpflichtet, sie gewissenhaft vorzunehmen. Ein Eid der Wundärzte und Barbierer in Leipzig aus dem Jahre 1666 besagt: „Ich schwöre, daß ich bei vorfallenden Besichtigungen und Sektionen die wahre Beschaffenheit der Wunden und Beschädigungen, auch anderer Zufälle, wohl erkundigen, die Berichte und Wundzettel unverlangt, deutlich, gründlich und der gefundenen Bewandtnis gemäß einrichten und gehörigen Orts übergeben, auch keine Wunde oder Beschädigung, sie möge jemand aus bösem, selbstmörderischem Vorsatz sich selbst zugefügt haben oder von jemand anderem zugefügt sein, verschweigen, sondern alles nach seiner Beschaffenheit aufzeichnen und nebst Meldung der Namen anzeigen werde."

Auch aus anderen Gründen bedeutete das 17. Jahrhundert einen Einschnitt in der Entwicklung der gerichtlichen Medizin. Fußend auf Vesalius, der im 16. Jahrhundert das Sektionsverbot durchbrochen und exakte anatomische Studien unternommen hatte, begannen Ärzte mit systematischen Untersuchungen über verschiedene Symptome des gewaltsamen Todes. So hatte beispielsweise schon Fidelis nach Symptomen gesucht, die es gestatteten, beim Tod des Ertrinkens einen Unfall von einem Mord zu unterscheiden.

1683 machte dann der Arzt Schreyer, der sich u. a. auf die Untersuchungen des Dänen Bartholin stützen konnte, zum ersten Male die Lungenschwimmprobe bei einem Neugeborenen für gerichtliche Zwecke. Dieses Experiment hilft die Frage entscheiden, ob das Neugeborene nach der Geburt gelebt hat. Schwimmt nämlich die Lunge im Wasser, so enthält sie Luft – das Kind hat also geatmet.

Diese Lungenschwimmprobe sollte zu einem wichtigen Beweismittel bei Kindestötung werden. Denn nun konnte der Gerichtsmediziner jene Behauptung widerlegen, mit der die Kindesmörderinnen immer wieder ihre Tat zu vertuschen suchten: „Das Kind ist tot geboren worden!"

Die Lungenschwimmprobe entschied nun, ob das Kind lebend zur Welt gekommen war.

Gegen Ende des 17. Jahrhunderts fanden in einigen deutschen Ländern bereits Obduktionen statt. Wer aber macht sich heute noch eine Vorstellung davon, unter welchen Umständen das geschah? Es gab keine Kühlzellen zum Frischhalten der Leichen, keine für eine Sektion eigens hergerichteten Räume.

Die Obduzenten hantierten mit bloßen Händen. Bei gerichtlichen Obduktionen kommt es öfter vor, daß der Leichnam erst längere Zeit nach dem Tod untersucht werden kann, wenn die Verwesung schon weit fortgeschritten ist. Sterile Instrumente waren noch nicht im Gebrauch. Möglichkeiten, sich gegen die Infektionsgefahr bei Leichenöffnungen zu schützen, waren unbekannt.

Man versteht deshalb das Mißbehagen, das mancher Obduzent unter solchen Umständen bei einer Sektion hatte. Aus der Vorrede zu einem Sektionsprotokoll, das von der Leipziger Medizinischen Fakultät 1671 angefertigt worden war, ist dieser Unmut deutlich herauszuhören. Es handelte sich um die Sektion der Leiche eines Schäfers, der von einem adligen Grundbesitzer durch einen Schrotschuß tödlich verletzt worden war. Erst acht Tage nach dem Tode konnte die Obduktion stattfinden. Darüber führten die Obduzenten folgende Klage: „So geben nach fleißiger Erwegung aller und jeder Umstände wir zur freundlichen Antwort, daß zwar zu wünschen gewesen, diese

Besichtigung wäre bei rechter Zeit und nicht in einem cadavere, so schon acht Tage und zumahl Sommerszeit unter der Erden gelegen, angeordnet worden (wie wir in dergleichen casibus keinen medicum schuldig zu seyn rathen, seine famam und gesunden Leib in Gefahr zu setzen), da dann noch vielleicht ein mehrers circa lethalitatem hätte eingebracht werden können."

Dieser Bemerkung ist also zu entnehmen, daß die Obduzenten nicht nur fürchteten, durch die Untersuchung einer schon in Fäulnis übergegangenen Leiche könnten sie ihren ärztlichen Ruf aufs Spiel setzen – man hört aus diesen Worten auch die Sorge vor der eigenen körperlichen Gefährdung heraus.

Noch stärker aber als Standesehre und eine gewisse Furcht lastete der Druck gesellschaftlicher Konventionen und religiöser Dogmen auf der medizinischen Wissenschaft. Anatomischen Studien haftete eine gotteslästerliche Anrüchigkeit an. Uralter mythischer Schauder vor dem Tode und dem Toten mischte sich mit bildhaften Vorstellungen vom Leben nach dem Tode. So war die Obduktion von Toten noch bis in die Mitte des 19. Jahrhunderts in England verboten. Denn mit dem Glauben an die leibliche Auferstehung des Christenmenschen verband sich der Schrecken, nach einer Sektion in nicht mehr intaktem Zustand vor dem Thron des Weltenrichters erscheinen zu müssen.

Nur für Verbrecher galt das Sektionsverbot nicht. Sie waren lange Zeit das einzige Studienmaterial für die Anatomen. Und manchem Verbrecher war die Gewißheit, nach seiner Hinrichtung seziert zu werden, furchtbarer als der Strick. Die Obduktion sozusagen als Fortsetzung und Krönung der Strafe – das war die Situation in England, die mit dazu beitrug, daß bis weit ins 19. Jahrhundert die englische gerichtliche Medizin dem Stand der Entwicklung in andern europäischen Ländern unterlegen war. Denn in Österreich, Frankreich, aber auch in Deutschland hatte die Aufklärung solche religiösen Tabus und Vorurteile schon weitgehend abgebaut; völlig sind sie jedoch auch heute noch nicht verschwunden.

Vor allem wirkte sich die bürgerliche Revolution in Frankreich mit all ihren gesellschaftlichen Folgen mittelbar auch auf die gerichtliche Medizin aus. Einmal verbesserte die damit verbundene Entwicklung der Produktivkräfte auch das medizinisch-wissenschaftliche Instrumentarium, und zum anderen veränderte die bürgerliche Gesellschaft auch die Form des Gerichtsverfahrens.

Der Code Civil Napoleons I. schuf eine neue Prozeßordnung. An die Stelle des gemeinen Verfahrens, das durch die Folter Geständnisse erpreßte, trat das öffentliche Verfahren mündlicher Verhandlung. Der Angeklagte sollte nur dann schuldig gesprochen werden, wenn sich Beweise für die Tat finden ließen. Diese Beweise konnten durch Zeugen, durch Sachverständige, aber auch mittelbar durch Spuren erbracht werden. Der Indizienbeweis erhielt somit große Bedeutung. Denn Zeugen, sagte Sidney Smith, können sich irren, aus Unwissenheit oder Angst falsch aussagen – eine Wunde aber, eine Blutspur, ein Geschoß können nicht lügen. Sie reden die Wahrheit für den, der ihre Sprache, die Sprache der Dinge, der Spuren, der Zusammenhänge, zu lesen versteht. So stellte der für die Prozeßordnung des 19. Jahrhunderts notwendig gewordene Indizienbeweis neue Anforderungen an die gerichtliche Medizin.

Aber nur mühsam konnte sie den anwachsenden Bedürfnissen gerecht werden. Noch immer gab es keine selbständigen Institute für gerichtliche Medizin an den Universitäten, keinen Lehrstuhl.

Wenn soeben gesagt wurde, daß die Sprache der Dinge, Spuren und Zusammenhänge nur der versteht, der sie auch zu hören vermag, so bedeutet das für die Praxis: Die gerichtsmedizinisch tätigen Ärzte müssen Spezialisten sein. Bis weit ins 19. Jahrhundert wurden neben praktizierenden Ärzten auch Barbiere, Anatomen, Pathologen und Chirurgen als Gutachter herangezogen. Je spezieller aber die Aufgabenstellung für die gerichtsmedizinische Tätigkeit, je umfangreicher das forensische Wissen wurde, um so notwendiger wurde es, die gerichtsmedizinische Arbeit zu einem selbständigen Zweig der Medizin zu machen.

Um die Jahrhundertwende hatten sich dann diese Forderungen im allgemeinen durchgesetzt. Sachsen, das zu den fortgeschrittensten Ländern in Deutschland gehörte, richtete zum Beispiel 1879 den ersten selbständigen Lehrstuhl für gerichtliche Medizin ein. Richard Kockel wurde außerordentlicher Professor für gerichtliche Medizin und der Begründer des Leipziger Gerichtsmedizinischen Instituts.

1901 wurde die gerichtliche Medizin Pflichtfach für jeden Medizinstudenten. Andere europäische Länder wie Frankreich und Österreich zeigten eine ähnliche Entwicklung.

Damit war der Weg frei für eine wissenschaftliche gerichtliche Medizin, die systematisch experimentierte und ihr Wissen allseitig ausbaute, für eine gerichtliche Medizin also, die sachverständig zu urteilen vermochte und zur Stütze der Wahrheit und Gerechtigkeit werden konnte.

Nachbemerkung

Dieser Bericht ist keine Geschichte der Gerichtsmedizin, sondern eine Sammlung von Kriminalfällen. In ihrem Mittelpunkt steht nicht, wie sonst üblich, der Kriminalist, sondern der Gerichtsmediziner, der entscheidend zu ihrer Aufklärung beigetragen hat.

Dieser Bericht soll die Rolle der Naturwissenschaft auf *einem* Gebiet der modernen Verbrechensbekämpfung – dem der forensischen Medizin – zeigen. Wenn die hier geschilderten Fälle also auch von ihrer kriminalistischen Seite als Kriminalfälle erzählt wurden, so konnte deshalb aber auch nicht auf eine detailliertere populärwissenschaftliche Darstellung der medizinischen Seite verzichtet werden.

Der Aufgabe dieses Berichts entsprechend, wurde vor allem die Rolle der Gerichtsmedizin bei der Aufklärung von Kapitalverbrechen geschildert. Aber diese Tätigkeit macht in Wirklichkeit nur einen Bruchteil der gerichtsmedizinischen Arbeit aus. Professor Vámoši sagt deshalb mit Recht über die Aufgaben der forensischen Medizin in der sozialistischen Gesellschaft: „Die meisten Menschen stellen sich vor, daß wir in der Gerichtsmedizin nur mit Morden und Mördern zu tun haben. Aber gerade solche Fälle sind bei uns eine Seltenheit. Was uns viel beschäftigt, das sind die Unfälle, nicht nur im Verkehr, sondern vor allem Hausunfälle, Vergiftungen usw. Das Gros unserer Arbeit sind Sektionen, wo Verdacht eines nicht natürlichen Todes vorliegt (wobei jedoch meistens ein natürlicher Tod festgestellt wird); Unfälle machen 42 Prozent aus, und nur ein geringer Prozentsatz sind Selbstmorde, Tötungen, Morde und ähnliches."

Da dieses Buch eine Sammlung von Kriminalfällen, aber keine wissenschaftliche Abhandlung ist, habe ich auf eine Quellenangabe verzichtet. Als hauptsächlichste Quellen wurden u. a. benutzt: das „Archiv für Kriminologie", die „Kriminalistik", die „Deutsche Zeit-

300

schrift für die gesamte gerichtliche Medizin", Thorwalds „Die Stunde der Detektive" und „Das Jahrhundert der Detektive", der „Neue Pitaval" und andere Sammlungen von Kriminalfällen, ferner Arbeiten von Otto Prokop, Gerhard Hansen, Kurt Herold u. a. m.

Der Deutschen Bücherei Leipzig bin ich für die Beschaffung von Quellenmaterial zu Dank verpflichtet.

ISBN 3-360-00038-2
6. Auflage
© Verlag Das Neue Berlin · 1986 (1968)
Lizenz-Nr.: 409-160/298/86 · LSV 7004
Einbandentwurf: Uwe Hänsch
Printed in the German Democratic Republic
Satz: Karl-Marx-Werk Pößneck V 15/30
Druck und buchbinderische Verarbeitung:
BS Rudi Arndt, Berlin 8550
6220201

00790

- 1р 92к